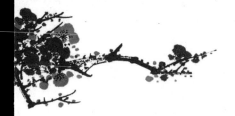

U0326086

当代中医常见病
特色诊疗学

种丽君 黄华 韩光福 主编

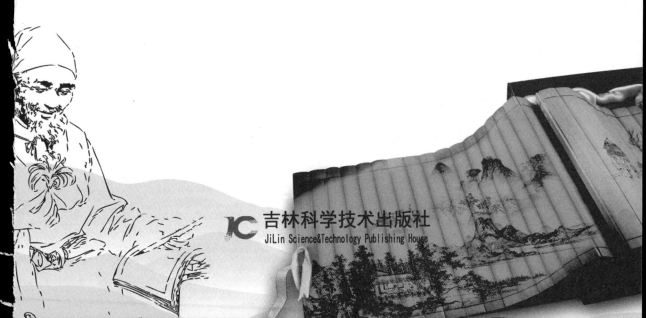

吉林科学技术出版社
JiLin Science&Technology Publishing House

图书在版编目（ＣＩＰ）数据

当代中医常见病特色诊疗学 / 种丽君，黄华，韩光
福主编. -- 长春：吉林科学技术出版社，2020.9
　　ISBN 978-7-5578-7112-3

　　Ⅰ．①当… Ⅱ．①种… ②黄… ③韩… Ⅲ．①常见病
－中医诊断学②常见病－中医治疗学 Ⅳ．①R24

中国版本图书馆 CIP 数据核字(2020)第 074813 号

当代中医常见病特色诊疗学

DANGDAI ZHONGYI CHANGJIANBING TESE ZHENLIAOXUE

主　　编	种丽君　黄　华　韩光福
出 版 人	宛　霞
责任编辑	刘健民　王　皓
幅面尺寸	185mm×260mm
字　　数	350 千字
印　　张	15
版　　次	2020 年 9 月第 1 版
印　　次	2021 年 5 月第 2 次印刷

出　　版　吉林科学技术出版社
发　　行　吉林科学技术出版社
地　　址　长春市净月区福祉大街 5788 号出版大厦 A 座
邮　　编　130021
发行部电话/传真　0431-81629530
印　　刷　保定市铭泰达印刷有限公司

书　　号　ISBN 978-7-5578-7112-3
定　　价　75.00 元

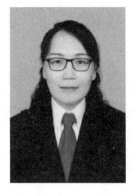

种丽君，女，主治医师，1998 年参加工作，毕业于山东省中医药大学中医学专业。2002 年在枣庄市四院皮肤科专业进修半年，2014 年在山东省皮肤病医院皮肤科进修半年。从医 20 余年来，一直从事皮肤科临床工作。积累了丰富的临床经验，能够熟练地处理本科的各种常见病、多发病及部分疑难病。尤擅长中西医结合治疗荨麻疹类皮肤病、病毒性皮肤病（带状疱疹、各类疣）、真菌性皮肤病（头、手、足、体、股癣）、丘疹鳞屑性皮肤病（银屑病、玫瑰糠疹）、湿疹、慢性单纯性苔藓、色素障碍性皮肤病（白癜风、黄褐斑）、痤疮及相关皮肤病等。工作中，积极主动，成绩突出，多年来被医院评为先进个人，2014 年被评为区优秀医务工作者。为提高业务技术水平，长期订阅多种皮肤病学杂志，购买大量皮肤病学书籍。先后在省级以上杂志发表学术论文 6 篇，参与编写论著 2 部，申请国家专利 3 项，参与科研项目 2 项。

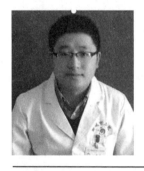

黄华，主治医师，毕业于山东中医药大学针灸推拿专业，山东省老年医学会治未病专业委员会委员，毕业后在聊城市第三人民医院康复理疗科工作，曾在中国中医科学院广安门中医院进修，擅长脑血管后遗症和颈肩腰腿疼的针灸治疗。

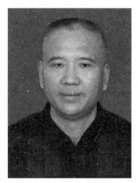

韩光福，男，山东省邹城市人。山东省医师协会会员，本科学历。毕业于南京中医药大学中医专业，先后在江苏省徐州市中医院和山东中医药大学进修和学习。从事中医临床工作二十余年，有丰富的中医临床实践经验。现为济宁市兖矿集团总医院济东院区中医科主治医师。擅长运用中医中药和针灸以及特色疗法治疗常见病和多发病。尤其对呼吸病，脾胃病，心脑血管病，糖尿病，肝胆病等内科疾病以及亚健康调理方面有深入研究。曾参编著作 1 部，发表国家级论文 1 篇。

编　委　会

主　编　种丽君（山东省枣庄市薛城区中医院）

黄　华（聊城市第三人民医院）

韩光福（济宁北湖省级旅游度假区人民医院）

前　言

　　中医学是一门人类与疾病作长期斗争的智慧结晶和经验的学科，其深邃的理论、丰富的方法反映在独特的诊疗过程中，特别是中医注重辨证论治，这是中医独有的特色。中医近年来，在长期的医疗实践中积累了丰富的经验。一些有效方剂、中成药不断应用于临床，并取得良好疗效，深受广大临床医生和患者的欢迎。为了满足中医临床医务工作者的需要，更好的为患者解除病痛，编者总结多年临床经验编写了此书。

　　本书以实用性为原则，将理论与实践相结合，重点介绍中医常见病症。包括肺病症、心脑病症、脾胃病症、肝胆病症、肾膀胱病症、气血津液病症的诊断与治疗。本书内容简明扼要，重点突出，贴近临床，适合从事中医方面的医师参考阅读。

　　本书在编写过程中，编者付出了巨大努力。但由于编写经验不足，加之编写时间仓促，疏漏或不足之处恐在所难免，希望诸位同道不吝批评指正，以期再版时予以改进、提高，使之逐步完善。

目　　录

第一章　中医诊治基础

第一节　病因学

一、概念

病因是引起疾病的原因。举凡可以破坏人体的生理状态导致疾病发生的一切因素与条件，都属于病因的范畴。

中医学的病因学说是在长期的医疗临床实践的观察和经验的积累中形成的，是根据病人的症状、体征、特点和人们的生活体验，抽象概括出的某种引发疾病的因素，即以证测因、审证求因，与中医的病机、辨证、诊断、治疗紧密相连，是中医理论体系中不可分割的重要组成部分。

中医学的病因学将病因分为两大类，把"六淫"及疫疠邪毒等病因称为"外感"，把七情、房室、劳倦、饮食等所伤之病因称为"内伤"，即外感性致病因素和内伤性致病因素。瘀血、痰饮等在一定条件下可以是很多疾病发展变化的原因，因此后世有些医家认为瘀血和痰饮属于继发性致病因素。

二、外感性致病因素

（一）六淫

古人将一年之中季节性气候特点归纳和排列为风、寒、暑、湿、燥、火六气。在长期的实践中，人们发现人类疾病的发生往往与气候的变动因素有关，尤其是六气的太过或不及，常是导致疾病发生的重要原因。于是采用类比的方法，将致病特点与自然属性相类似的病邪称为"六淫"。

六淫作为外感疾病的主要致病因素，常概称为外邪，其致病特点有：

1.具有外感性　病邪从外界客于机体，多先犯肌表，经肌肤口鼻而入，由表入里，由浅至深。正如《素问·缪刺论》所说："夫邪之客于形也，必先舍于皮毛，留而不去，入舍于孙络，留而不去，入舍于络脉，留而不去，入舍于经脉，内连五脏，散于肠胃，阴阳俱感，五脏乃伤，此邪之从皮毛而入，极于五脏之次也"。

2.与季节、时令及环境有关　无论是正常气候还是异常气候，都与季节、时令的变化相关，故六淫致病与季节、时令有关。如春季多风邪致病，夏季多暑热（火）病邪致病，长夏多湿邪致病，秋季多燥邪致病，冬季多寒邪致病。工作居处的环境与某些气候特征相似，故六淫致病与环境有关。如居处卑湿则多湿邪为病，高温环境作业又多暑热、燥热病邪致病。

3.六淫可单独致病，亦可相兼致病　六淫可单独致病，如暑邪致暑病，寒邪致寒病；亦可相兼致病，如暑夹湿致暑湿病，寒与风致风寒病，风寒湿杂合致痹病等。

4.病邪可以转化　病变过程中，六淫病邪可以发生变化。如寒邪化热、风邪化燥等。变化的原因是受体质、治疗因素的影响。如《医宗金鉴·伤寒心法要诀》"伤寒传经从阳化热从阴化寒原委"说："六气感人为病同也。病异，谓人受六气生病异也。岂期然，谓不能预先期其必然之寒热也。推其形脏原非一，谓推原其人形之厚薄，脏之虚实非一也，因从类化故多端。"

此外，在内科疾病中，除了上述六淫病因外，还有内风、内寒、内湿、内燥、内火等，在辨证中具有与六淫相似的类比特性，但它们属于病机范畴，与外感病因的六淫概念不同，不属于本节讨论范围。

（二）六淫的性质和致病特点

1.风邪

（1）风为百病之长：风邪四时皆可致病，是外感病的先导，寒、湿、燥、火等邪，往往都依附于风而侵犯人体，故临床上风邪为患很多。正如《临证指南医案·风》所说："盖天气之中，惟风能全兼五气。如兼寒曰风寒，兼暑曰暑风，兼湿曰风湿，兼燥曰风燥，兼火曰风火。……其余五气，则不能互相全兼，如寒不能兼暑与火，暑亦不兼寒，湿不兼燥，火不兼寒。由此观之，病之因乎风而起者多也。"

（2）风为阳邪，其性开泄：风邪轻扬升散，有向上的趋势，故易伤人上部，易犯肌表。凡先起于头面、肌表或上部、阳侧的病证，均可认为是风邪所致。肺为五脏之华盖，伤于肺则肺气不宣，故见鼻塞流涕，咽痒咳嗽。风阳上扰清空，则头晕头痛，或目赤涩痛。风邪犯表则营卫失和，腠理开泄，症见汗出、恶风、发热或身痒身痛。

（3）风性善行数变：《素问·风论》说："风者，善行而数变"。善行指风善于流动；数变指风起止迅速，变化较快。因此，风邪致病常表现为病位游走不定，变幻无常，如"行痹"、"荨麻疹"、"风疹"等，或痛无定处，或瘙痒此伏彼起。此由卫气与风邪相搏，游行于肌肤肢节经络之间所致。"中风卒倒"及某些急性热病，往往兼夹风邪，则表现为起病急骤，变化多端。

（4）风性动摇振掉：因风邪性动不定，故凡表现为四肢抽搐、角弓反张、直视上吊等症状，亦归属于风邪所致。这是由于风伤营血，筋脉失养，以致肝风内动。如"流脑"、"乙脑"等等见以上症状，多属热极生风。在发病过程中，凡具此类以动摇为特征的病证，如痫病、破伤风等，也属内有风邪。

2.寒邪

寒邪致病多在冬季，也包括其他季节因气温骤降而致病者。且寒为阴邪，易伤人阳气。凡临床表现具有寒冷、凝滞、收引、清澈等特点者，即为寒邪致病。

（1）寒为阴邪，易伤阳气：由于寒邪束表，卫阳郁遏，而无汗恶寒；寒邪直中，伤及脾胃，则吐泻清稀，脘腹冷痛；脾肺受寒，宣降运化失职，而咳喘气短，痰涎清稀，或白带清冷皆属寒邪致病。

(2)寒邪凝滞主痛:"凝滞"即凝结阻滞,闭塞不通之意。寒邪伤阳,阳气受伤不能温煦和推动气、血、津、液、精运行,而使气血凝滞,经脉流行不利,"不通则痛"。若寒客肌表,凝滞络脉,则头身肢节剧痛,或冷厥不仁;直中人里,气机阻滞,则胸、脘、腹冷痛或绞痛。

(3)寒主收引拘急:"收引"即收缩、牵引之意,"拘急"即拘挛急迫之意。若寒邪伤人可出现收引拘急现象。若寒客经络关节,则筋脉收缩拘急,致拘挛抽痛,屈伸不利;若寒侵肌表,则毛窍收缩,卫阳闭郁,而发热恶寒无汗,头身拘紧而痛,血脉亦收引而见紧脉。

(4)寒性清澈:《素问·至真要大论》说:"诸病水液,澄澈清冷,皆属于寒。"表现为排泄物清稀者,皆属寒邪致病。如感冒初起,鼻流清涕,属"风寒";兼见咳痰稀薄者,多为"寒邪犯肺";又如泛吐清水冷涎者为胃受寒邪;小便清长,大便澄澈清冷者,多属寒从内生,性属虚寒。

3.暑邪　暑为夏令之主气,暑邪致病有明显的季节性,暑天气候炎热,湿气熏蒸,故暑邪致病的特点是炎热与夹湿。

(1)暑为阳邪,其性炎热:暑为火热,火热属阳,故暑邪伤人,可导致人体阳热亢盛,若热迫津液外泄则大汗;阳热鼓动,气血沸涌则脉洪大,气血上涌而面红耳赤,热扰心神则心烦闷乱。

(2)暑性升散,易伤津耗气:暑为阳邪,其性升散,故暑邪伤人可致腠理开泄而多汗,汗出过多则伤津,往往气随津泄而导致气虚,故常见汗出、口渴引饮、唇口干燥、小便短赤及气短乏力、懒言等津伤气耗之证。暑气通心,轻则扰动心神而致烦躁,重则蒙蔽而致闷乱,或致昏倒不省人事。

(3)暑多夹湿:暑天气候炎热,潴湿熏蒸,故暑邪致病,常兼夹湿邪。暑湿困脾,运化失职,故可见纳呆、呕恶、便溏、尿少。湿阻清阳则胸闷、肢倦、苔腻、脉濡。暑湿内闭气机,则闷乱神昏,身热肢冷。

4.湿邪　湿为长夏之主气,物受湿则重滞黏腻,容易霉烂。人久居潮湿环境,每感胸闷不畅,困倦乏力。因此湿邪有潮湿、黏滞、重浊、固着等特性。

(1)湿性黏滞:湿邪之性黏滞而固着,其致病则胶着缠绵。所致病变起病缓慢,病程较长,如抽丝剥茧很难速愈。症状与风性变动不居相反,表现为固定不移。如二便涩滞不爽,身热不扬,病程迁延,缠绵难愈。

(2)湿性趋下:湿邪致病与风性轻扬上浮有别,所谓"伤于风者,上先受之;伤于湿者,下先受之"。故久坐湿地,涉水行走,水中作业等,易感湿邪而为下肢痹病、下肢湿疹及湿性脚气等。

(3)湿性重浊:湿为阴邪,易阻滞气机的升降出入;湿邪阻遏,清阳不升,在上则头重如裹,昏蒙眩晕;在中则胸脘痞闷,胃纳不香;湿滞经络则四肢困重,倦怠乏力。

(4)湿为阴邪,易阻遏气机,损伤阳气:湿邪阻遏气机,易伤阳气,气化不利,易出现水湿浊秽的病证,在上则多清涕唾涎,舌苔浊腻;在下则小便浑浊,带下清稀腥秽。

5.燥邪　燥与湿是相对的,为秋令主气。《素问·阴阳应象大论》中说:"燥胜则干。"故其主要特点为干燥劲急敛肃。

(1)燥邪干涩:燥为秋凉之气,秋季主收,阳气内收,阴津不布,故草木枯萎,人受秋凉燥邪,更使阳气内收,阴津不布,外见干涩之象。如症见发热头痛、无汗、皮肤干燥、口干、咽燥、鼻干、舌上少津、干咳无痰、大便燥结者,称为"秋燥";若燥与温邪相合,温热之邪伤人阴津,亦可使津伤水少而见燥,故上症若兼有舌红、鼻衄、音嘶等热性症状明显者,为"温燥";其发于秋末,天气转凉,症见恶寒、舌苔薄白而干者,为"凉燥"。

(2)燥易伤肺:肺开窍于鼻,喜清润而恶燥。燥邪多由口鼻呼吸而入,最先伤肺,使肺失清肃之职,如肺脏虚弱者,则更易招致燥邪入侵,受邪后病情亦较严重。患者可表现为鼻咽干燥,声嘶,干咳无痰,或痰黏稠而咯吐不爽,或痰中带血等。

6.火邪 "火为热之极",温、热、火属同一自然气候,但有程度不同,故常温热并提,火热并称。火具炎上与急迫的特性。故火邪致病,发病急,变化快。

(1)火为阳邪,其性炎上:火性燔灼焚焰,蒸腾炎上,阳热亢盛则发热恶热、烦渴、汗出、尿赤便干、舌红苔黄、脉洪数等。心火上炎则面赤舌疮、心烦失眠、狂躁神昏、疮疡红肿。胃火上炎则牙龈肿痛,或口臭苔黄垢浊。肝火上炎则头痛耳鸣、目赤涩痛。

(2)火易消烁阴津:火性燔灼,灼津耗液,引水自救则口渴喜冷饮,津伤则咽干唇燥。阴液亏耗则大便干结,尿短赤。

(3)火易生风动血:火热之邪耗劫肝阴,筋脉失养,致热极生风,表现为高热神昏,抽搐项强,直视上吊。若灼伤脉络,迫血妄行,则发生各种出血,如吐血、衄血、尿血、便血、咯血和非时行经出血,以及发斑、肌衄等。若热甚则气血壅滞,肉腐为脓,则疮疡红肿热痛,流脓黄而黏稠。

总之,六淫致病是以形象化的类比方法,把人体对致病因素的典型反应状态加以分类,并将邪气性质和临床致病特点联系起来,主要是为了使人能够抓住纲领,便于临床运用。

(三)疫毒

疫毒是一种具有一定季节性和强烈传染性的致病因素。疫毒之为病"非风、非寒、非暑、非湿,乃天地间别有一种异气所感",此气"无形可求,无象可见,况无声复无臭"(《温疫论》),不似六淫那样可为感官所直接感受,但这些疫毒之气确实是客观地存在于自然界,人们一旦与之接触,通过口鼻进入体内,便感受而发生疾病,故又称"异气"、"疠气"等。其临床特点为起病急,传变快,致病酷烈。其致病特点有:

1.致病后发病急骤,病情危笃 病情来势凶猛,传变快,表证短暂,病情危重,较快出现高热(且热势较高)、烦渴等为特点的实热证。在热甚伤阴的情况下,极易逆变,出现痉、厥、脱等入营入血的危证。

2.具有传染性和流行性 疫毒的传染途径是"自口鼻而入",其传染源一是自然环境,二是人与人互相传染。《温疫论》中说"此气之来,无论老少强弱,触之者即病","大约偏于一方,沿门阖户,众人相同"。

3.致病的多样性股其气不一 一气一病,即感受某种疫毒,便导致某种疾病。诸如大头瘟、疫疹、疫疠、白喉、烂喉丹痧等。

(四)虫毒

中医病因学将一部分生物性致病因素(如细菌、病毒、寄生虫等)称为虫毒。虫毒的种类较多,如沙虱、射工、水毒、蛊毒、尸虫、痨虫、蛕虫、白虫(绦虫)、蛲虫等。虫毒致病的特点有:

1.传染性和流行性 早在晋代葛洪《肘后备急方》中就指出沙虱(恙虫)"甚细不可见",生活在沼泽中,"人入水浴及以水澡浴",便会传染上沙虱病。宋代《仁斋直指方》指出痨虫所致的病证,"其侍奉之人,熏陶日久,受其恶气,多遭传染"。有些虫毒病证有一定的流行区域,如隋代《诸病源候论》指出"江南有射工水毒","自三吴以东及南,诸山郡山县,有山谷溪源处,有水毒病"。

2.耗人精血　虫毒久居体内,耗人精血以自养,导致患者出现气血亏虚的症状。如《东医宝鉴·虫》说:"寸白虫色白形扁居肠胃中,时或自下,乏人筋力,耗人精气"。《备急千金要方》也指出尸虫、痨虫"居肺叶,蚀肺系,故成痨瘵"。

三、内伤性致病因素

(一)情志失常

喜、怒、忧、思、悲、恐、惊七种因精神刺激引起的情绪反应简称"七情"。七情变化与脏腑功能活动有密切的关系,七情分属于五脏,以喜、怒、思、悲、恐为代表,又称为"五志"。

在一般情况下,正常的情绪变化不一定致病。但是突然的或剧烈的或长期的精神刺激,使情绪反应过于强烈和持久,再加上人体气机的疏泄功能不强,便会扰乱气血和脏腑的机能活动,导致阴阳失调而发病。西医认为,人体的神经体液调节系统,通过复杂的反馈机制维持着体内各方面的微妙的动态平衡,其中神经系统是起主导作用的。各种精神刺激,都会干扰该调节系统的工作状态,引起一定范围的波动,这也是保持人与外环境平衡的一种应答反应。如果这种反应太强烈,超过了该系统的调节范围,或该系统调节失灵,就会破坏人体内、外环境的相对平衡状态,于是表现为疾病。一般七情致病可导致人体的阴阳失调,气血不和,经脉阻塞,脏腑功能紊乱而发病。其发病特点有:

1.情志致病必有明显的精神刺激　精神的兴奋或抑制可以导致相关脏腑的疾病,并在整个病程中,情绪的改变,可使病情发生明显的变化。

2.情志致病直接影响有关内脏,引起气机紊乱,成为内伤病的主要病因　一般表现为"怒则气上,喜则气缓,悲则气消,恐则气下,惊则气乱,思则气结"。不同的情志变化,对人体气机活动的影响也各不相同,导致的症候亦不相同。随着气机紊乱,五脏功能失常,气血津液的营运发生障碍,而内脏功能失调,也可能出现相应的情绪反应。

3.情志致病损伤五脏与否,决定于心　所谓"心动则五脏六腑皆摇",因为"心为五脏六腑之大主",为"精神之所舍",故心伤为情志所伤之关键,即决定于人对精神刺激所持的态度。而肝失疏泄,气机紊乱,又是情志病发病机制的关键。另外,不同的情志变化,对内脏则又有不同的影响,即"怒伤肝"、"喜伤心"、"思伤脾"、"悲伤肺"、"恐伤肾",但不可机械而论,应视具体病情而定。

(二)饮食失宜

人之生长发育,赖饮食之营养以维护,但饮食失宜也可以引起疾病。饮食有节,才能保证正常的生理功能。如《济生方·宿食门》所说:"若素禀怯弱,饥饱失时,或过餐五味,鱼腥乳酪,强食生冷果菜,停蓄胃脘,遂成宿滞,轻则吞酸呕恶,胸满噫嗳,或泄或痢;久则结聚,结为癥瘕,面黄羸瘦,此皆宿食不消而主病焉。"饮食致病特点有:

1.脾胃受损　胃主受纳,脾主运化,故饮食不节,过饥过饱,或嗜食生冷,或误食毒物,多伤脾胃。如胃脘痛、腹痛、呕吐、呃逆、噎膈、反胃、泄泻、便秘、痢疾、霍乱等病证的发生,常与饮食不节有关。

2.聚湿生痰　脾为胃转输津液,饮食损伤脾胃则易聚湿生痰,故饮食不节可导致与痰涎、水湿、湿热、痰火等有关的病证,如头痛、眩晕、中风、胸痹、心痛、痿证、瘿病、水肿、淋证、遗精、黄疸、积聚等。

3.气血化生不足　脾胃为气血生化之源,或因摄入不足,或因偏嗜伤脾,气血化生不足,而使患者出现雀目、脚气、眩晕、心悸、虚劳等病证。

(三)劳逸不当

劳伤包括两方面内容,一是指过度而持久地从事某种劳动(包括体力和脑力劳动),过度劳心和过度劳力,超过人体所能承受的限度,则耗伤人体气血,导致脏腑功能失调而致病,此为常见的内伤病因;二是指房劳过度,常会导致肾精亏损而产生疾病。劳逸不当致病特点有:

1.劳则气耗,逸则气滞,皆伤脾胃　如《素问·宣明五气》所说:"五劳所伤,久视伤血,久卧伤气,久坐伤肉,久立伤骨,久行伤筋"。过度劳累耗伤气血,脾气不足,可见神疲、乏力、纳呆、食少。而终日坐卧,过度安逸,易使气血运行不畅,筋骨柔弱,胃脾呆滞,饮食不消,则见脘腹闷胀或疼痛。

2.房劳伤肾　过度无节制的性生活致病以损伤肾精为主,肾精不足,肾气亦亏,可见腰酸膝软,遗精阳痿,月经不调,带下缠绵等。

四、继发病因

瘀血、痰饮等是人体受某种致病因素作用,阴阳失去动态平衡,机体产生疾病后,在疾病过程中所形成的病理产物,由于继发于其他病因作用之后,通常被称为继发性病因。

(一)瘀血

因血液运行不畅而阻滞于脉中,或溢于脉外,凝聚于某一局部而形成的病理产物。瘀血的形成,或因气虚、气滞、血寒等原因,导致血行不畅而凝滞于脉中;或因外伤或其他原因造成内出血,离经之血不能及时消散或排出,停留于体内所形成。

瘀血又是疾病的致病因素。瘀血形成之后,不仅失去正常血液的濡养作用,而且反过来又会影响全身或局部血液的运行,产生疼痛,出血,或经脉阻塞不通,或内脏发生瘀积,以及产生"瘀血不去,新血不生"等不良后果。

瘀血病证有如下特点:疼痛,多为刺痛,痛处固定不移,拒按,夜间痛甚;肿块,外伤肌肤局部,见青紫肿胀,瘀积于体内,久聚不散,则可形成积,按之有痞块,固定不移。出血,其血色多呈紫黯色,并伴有血块。在望诊方面,久瘀则面色黧黑,肌肤甲错,唇、甲青紫,舌质黯紫,或有瘀点、瘀斑,舌下经脉曲张等征象。脉象多见细涩、沉弦或结代等。

(二)痰饮

痰和饮都是津液代谢障碍所形成的病理产物。一般以较稠浊的称为痰,清稀的称为饮。痰不仅是指咳吐出来有形可见的痰液,还包括瘰疬、痰核和停滞在脏腑经络等组织中的痰液,临床上可通过其所表现的证候来确定,这种痰称为"无形之痰"。饮,即水液停留于人体局部者,因其所停留的部位及症状不同而有不同的名称。如《金匮要略》即有"痰饮"、"悬饮"、"溢饮"、"支饮"等区分。

　　痰饮的形成：痰饮多由外感六淫，或饮食所伤及七情内伤等，使肺、脾、肾及三焦等脏腑气化功能失常，津液代谢障碍，以致水液停滞而成。肺、脾、肾及三焦与津液代谢关系密切，肺主宣降，通调水道，敷布津液；脾主运化水液，肾阳主水液蒸化；三焦为水液通调之道路。故肺、脾、肾及三焦功能失常，均可聚湿而生痰。

　　痰饮形成后，饮多留积于肠胃、胸胁及肌肤，而痰则随气之升降流行，内而脏腑，外至筋骨皮肉，形成多种病证，因此有"百病多由痰作祟"之说。由于痰饮停滞的部位不同，临床表现亦不一样，阻滞于经脉，可影响气血运行和经络的生理功能。停滞于脏腑，则可影响脏腑的功能和气机升降。

　　痰的病证特点：痰滞在肺，可见喘咳咯痰；痰阻于心，心血不畅，而见胸闷心悸；痰迷心窍，则可见神昏，痴呆；痰火扰心，则发为癫狂；痰停于胃，胃失和降，可见恶心，呕吐，胃脘痞满；痰在经络筋骨，则可致瘰疬痰核，肢体麻木，或半身不遂，或成阴疽流注等；痰浊上犯于头，可见眩晕，昏冒；痰气凝结咽喉，则可出现咽中梗阻，吞之不下，吐之不出之病症。

　　饮的病证特点：饮在肠间，则肠鸣沥沥有声；饮在胸胁，则胸胁胀满，咳唾引痛；饮在胸膈，则胸闷，咳喘，不能平卧，其形如肿；饮溢肌肤，则见肌肤水肿，无汗，身体疼重。

第二节　病机学

一、基本概念

　　疾病的发生、发展、变化和结局的机理称为病机。《类经·疾病》说："机者，要也，变也，病变所由出也"。病因学是研究致病因素的性质、特点和所致病证规律的科学；发病学是研究疾病发生的原因、条件及规律的科学；而病机学则是研究机体与致病因素相互作用、探索疾病发生之后发展、变化的原理与规律，亦即阐释各种疾病过程中因果关系的科学。历代医家都高度重视对病机学的研究，认为欲取得满意的临床疗效，"审察病机，无失气宜"（《素问·至真要大论》）是临床的重要环节。

二、内科病证基本病机

（一）邪正斗争

　　邪正斗争是指致病因素与人体正气的相互作用，它不仅关系着疾病的发生，而且直接影响疾病的发展和转归，也影响着疾病的虚实变化。在一定的意义上说，疾病的过程就是邪正斗争的过程，疾病的变化随邪正的变化而变化。

　　1.邪正斗争是病机变化的基本形式　疾病过程中，邪气与正气的相互作用，具体表现为一方面病邪损害机体，破坏脏腑阴阳气血平衡；另一方面正气抵抗邪气，力求恢复自身平衡，以及由邪气引起的脏腑气血功能紊乱与人体自我阴阳调节的代偿。

(1)邪气对正气的损伤：邪气损伤正气，与邪气的属性有关。如寒、湿为阴邪，性收敛，阻滞气机，易伤阳气；火(热)暑为阳邪，常迫津外泄，易伤阴耗气；燥性收敛干涩，易阻遏气机，损伤津液；风为六淫之首，性开泄，易伤肺卫之津，而寒、热、湿、燥等邪多依附于风邪而侵犯人体，其伤阴伤阳，又随伴同之邪气而异。疫疠亦有湿、热等不同属性，其伤阴伤阳程度尤甚，故病情重笃者多见。

六淫、疫疠等外邪入侵人体，是由表入里渐次损伤相应的脏腑，而七情、饮食、劳伤致病，乃直接影响脏腑气血，因而其致病特点主要是导致脏腑气血功能的紊乱，不能进行正常的气化作用，进而致气血津液化生受阻，正气来源匮乏，渐致气血阴阳不足。同时还可使气血暗耗，伤阴损阳。

此外，疾病过程中所形成的痰饮、水湿、瘀血及内生五气，均为外感、内伤的病理产物，亦是以脏腑阴阳气血失调为损害特征的。

(2)正气对邪气的抗衡：正气抗邪的作用，主要以防御和抗衡的方式进行，是通过机体调动全身的正气而进行的。外邪入侵身体多通过一定的途径和部位，在邪气侵入初期，邪气多局限于某一部位及较表浅的层次。正气的强弱，抵抗力的高低，是决定邪气是否扩散和深入的重要因素，若正气强盛，则可使邪气局限在较小的范围，较浅的层次，反之则邪气入侵范围扩大，迅即入里。如寒邪直入三阴，就是这方面的例证。正气对邪气的抗衡作用，是通过经络、气血、脏腑功能的协调而实现的，即通过机体的自我调控本能完成的。一旦邪气侵入，正气则表现为对损害的修复，对脏腑气血功能重新协调，力图抵消邪气对机体的影响，把邪气对机体的损害降低到最小程度，以最大限度地维护健康的生理状态。

临床所见的疾病的自愈趋势是人体正气抗邪作用的另一表现。《伤寒论·辨太阳病脉证并治》说："太阳病，头痛至七日以上自愈者，以行其经尽故也"；"太阳病，脉浮紧，发热，身无汗，自衄者愈。"就是正能抗邪、正能逐邪的例证。

2.邪正盛衰是虚实证候的病理基础　《素问·通评虚实论》说："邪气盛则实，精气夺则虚"，即说明虚实是邪正盛衰在临床证候上的反映。"实"为邪气亢盛，"虚"指正气不足。在病变过程中，正盛则邪退，邪盛则正衰，邪正互为消长。随着邪正的消长，机体即出现虚实两种不同的证候变化与转归。

(1)邪盛为实，正衰为虚：邪气存在谓之实，正气不足谓之虚。邪气存在是发生实证的前提，即凡由病理产物等引起的，或在邪正关系上，以邪气为矛盾主要方面的病理变化，反映在临床上的证候为实证；这里说的邪气是指侵入人体的六淫等外邪，或由气化障碍产生的痰饮水湿、瘀血等病理产物，及内生"五气"。与此同时，机体的正气不太虚，足以同邪气相抗衡，邪正斗争处于亢奋状态，患者亦表现为实证。故邪气盛是实证的病理基础，气血壅滞、脏腑功能亢奋是实证的基本病机，大热大汗、狂躁谵语、脉大有力等是实证患者的基本临床表现。

正气不足是形成虚证的病理基础。即凡由正气不足引起的，或在邪正关系上，以正气亏损为矛盾主要方面的病理变化，反映在临床上的证候为虚证。引起正气虚的原因，有发于先天者，是指禀赋不足；有继发于后天者，乃因各种致病因素的影响，或失治、误治等造成。在后天致病因素影响方面，一是内伤脏腑，化源不足，气血耗伤；二是外感疾病过程中，病邪戕伤了正气。虚证是以正气不足，抗病能力减弱为特征的一种病理状态。这时邪气尚不太盛，而正气还不足以同邪气抗衡,无力改善、调整被邪气侵害机体所处的病理状态,患者表现为不足的虚证。故正气衰弱是虚证的病理基础,正气不足以抗邪、邪正斗争处于较低水平是虚证的基本病机,形体憔悴、神疲乏力、脉细弱无力是虚证患者的常见临床表现。

临床上,对虚证实证的判定,于外感疾病和内伤疾病有所不同。在内伤疾病,凡有痰、湿、水、瘀、虫、食积等有形邪气和气机郁滞等都属实证,凡见正气不足的表现都是虚证。外感疾病的实证虚证,则是根据人体正气的强弱及其与邪气相互作用的反映来断定。凡患者体质壮实,抗病能力旺盛,对病邪呈亢奋性反应者,为实证;凡病人出现正气不足,机能衰退,抗病能力低下等一派虚衰证象时,就不论其邪气盛衰如何,均为虚证。外感疾病的实证虚证和邪正有密切关系,但彼此并不等同,这是必须特别加以注意的,否则就会犯虚虚实实的错误。

(2)虚实互见,证候错杂:在疾病过程中,由于邪正双方的不同变化,可以虚实互见,出现错杂证候,如虚中夹实、实中夹虚、虚实参半、二实一虚、二虚一实等多种证候;加之邪气性质不同,正气受损各异,病变部位有别,又可形成表虚里实、表实里虚、上实下虚、上虚下实或气虚血瘀、气虚水停、阳虚阴盛、阴虚阳亢等不同的虚实互见证候。

(3)邪正消长,虚实变化:在疾病过程中,随着邪正的消长变化,虚实证候往往也随之发生相应变化,或由虚转实,或由实致虚,或因虚致实,使疾病形成一个螺旋式的发展过程;其中每一病理环节,既是前一病理环节的果,又是后一病理环节的因。认识这种螺旋式病理演变过程,有助于采取正确的措施终止其恶性循环,促进其良性循环,使机体向康复方向发展。

(4)正邪进退,疾病转归:疾病预后,受多种因素影响,如调养是否得宜,精神状态等,但都是通过邪正的进退而起作用。若正复邪退,疾病就趋于好转,进一步可痊愈;若正衰邪进,疾病就趋于恶化,甚至死亡。而邪正两方面中,以正气的消长变化对预后的影响最为重要。历代有学识的医家,无不重视正气的作用,认为正气复则邪气退,而正气竭则邪气盛,甚则夺人性命。充分说明正气消长对疾病预后的重大关系。

(二)阴阳失调

《素问·生气通天论》云:"阴平阳秘,精神乃治。阴阳离决,精气乃绝。"阳平阳秘,即人体处于阴阳的健康平衡状态;阴阳离决,即人体阴阳双方失却互相依存、互相制约和互相资生的关系,处于分离决裂的状态,即死亡的象征。从"阴平阳秘"至"阴阳离决",有一个变化发展的过程,这个过程中的病理状态是不同层次的和不同程度的"阴阳不调"、"阴阳不和"。所以,阴阳失调是疾病发生、发展、变化的内在根据,其表现有阴阳的偏盛偏衰等不同形式。

1.阴盛阳虚则寒　生理状态下的阴精,具有化生阳气的作用,尚有协调阳气活动的功能。阳主升,阴主降,阳主动,阴主静,升降动静的统一是阴阳平衡协调的重要内容;生理状态下的阳气又称少火,"少火生气"(《素问·阴阳应象大论》),具有温煦机体,启动并维持脏腑功能活动的作用。

阴盛,是因感受寒邪,或因过食生冷,阳气为阴邪阻遏所致,机体处于主静、主降、主敛肃等具阴性特征的生理活动偏盛状态。可导致3种病理结果:一是"阴盛则寒"(《素问·阴阳应象大论》),由于少火为阴气遏制,机体出现以畏寒、肢冷为特征的病证;二是阴盛多收涩,阴邪(尤以寒邪为主)客体,其性收引,客于肌肤,则毛窍收缩,卫阳闭塞,客于血脉,则脉缩血涩;三是"阴盛则阳病"(《素问·阴阳应象大论》),阴邪(寒邪)以伤人阳气为主,机体可见泄泻、腹痛等症。

阳虚,是因体质禀赋素弱,久病正虚,或寒邪伤阳,少火匮乏,致阳气虚损,脏腑功能活动、物质代谢活动、机体反应性处于低下水平的状态。可致三种病理结果:一是少火温煦功能下降,"气虚者寒也"(《素问·刺法论》),机体多表现为形寒、肢冷等;二是阳不制阴,阳气不能化生水谷为精微物质,反变生痰饮水湿,导致阴盛,反过来影响少火作用的发挥,促使阳虚加重;三是阳损及阴,阳虚则生化无权,津、液、血、精亦随之化生不足。

2.阳盛阴虚则热 阳盛,一般是在阳邪作用下机体的脏腑功能活动、物质代谢活动、机体的反应性等呈阳性特征的亢奋、激烈、有余的状态,是少火变成壮火所致,壮火是非生理性的火。阳盛可致三种病理结果:一为"阳盛则热"(《素问·阴阳应象大论》),机体出现一派热象,如发热、口渴、脉数、烦躁、尿短赤、大便干结等;二是"壮火食气"(《素问·阴阳应象大论》),机体脏腑功能亢进转而抑制,如高热病人有疲乏、厌食等症;三是壮火伤阴,消灼阴津,"阳盛则阴病"(《素问·阴阳应象大论》),患者出现口渴、少尿等症。

阴虚,是指机体精、血、津、液等物质亏耗的一种病理状态。导致阴虚的原因,可有热邪伤阴,或痨瘵等风疾,或房劳内伤等。阴虚可致三种病理结果:一为阴虚火旺,患者可见潮热盗汗、颧红咳血等症;二为阴虚阳亢,患者可出现眩晕耳鸣、遗精、性欲亢进等症,此两种结果,均因阴液不足,阴不制阳所致;三为阴损及阳,阴虚不能化生阳气,故阴衰阳亦虚。

3.阴盛格阳与阳盛格阴 阴阳格拒,是阴阳失调中比较特殊的一种类型。阴盛格阳,系指阴寒之邪盛极于内,而把阳气格拒于外的一种病理状态。由于阳浮于外,故患者呈现"热象",此即真寒假热。所谓阳盛格阴,是指内热过盛,深伏于里,阳气闭郁不能透达,阴气被格拒于外的一种病理状态。由于阳气不能透达,故患者呈现"寒象",此即真热假寒。在这些外见的寒热假象中,必有真寒真热的征象可导。假象也是事物本质属性的反映,它反映病情的严重性。所以,一般来讲,真寒假热与真热假寒都发生在疾病的严重阶段,对此应高度警惕,仔细辨识。

总之,阴阳失调的各种情况,机体大多以寒热的形式表现出来。所以,阴阳失调是寒热证候的病理基础。但要注意的是,阳盛则热、阴虚则热、阴盛格阳(即真寒假热),其患者都以热象出现,但各自的病理机制、阴阳偏盛偏衰有本质的不同。阳盛则热的本质是实证,尽管也耗气伤津,但重点仍是阳热病邪盛,正气不太虚,机体功能处于亢奋状态;阴虚则热的本质是虚证,重点是正气不足,机体处于阴不制阳的虚性兴奋状态;真寒假热的本质是真寒,重点是阴邪盛,机体处于阴阳格拒的严重病理状态。至于阴盛则寒、阳虚则寒、阳盛格阴(即真热假寒),其患者虽都具寒象,但有着本质的区别。阴盛则寒的本质是实证,重点在阴寒之邪偏盛,抑遏了阳气,从而使患者出现寒象;阳虚则寒的本质是虚证,重点在阳气亏虚,少火不足,不能温煦机体而导致寒证;而真热假寒的本质是实证,是真热,重点是阳热太盛伏藏于里,阴阳格拒,阳气被邪闭的一种严重病理状态。一般来说,阳盛则热,阴盛则寒,多见于疾病初期、中期;阴虚则热、阳虚则寒及真寒假热、真热假寒,多见于疾病的中期、后期。

(三)升降失常

升降是指人体脏腑气机运行的一种形式。其中,脾胃是升降的枢纽,肾是升清降浊的动力。肺之宣发、肃降,肝气升发、疏泄,心火下降,肾水上升,无不配合脾胃完成升降运动,以保证新陈代谢的正常进行,也都是脏腑气机升降运行的具体表现。人体脏腑、经络功能的发挥及其相互之间的联系,以及物质的受纳和糟粕的排泄等,无不依赖气机的升降活动来完成,从而使气化作用得以顺利进行,以维持人体正常的生命活动。升降失常是阴阳失调的一种表现形式,是阴阳失调在病位和病势趋向方面的具体化。临床上对于许多病证进行病机分析,都离不开气机升降这一理论的应用。在一定程度上讲,诊治疾病就是审察升降机能失常之所在,纠正失常之升降机能,使之恢复正常。临床上如见吐、呕、哕、呃、噫等即为胃气不降;咳喘气逆,即为肺气不降;气郁胁胀多由肝气不升;眩晕、下利、脱肛多为脾气不升;喘息气短、行动为甚多为肾气不纳;……归纳起来,升降失常的基本病理变化,不外升降不及,升降太过和升降反常三类。

1.升降不及 是指脏腑虚弱,运行无力,或气机阻滞,运行不畅,使升降作用减弱的病理变化。例如,脾气主升,肺主肃降,脾虚则清气不升,而头昏、便溏,肺虚则宣肃无权,而呼吸少气等。又如,大肠以通降为顺,如腑气虚弱,传导失司,则糟粕停滞而为便秘等,亦乃升降不及所致。

2.升降太过 是指脏腑气机的升降运行虽与其主导趋势一致,但其程度已超出正常生理范围的病理变化。如胃、小肠、大肠与膀胱,均以通降下行为顺,若通降太过,就会出现腹泻稀便与尿频量多等症状,甚者滑脱不禁。再如肝气本主升发,太过则肝气上逆、肝火上炎,而为有余之证矣。

3.升降反常 是指脏腑气机的升降运行与其正常趋势相反的病理变化,即当升不升,而反下陷;当降不降,而反上逆。如脾气不升,中气下陷,发生泄泻、脱肛、阴挺;胃气不降,反而上逆,而为嗳气、呕恶等。又如朱丹溪提出阴升阳降,即心肺之阳降,肝肾之阴升,使水火交泰而既济,反常则水火不交而成"否",或肝肾阴精、阴血亏虚则阴自降而阳自升,遂成阴虚火亢之证。诸如此类,均属升降反常。

总之,升降失常是从脏腑气机运行障碍这一角度来反映疾病的病理本质的,临床上对于升降失常应分清何脏何腑,孰升孰降,以示标本先后,主次缓急,并结合发病因素进行施治。诸如宣降肺气、和胃降逆、升阳举陷、辛开苦降、化浊和中、平肝和胃、交通心肾、补肾纳气等,均为恢复气机升降的常用治则。

三、气血、津液、经络的主要病机

气血是人体生命活动的动力和源泉,在生理上既是脏腑功能活动的物质基础,又是脏腑功能活动的产物。因而在病理上,气血不足,使气主煦之、血主濡之等营养作用减弱。另一方面,脏腑发生病变,可以影响气血的变化;而气血的病变,也必然影响到某些脏腑。因此,气血的病变是不能离开脏腑而孤立存在的,可以认为气血病变是脏腑病变的一个组成部分。掌握气血病机的一般规律,就能为深入研究脏腑病机打下基础。

(一)气病病机

1.气虚 气虚,是气的生成与来源不足,或因疾病、劳倦消耗过度,致气亏虚不能正常发挥作用,以致人体脏腑功能活动减退所形成的病理变化。气虚可致很多临床症状,如气虚形体失养,则体倦乏力;气虚卫外不固,则易感冒、汗出;气虚不能上荣清窍,则头晕目眩,精神委顿等;

气虚鼓动无力,致气虚血瘀;或不能统血,而发生出血、面白、唇舌色淡、脉虚无力;气虚不能布津,易生痰饮、水湿等。

2.气陷　气陷,是气虚与气的无力升举相复合的一种病理变化,而以气升举无力为主要表现形式。主要是由先天禀赋不足、久病体虚、年老体弱、饮食损伤及烦劳过度等所致。尤以脾气亏虚,"中气下陷"最具代表性,多致胃下垂、肾下垂、子宫脱垂、脱肛等脏器下垂,及便意频繁、虚坐努责、短气乏力等症。

3.气脱　指元气溢于外的一种病理机制。也属于气虚病机之一,但为气虚已极,至亡气、失气,濒于气竭、气绝的病理变化。多因大出血、大汗出、严重吐泻,致津血不敛而气外脱,久病衰竭时亦可见元气脱绝。气是人体生命活动的根本,气至脱绝,故见气息低微、眩晕昏仆;无力推动阳气及血液布达周身,故见面色苍白,四肢厥冷,脉微弱。气脱常见于疾病的危重阶段,若抢救不及,则气脱不复.阴阳离决而亡。

4.气滞　气滞,是气机郁滞,气的运行不畅所致的病理状态,尤侧重指经络之气不利。主要由于七情内郁,或因寒冷刺激,或因痰湿、食积、瘀血等阻滞,影响气的流通运行,形成气机不畅。气机滞塞,常可致疼痛、肿胀等;气不行血,易致气滞血瘀;气不能输布津液,易产生湿浊痰饮等病理产物。气滞又可使某些脏腑的功能失调,如肺气壅滞、肝气郁滞、脾胃气滞等。

5.气逆　气逆,是指气的上升运动太过或下降运动不及的一种病理状态。多因情志所伤,或饮食寒温不适,或痰浊壅阻所致。肺气上逆可致咳逆、气喘;胃气上逆可致呕吐、嗳气、呃逆;肝气上逆可致头痛、眩晕等。气逆以实证为多,也有因虚所致者。

6.气闭　气闭,是指脏腑经络气机闭塞不通的一种病理状态。多由风、寒、湿、热、痰、浊等邪深陷于脏腑或郁闭于经络,或七情过激、气郁过极所致。气闭,常致窍隧不通、机窍不灵的病证,如心气闭阻,神昏谵语;肺气内闭,喘息声哑;肝气闭阻,耳鸣耳聋;膀胱气闭,小便不通;大肠气闭,大便秘结等,其中以心窍闭塞最为严重。气闭,亦可致经气闭塞,如气厥、热厥、痛厥、中恶等都是经气闭塞所致。

(二)血病病机

1.血虚　血液不足的病理状态称血虚。形成机制以各种急性的及慢性的失血为最多,亦可因脾虚生化不足、久病暗耗等因而成。血虚可导致三种病理结果:一为脏腑四肢百骸失于濡养,"血衰则形萎,血败则形坏,而百骸表里之属,凡血亏之处则必随所在而各见于偏废之病"(《景岳全书》),因心主血,肝藏血,脾统血,临床又以心、肝、脾的血虚为多见;二为血虚气亦亏,因气血相依,血为气母,血虚不养气,故血虚气亦亏;三为血瘀,"凡人之血犹源泉也,盛则流畅,少则壅滞,故气血不虚不滞,虚者无有不滞者"(《景岳全书》),故血虚易致血瘀。

2.血溢　血液溢出脉外的病理状态称血溢。一般为火热或气机逆乱(如大怒)导致血液妄行、损伤血络所致;或气虚血失统摄而外溢;或瘀血阻滞,导致血不循经溢出络外而成。血溢首先可导致各种出血证,如吐血、咳血、尿血、肌衄、牙宣等;其次,因出血量大或持续时间长,可引起血液亏虚的病机和证候;再者,急性大失血又称血脱,血脱则气亦脱,甚则使患者"阴阳离决"而死亡;最后,溢出络外的血如未及时排出体外,是继发血瘀病机和证候的重要原因。

3.血瘀　血液循行迟缓或郁阻不畅的病理状态称血瘀。血瘀可以引起以下结果:一为局部瘀血病证,如唇舌紫黯,眼睑黯黑,体内肿块等;二为血不能濡养机体,导致肌肤甲错,肢体麻木,虚劳羸瘦等;三为瘀血阻滞气机,如瘀阻于心而致癫狂、谵语、痴呆,瘀阻经络脏腑而致疼痛、肿胀等;四为血溢,瘀血阻滞,血行不畅而另行他道,致使血溢络外。中医认为西医学的多种血液病一般都存在血瘀的病机。

(三)气血同病病机

气属阳,血属阴,气血之间具有阴阳相随、相互依存、相互为用的关系。气对于血,具有温煦、推动、化生和统摄的作用;血对于气,则具有濡养和运载的作用。故气的虚衰或升降出入失常,则必然影响及血;同样血液亏耗或功能失调,亦必影响及气,于是发生气血同病。

1.气滞血瘀　多由情志不遂,湿热或寒湿蕴结,以及跌仆闪挫等,引起脏腑经络的气机郁滞;气滞不畅而血液运行因之发生障碍,于是发生气滞血瘀之证。临床常见的症状为病变部位胀满、疼痛,或有肿块、拒按,舌质紫黯或有瘀点、瘀斑等症状。

2.气虚血瘀　多由久病气虚,或年老体弱,气不足以充分推动血液运行,以致血不畅行而瘀滞。临床上,常在出现短气、心悸、乏力、自汗等气虚症状的同时,伴有病变部位的刺痛、肢体麻木、疼痛,甚或见瘫痪、面色紫黯、舌有瘀点瘀斑等血瘀症状。

3.气不摄血　主要是指气虚不足,固摄血液的功能减退,而致血不循经、逸出脉外,从而导致各种失血的病理状态。此多与久病伤脾,脾气虚损,中气不足有关。临床可见鼻衄、齿衄、吐血等症,同时伴有神疲乏力、心悸气短、动则汗出、面色苍白、舌淡、脉弱等气虚症状。若气虚下陷,而致血从下溢者,则称血随气陷,而见便血、尿血等。若气虚统摄无权,血溢脉外,渗于肌肤,又可见紫斑等症。

4.气随血脱　气随血脱,是指在大出血的同时,气亦随血液的流失而脱散,从而形成虚脱的危象。由于大量出血时,气无以附而随血脱,故可见大量出血时,面色㿠白,由于气脱则亡阳,不能温煦固摄肌表,则见冷汗淋漓,四肢厥冷则是阳虚不达四末;气血两脱,不能上荣于头目,清窍失养,故见晕厥;血脉失于气血充盈鼓动,故见脉微细欲绝或芤。

5.气血两虚　气血两虚,是指气虚与血虚同时存在的病理状态。多由久病不愈,气血俱伤;或先有失血,气随血耗;或先因气虚,不能生化血液,以致气血两虚。由于气血俱虚,既失于温养,又失于濡养,故见短气懒言、乏力、自汗、心悸、失眠、面色苍白或萎黄、唇舌色淡、脉细弱等。若气血不能荣养经络、筋脉和肌肤,还可见肢体麻木不仁,或运动失灵,以及肌肤瘙痒、干燥、甲错等。

6.血随气逆　血随气逆,是指因气的升降失常,升举过度或有升无降,血则随之上逆。如肝、胃、肺气上逆,血则随之而逆,发为吐血、咳血,以及鼻衄、目衄、舌衄等。严重者,血随气上壅于脑,发为昏厥卒倒,《素问·调经论》所说"血之与气,并走于上,则为大厥",即属此种病理状态。

(四)津液病病机

1.津液亏虚　津液亏虚是指机体津液不足的一种病理状态。其形成机制很多,如燥热病邪损伤、辛燥药物耗灼,或大汗、吐泻、失血,或脾胃功能障碍不能化生等都可致津液亏虚。津液亏虚又导致机体失于濡养,使机体出现一系列干燥失濡的病证,如肌肤干燥、皮毛枯槁、眼目干涩、咽干口燥、大便秘结等;因精、血、津液同源而异生,相互兹生,相互影响,故津液亏虚又是形成血虚、精亏、阴虚等病理机制的重要因素;津液亏虚还可促成瘀血的形成,正如《读医随笔》

所说："血犹舟也,津液水也","津液为火灼竭,则血行愈滞"。

2.**津液输布障碍** 津液不能正常地转输、布散和代谢(如汗液、尿液的排泄)的病理状态,称为津液输布障碍。形成津液输布障碍的机制,与肺、脾、肾三脏不能正常司主津液代谢之职密切相关。津液输布障碍的机制一经形成,其病理结果是津液停聚而成为湿浊、痰饮、水湿等病理产物,进而引起一系列病证。一类为有形之病证,如痰核、瘰疬、水肿等;另一类为气机困阻的病证,如困阻胸阳,导致胸痹、心悸等;困阻脾胃,导致痞满、眩晕、厌食、身重等;水饮阻肺,导致胸满、咳嗽、哮喘等;困阻三焦又可加重津液输布障碍,造成不良的病理循环。

(五)经络病病机

经络遍布全身,把人体联结成一个有机的整体。经络在形质上内属脏腑,外络肢节,布于一定部位,具有运行气血、联系内外上下的生理功能。故经络的功能失常,可以导致相应脏腑及循行部位发生病证。在疾病过程中,无论邪气的传变,脏腑病变的相互影响以及内部病变形诸于外,都是由经络参与其间而实现的。一般地说,疾病由表入里,由浅入深的传变过程,就是邪气沿着经脉入舍脏腑的过程。经络功能失常,也是脏腑相失的重要原因。如手太阴之脉,属肺络大肠,循臑臂内前廉等。故手太阴有病之人,可发生肺病咳逆上气,或大便秘结,或胸满、臑臂内前廉疼痛等相关的病证。经络气血的虚实,是经络病证的常见原因,如"胃足阳明之脉……气盛则身以前皆热,其有余于胃,则消谷善饥,溺色黄。气不足,则身以前皆寒栗,胃中寒则胀满"(《灵枢·经脉》)。经络气血循行不畅,或经脉气血循行逆乱,是经络功能失常的主要形式。经气不通,则发生相应脏腑的气机闭塞或循行经络的疼痛。

另外,"有诸内必形诸外"。体内病变的显露于外,多与经络的通联作用和分布循行部位紧密相关。由于经络有一定的络属脏腑和循行部位,因而内部病变可以通过经络反映到体表的一定部位。如,肝病所见两胁或少腹痛,或睾丸痛,是由于足厥阴肝经所循布胁肋、抵少腹、络阴器。

(六)内生五邪及痰饮病机

所谓内生五邪,是指在疾病的发展过程中,气血津液和脏腑等生理功能变化而产生类似于风、寒、湿、燥、火邪致病的五种病理状态。由于病起于内,不是由外邪所引起,故称作内生五邪,属病机范畴。

1.**内风** 内风是机体阳气亢逆变动而形成的一种病理状态,由于内风与肝的关系甚为密切,故又称其为"肝风内动"。

(1)热极生风:热极之证,必灼伤津液消灼营血;营血既伤,心肝受病,筋脉失养,邪热上扰,可出现惊厥神昏之症,此即所谓"热极生风"之病机,多见于热性病热极盛期。

(2)肝风内动:肝脏内寄相火,体阴用阳,赖肾水以滋之。肾水不足,肝失所养,体弱用强,则肝火偏亢而上炎;风自火升,血随气逆,横窜络道,上冲巅顶,直扰神明,可出现眩晕、抽搐,或卒中不省人事等症,此即"肝风内动"和"诸风掉眩,皆属于肝"的病机。

(3)阴虚风动:阴虚风动多见于热病后期,阴液亏损,或由久病耗伤阴液所致。其主要病机是阴液枯竭,无以濡养筋脉,筋脉失养则变生内风。此属虚风内动,临床可见筋挛肉眴,手足蠕动等象。

(4)血虚生风:肝为藏血之脏,其性刚强,赖血以濡养。血虚则肝阴不足,肝阳偏亢,筋脉失养,风自内生,也会出现瘼疭、眩晕、痉厥等症。

2.内寒　内寒是指机体阳气虚衰,温煦气化功能减弱,寒从内生,成阴寒之邪弥漫的病理状态。内寒以虚为主。

(1)阳气不足:虚寒是阳气虚衰,机能衰退的一种表现。机体的代谢全赖阳气的气化功能,若阳气不足,阴寒偏盛,则气化功能减退,因而导致水谷不能化生精微,水湿不得温化,以致形成"水湿"、"痰饮"等阴寒性病理产物的积聚或停滞。临床多见尿频清长,涕、唾、痰、涎清冷,或大便溏泄,或发为水肿等病证。

(2)阴寒内盛:机体阳衰,而致阴寒内生。临床以畏寒喜暖为基本特点,见有畏寒肢冷、面色苍白、蜷卧喜暖、腹泻便溏、舌润不渴等。但不同脏腑的内寒偏盛,其临床表现又不尽相同。如心阳虚,则心胸憋闷或绞痛,面唇青紫等;脾阳不足,则腹泻便溏;肾阳虚,则腰膝冷痛,下利清谷,小便清长,男子阳痿,女子宫寒不孕等。

3.内火　内火又称"内热",主要是脏腑阴阳偏盛偏衰所致。内火多由情志抑郁、劳欲过度、饮食不节等,影响脏腑阴阳失调而成。《素问·调经论》所说"阴虚生内热,阳盛生外热",及后世所云"气有余便是火",指的就是内生之火。内火的病机,以本虚标实之病理为多。

(1)虚火上浮:凡因人体阴阳气血亏虚所生之内火,均为虚火;因虚火导致人体上部出现火热病变者,即称之为虚火上浮。虚火上浮有阴虚、阳虚、气虚及血虚的不同。阳虚火浮,主要是指肾阳虚衰,阴盛于内,逼阳于外,或阴盛于下,阳浮于上,这种真寒假热之病理变化多见于病情危笃阶段;血虚火浮的病机,多由失血、脾虚等所致之血虚,日久阴血不复而引起,可见血虚发热的证候;阴虚火旺可由血虚火旺发展而来,也可由热病后期,伤及肾阴,阴虚阳亢,虚火妄动,或因劳伤、久咳耗伤肺肾之阴所致,可见形体虚弱、头晕耳鸣、少寐健忘、腰酸腿软、颧红唇赤、潮热盗汗等症;气虚生火,多由饮食劳倦及七情过激而致脾胃元气虚弱,升降失司,清阳不升,浊阴不降,阻塞中焦,阳气不能升发敷布至阳分,下陷阴分,化而为火,形成阴火内炽的病理,临床可见气虚证候的同时又见内热症状。

(2)脏腑实火:脏腑实火起因复杂,多因感受外邪、饮食不节、七情过激等所致。其病变涉及心、肝、肺、胃,而以心、肝为主,多由情志之火内发或肝郁化火,思虑气结,郁而化火,气火上逆造成,临床可见心烦失眠、面赤口渴、口舌生疮、头痛眩晕、耳鸣如潮、烦躁易怒、舌红、苔黄、脉弦数等。

4.内燥　内燥的主要病机是津液耗伤,阴血亏耗,机体之组织器官和孔窍失去濡润,从而产生干燥枯涩的病理状态。内燥的形成,多由热盛津伤,或汗、吐、下后伤及津液,或失血过多,或久病精血内夺等原因所致。其病机特点为津亏液少,病变可见于各脏腑组织器官,多见于肺胃津伤,而出现鼻咽干燥,干咳无痰,口渴欲饮,亦可见肝肾阴亏,此由大量失血,久病不愈,精血内夺所致,而见腰膝酸软,五心烦热,毛发干枯不荣,肌肉消瘦,遗精盗汗,舌红少苔,脉细数等。另外,内燥病变,津亏而阴虚,则虚热内生,虚火内灼,故内燥时常伴有虚热的临床表现。

5.内湿　内湿,是指由于脾的运化功能减退或障碍,从而导致水谷不能化生精微而形成水湿痰浊的病理状态。内湿的形成多由饮食不节,如恣食生冷酒醴肥甘,或饥饱失常,损伤脾胃,脾伤则运化失职,致津液不得运化输布,故湿从内生,聚而为患,成为泄泻,或为肿满,或为饮邪,湿阻中焦,脾为湿困,则为必见之证。此外,外湿与内湿在生成上虽有分别,但二者在病变之中，又可互相影响。湿邪外袭，每易伤脾，生成内湿；而脾虚不运，湿浊内蕴，又易招致外湿侵袭而发病，最终导致内外皆湿。

6.痰饮的病因病机　痰和饮是人体疾病过程中的病理产物，是水液停积反映于临床的两种不同证候。古人云"积水成饮，饮凝成痰"，水、饮、痰三者的区别即稠浊者为痰，清稀者为饮，更清者为水。痰饮之产生，与肺脾肾三脏关系最为密切。

人体在生理状态下，水谷之精微得脾之健运、肺之调节、肾之煦蒸、三焦之气化，或化为血，或化为津液，以营养全身；或变为汗，或变为汽，或变为溺，而排出体外。而在病理状态下，脏腑失去正常生化输布功能，使游溢之水谷精微，遇阴寒聚而为水为饮，得火气之煎熬变津成痰；脾虚使中阳不振，运化失职，水谷精气敷布失常，则可聚而成饮生痰；阴虚生热，或肝郁化火，火热上炎，灼熬津液，因而生痰；风寒犯肺，气机郁阻，或化热化燥，蒸灼肺津而成痰。痰迷心窍，则神昏癫痫，犯肺则咳嗽痰多，留滞中焦而肠鸣腹泻，流窜肌肉筋骨而为瘰疬痰核。饮在肌肉，溢而为肿；留在胁则咳吐引胁而痛，心下痞硬；居膈上则咳喘不能平卧；下注肠中则漉漉有声。肾司开阖，肾阳不足，开阖不利，水湿上泛，可聚而为痰，命门火衰，不能温运脾阳，致生湿生痰。总之，凡内伤外感，在一定的条件下，只要影响水液代谢，其运化输布失常，水液停聚体内，即可形成痰饮。

四、脏腑病机

脏腑病机，是探讨疾病发生演变过程中脏腑功能活动病理变化的机制。任何疾病，无论外感或内伤，其发生、发展变化，都与脏腑经络的阴阳气血失调、生理功能紊乱有密切关系。故脏腑的失常是一种基本病机。

（一）心与小肠病机

1.心的病机　《灵枢·邪客》说："心者，五脏六腑之大主也，精神之所舍也"。心的生理功能主要是主神明；《素问·痿论》说："心主身之血脉"。心主血脉是其另一重要生理功能，故神明失主和血脉不利，是心的基本病理变化。

（1）心不主神明：心的主要功能是统一协调形骸脏腑的功能，主司精神、意识、思维活动。它对人身的重要性，居各脏腑之首。心主神明的功能失常，则心神不安或神不守舍，患者出现失眠多梦、恍惚健忘或惊悸恐怖、妄言妄见、时悲时喜、举止失常、痴呆癫狂等病症；甚者，神明闭塞或涣散，出现谵语昏迷，神明不能主宰统领脏腑百骸而危及患者生命，故《素问·灵兰秘典论》说："主不明则十二官危，使道闭塞而不通，形乃大伤"。导致心不主神明的机制，有心神失养和邪气扰蒙心窍两种。心要进行正常的神志活动，必赖气血阴阳的充养。不管任何原因，只要影响气血阴阳，使之化生不足，或耗伤过度，气血阴阳亏虚，如心阴虚、心阳虚、心气虚、心血虚，不能充养心神，便可导致心神失主。就临床所见，心神失养，以心之营阴亏虚最为常见。故《景岳全书·杂证谟·不寐》说："营主血，血虚则无以养心，心虚则神不守舍"。如心暴失其养，神无所倚，就要发生神明涣散的重笃危象，常见于气脱、血脱、亡阴、亡阳的患者。心能正常行使主神明之职能，还须有安静的环境，"心静则神清"（《类经·藏象》），不容有邪气干扰。如果邪气犯心，扰蒙心窍，则神明失主。扰蒙心窍的邪气以火热、痰浊、瘀血为多见。轻则火热扰心,神志不宁,导致患者失眠、多梦、烦躁或精神狂躁等,甚则痰浊、痰火、瘀热蒙蔽心窍,导致嗜睡、痴呆、昏迷等。故《灵枢·邪客》说:"心者……邪弗能容也,容之则心伤,心伤则神去,神去则死矣"。

(2)心不主血脉:血脉正常,气血能畅流其中,以保证机体的物质代谢和脏腑功能的协调。心功能发生障碍,不能正常行使调控血脉的职能,将导致以血脉循行失常为中心的多种病证。

心的常见病机如下:

心气不足:心气虚是指心的功能减弱,致运血无力,不能推动血脉,或痰浊、瘀血痹阻心脉的病理状态。若久病不愈,脾肺气虚,或年老体弱,肾气亏损,都可因生化无源而致心气虚衰。此外,若暴病伤阳耗气,或汗下太过,气随津泄,亦可因心气耗伤太过,而致心气不足。心气不足,神失所养而见心悸、气短,气虚无力运血,可见脉虚细、结代。

心阳暴脱:因心阳虚极或心气伤,而致卒然虚脱。多由平素心气虚弱,心阳不振,复用力持重或剧烈活动,至令心气不支,心阳卒绝;或汗下太过或失血过多,致阳随阴脱,或邪热壅闭于内,阳气浮越于外,而致阳气暴脱,神气消亡。一般见证为心悸怔忡,面色苍白,汗出肢冷,甚至脉微疾数,散乱欲绝。

心火上炎:指因心经火盛,循经上炎而致。多由情志所伤,五志过极化火,致内扰心神,而见心中烦热,烦躁不眠,循经上炎,则口苦舌红,口舌生疮,舌肿疼痛。

心血亏虚:血赖心以行,心赖血以养。血虚不能养心,心中筑筑然而动,是为怔忡。《济生方》说:"夫怔忡者,此心血不足也"。由血不足而怔忡者常伴见结、代、促等脉象。

心脉痹阻:脉络的病变,也易引起血流淤滞。特别是心脉痹阻,血不能养心,对心脏的危害尤大,它是心痹、真心痛的基本病理变化,多因瘀血、痰浊阻络所致。如《素问·痹论》所说"心痹者,脉不通,烦则心下鼓,暴上气而喘",就属于这种病变。

2.小肠的病机 小肠受盛胃之水谷,主泌别清浊,清者输布周身,浊者渗入膀胱,下注大肠。小肠病变多表现为清浊不分,转输障碍,泌别失职。

小肠的常见病机如下:

小肠气滞:多由寒邪直中,阳气不通,气机阻滞,或侵犯肝脉,气不得疏泄而致。主要可见小腹暴急疼痛,下控睾丸,上下攻冲,牵引疼痛。

小肠虚寒:多由脾胃受损,中阳不足,致小肠泌别失职;或肾阳不足,不能温暖下焦,小肠失于温养,而致虚寒。可见小腹冷而隐痛,喜温喜按,泄泻下利等。

小肠实热:是指实热壅滞小肠,影响泌别功能的病理。多由心热下移所致,常与心火上炎病变同时发生。所见证候,同"心火上炎"。

(二)肺与大肠病机

1.肺的病机 肺对气血津液的代谢和全身脏腑的功能,起着调节、治理的作用。《素问·灵兰秘典论》说:"肺者,相傅之官,治节出焉"。肺的功能是通过肺气的升降出入,即宣发肃降的运动形式来实现的,故肺失宣肃是其主要病理变化。

肺的常见病机如下:

外邪犯肺:肺为清虚之脏,乃"脏腑之华盖,呼之则虚,吸之则满"。一旦外邪袭肺,都可使清虚之体受扰,则宣肃失司。若风寒袭肺,表卫失调,营卫运行受阻,可见恶寒发热、无汗、头疼身痛、咳嗽气喘等症状。风热犯肺,可致肺热壅盛,腠理开泄,津液耗伤,而见发热恶寒、汗出、口渴、咳逆上气等症。

肺热壅盛:外邪侵犯肺脏,郁而化热,或过食而致胃火炽盛,或五志过极,肝火熏蒸,均可使肺气失宣、上逆,引发胸闷咳嗽;热淫于内,迫津外出,则发热汗出;痰热互结,阻于气道,则见呼吸不利,咳喘气急,痰黄黏稠,久可引起肺痈。

肺气不足:肺主气功能衰弱,肺气宣降无力,致表卫不固,津气宣散失常。多由久病、劳伤或脾虚生化不足所致,进而造成宗气功能减弱,卫外不固,呼吸不利。可见气短不续,语声低微,痰多稀白,畏寒自汗,易生感冒。

肺阴亏损:多由燥热病邪或内热、虚火灼伤肺津,造成肺阴不足,肺失濡润。可见鼻干咽燥、干咳少痰、潮热、盗汗、手足心热、咳血等症。

2.大肠的病机　大肠主传导糟粕,又对津液进一步吸收,与肺相表里。

大肠的常见病机如下:

传导失司:是指大肠腑气壅滞,或津液不足,传送糟粕功能失常。若燥热伤津者,腹满便秘;气机壅滞者,腑气壅塞,传导不利,出现腹满疼痛,大便不畅,甚则便秘不通;气血不足者,肠失濡润,传导不利,亦成便秘;阴寒凝滞者,伤及脾胃之阳,无力传导,大便闭涩,畏寒腹痛。

大肠湿热:多外感湿热秽浊之邪,或食肥甘,则湿热蕴结于肠,气血郁滞,传导失职,下注则腹痛泄泻,便下脓血;邪热炽盛,则上攻,或深入营血,或内陷心包,可见神昏窍闭。

大肠虚寒:多因寒湿内犯脾胃,或久病阳虚,致寒从内生,而见泄泻不止,久利脱肛等。

(三)脾与胃病机

1.脾的病机　脾主运化,其气主升生化气血,为后天之本,又主统血。

脾的常见病机如下:

脾气虚弱:饮食不节、情志失调或病后虚弱等因素,可引起脾运化功能不足之病理变化。脾气虚可致气血生化不足,而见肌肉、四肢、口唇失于荣养,出现面色不华,口唇淡白,四肢萎软无力;若清阳不升,浊阴不降,则见食少纳呆、脘腹胀满、呕恶便溏等症;若水液不得布化,则引起胸闷泛恶、浮肿、小便不利、大便溏薄等症。

脾阳不振:多由脾气不足,气损及阳,或寒邪侵袭,脾阳受伤所致。使机体失于温养,运化功能障碍,除脾气虚症状外,又常见脘腹冷痛、喜温喜按、四肢清冷、呕吐、泄泻、水肿、肠滑不固等病症。

脾气下陷:此乃脾气虚的进一步发展,形成气陷于下,固摄及升举功能衰退的病理状态。临床除见脾气虚症状外,尚见脘腹坠胀、脱肛、久泄久利、尿频失禁等气虚下陷症状。

脾不统血:指因脾气虚弱,不能统摄血液,以致血液外溢的病机。病因上多缘于劳倦思虑,或久病耗伤脾气等,引起脾气不足而致气血化生不足,且不能摄血,以致发生出血。临床表现除脾虚表现外,主要表现为出血,如吐血、衄血、尿血、便血、肌衄等。出血日久,或出血不止,可使气随血脱。

痰湿碍脾:多因外感寒湿,或夏月贪凉饮冷,外湿由表入里,脾气受阻,运化失常,致使水湿内停的病理变化。若湿伤阳气,阻遏中焦气机,则可见脘腹胀满、呕恶食少,息情嗜卧;若寒湿困脾,中阳被伤,湿聚成饮,可成寒饮内停证,见胸胁支满、头晕目眩、心悸气短等;若湿热蕴郁中焦,则可见口苦黏腻,小便黄赤,大便秘结或黏稠不爽等。

2.胃的病机　胃主受纳腐熟,为水谷之海,其气主降;胃的病变以和降失常为常见之病理改变。又因胃为燥土,喜润恶燥,故食积郁热、津伤燥热之证亦较为多见。

胃的常见病机如下:

胃失腐熟:多由暴饮暴食,损伤胃气,致胃气损伤虚弱,受纳腐熟无力,水谷难消;或胃阴不足,胃肠失于濡润,亦使腐熟能力减弱,致纳少化迟。

胃失和降:此指胃失降浊之常,甚至上逆的病理变化。其致病原因很多,临床表现却多不相同。如饮食停滞之胃失和降,可见恶心呕吐,嗳气食臭,脘闷腹胀;若痰饮内停,阻滞胃脘,气失和降,饮随气逆,常见呕吐清稀痰涎,脘闷食少,苔腻脉滑等;若因肝失条达,横逆犯胃,胃失和降者,则见恶心呕吐,胸闷胁痛。另外尚有因传导不利,气化失司所致者,如大肠气滞,腑气不通,大便秘结,使胃气不能下降,则上为吐逆,下为便秘阻隔;如因下焦气化不利,小便不畅,水逆于上,胃气失和,则上为呃逆或水入即吐,下为小便不利,甚至癃闭不通。

(四)肝与胆病机

1.肝的病机　肝的生理功能很多,但主要功能为主疏泄。其疏泄功能体现在可畅达一身之气,调节和贮藏周身血液及柔润筋膜。若其正常的生理功能失常,则可有以下几方面的病理变化。

气机失调:肝疏泄失职,可使脏腑经络诸气机出现郁滞或逆乱,临床以肝脾两脏病变为多。《谦斋医学讲稿·论肝病》说:"正常的肝气和肝阳是使肝脏升发和条畅的一种能力,故称作'用'。病则气逆阳亢,即一般所谓'肝气'、'肝阳'证。或表现为懈怠、忧郁、胆怯、头痛、麻木、四肢不温,便是肝气虚和肝阳虚的证候。"前者为升发疏泄太过,后者为条达疏泄不及。

疏泄不及多因患者心绪不畅,或湿热、瘀血病邪阻滞肝气所致。疏泄不及又称为"肝气郁结"、"肝郁气滞",临床症状以悒悒寡欢、善太息、胁肋胀痛为多见。若影响脾气使之郁结,又称"木不疏土",临床症状以胁痛、腹胀、嗳气、大便不爽为多见。若影响局部气机,则在相应的部位出现气滞、血瘀、痰气交阻的病证,如痛经、梅核气等。

疏泄太过,每因暴怒所致,或肝气郁结化火所为,这两种情况都属实;亦可因肝阴不足、肝阳过亢而成,此则属虚。肝疏泄太过,临床以情绪不稳、激动易怒和气机逆乱为特征。气机逆乱,若以脾运失常为主,可见泛酸、泄泻等症,称为"肝气横逆"或"肝木侮土"。若以气机上逆为主,可见头痛、眩晕、耳鸣、耳聋或血随气升而见咯血、吐血等病证。若以气机下降为主,可见暴崩或频繁遗精等病证,则为肝气对胞宫或玉关疏泄太过所致。

肝不藏血:肝有像仓库一样的职能以调节血液,称为"肝藏血"(《素问·调经论》)。如果肝的藏血功能失常,人体也会发生出血证,如咯血、呕血、肌衄等,以及由出血所致的血虚证。肝不藏血,常因肝火旺盛或肝经湿热,使肝疏泄太过所致。因此,肝不藏血者常伴胁痛、口苦、发热等肝火的症状或病史,而发热、出血、血虚是肝不藏血的重要特征。

肝不主筋:"人之运动,由乎筋力"(《类经·藏象》),筋力之充沛,全赖肝血、肝阴对筋脉的濡润,故《素问·痿论》说:"肝主身之筋膜"。或因邪热燔灼阴津,或因劳倦久病阴血耗损,或因失血过多,或脾胃虚弱阴血化生不足,肝血、肝阴亏虚,不足以滋养濡润筋膜,发生筋膜罢(疲)极无力,或筋膜燥急生风两种病理机制。筋膜罢极不用可导致痿躄、瘫痪、眼睑下垂、目睛上吊等病证;筋膜燥急生风则导致筋惕肉瞤、手足蠕动,其则搐搦、痉厥等病证。若因暴感温热之邪,热邪深入厥阴,筋膜燥急失柔者,又称"热极生风";若阴血暗耗,亏损至极,筋膜失润而燥急者,又称"虚风内动"。

2.胆的病机　胆附于肝,其经脉络肝,其主要功能为贮藏和排泄胆汁,以助脾胃腐熟水谷。但胆汁的生成与排泄受肝的疏泄功能的调节与控制,故胆汁的分泌和排泄与肝密切相关。胆的病机变化,有如下几方面:

胆气虚怯:指胆气不足,失于决断的病理变化。多因大惊卒恐伤及胆气,或心气不足而使胆气亦虚,亦可因肝气虚弱所致,胆气不足,决断无权,可见胆怯易惊,多梦惊恐,或惊惕不安,以及遇事优柔寡断等症。

胆气郁滞:外邪侵袭胆经,或情志郁结,肝气不疏,均可致胆气失和、郁热生痰之病理变化,可见寒热往来,口苦咽干,胸胁苦满,耳聋目眩;热壅胆腑,胆热液泄,外溢肌肤,可见黄疸;胆气郁阻,可见胁下剧痛;若因情志郁结,痰热内扰,使胆气郁滞,可见头晕目眩,胸闷呕恶,善叹息等;若胆气郁滞进而横逆犯胃,胃气失和,则见呕恶口苦;若胆气郁滞进而胆热上扰心神,可见烦躁不安或惊悸不宁等症。

(五)肾与膀胱病机

1.肾的病机　肾的主要功能是藏精与气化。若外邪或内伤耗散真精,或影响肾脏气化,则引起肾脏病变。

肾的常见病机如下:

藏精失常:肾的主要生理功能是藏精,藏先天"两神相搏"所生之精,藏"五脏六腑之精",即人身之精华。肾所藏之精,合之则一,分之则二,即元阴元阳。一切生命运动,如生长壮老、生育繁殖、物质代谢、抗病驱邪、作劳技巧等活动,皆与此精相系。故肾精应充盈藏密,才能维持健康的生机。若肾虚封藏无能,或因君相之火、湿热之邪扰动精室,或因气阴亏虚、筋脉失养、宗筋弛纵、玉关虚惫,都可引起肾藏精失常而致肾精亏虚。肾精亏虚又可连锁反应地引起以下各种病机:

其一,阴阳亏虚。肾精为生命之源,五脏之阴气非此不能生,五脏之阳气非此不能发。肾精亏虚则阴阳不能生发,从而导致阴阳亏虚。《类经附翼·求正录》说:肾精不足,"水亏其源,则阴虚之病叠出;火衰其本,则阳虚之证叠生"。

其二,作强不能。《素问·灵兰秘典论》说:"肾者,作强之官,伎巧出焉"。肾精充足,阴精阳气源源生发,五脏六腑、百骸机窍受其充养,则体魄强健,聪慧灵巧,精力充沛,耐于作劳。肾精亏虚,阴阳不能生发,阴亏阳虚,机体失养,则作强不能,出现耳鸣失聪、弱视健忘、腰酸膝软、智能低下、痴呆迷惘、行动笨拙等症。

其三,抗病能力低下。肾精具有抵御外邪而使人免于疾病的作用。精充则生命力强,卫外固密,"邪不可干"。反之,肾精亏虚,则生命力减弱,卫外不固,则人不能御邪免病。故有"冬不藏精,春必病温"(《素问·金匮真言论》)之说。西医学中的免疫性疾病、血液疾病、内分泌疾病等,中医学多认为与肾精亏虚有关。

其四,生殖机能异常。生育繁殖是生命力旺盛的标志。肾精亏虚,生命力减弱,或因肝郁、湿热、痰浊干扰肾精,可导致生殖机能异常,如不育、阳痿、遗精、月经不调等病证。

其五,生长发育障碍。肾精亏虚,阴阳不得生发,机体失于充养,生命力减弱,轻者见阴阳亏虚之病,甚者则影响生长发育,在小儿则出现五迟、五软、鸡胸、龟背等发育不良或迟缓的病证,在成人则出现发落齿摇、脑转耳鸣、步态迟缓等早衰之病证。

肾不主水:全身水液的生成、转输及水液代谢的调节,由肺、脾、肾、三焦、膀胱等脏腑的功能活动共同完成。但水为至阴,各脏腑在水液代谢方面的作用均靠肾的"气化"来实现,故归根结蒂,水液代谢"其本在肾"(《素问·水热穴论》)。"肾者主水"(《素问·上古天真论》),犹如水闸,通过开阖作用进行着水液代谢的调节控制。肾不主水,将导致水液代谢与排泄的障碍,或"关门不开,水无从输泄而为肿满"(《医门法律·消渴》),以及痰饮、湿浊等;或"关门不闭,则水无底止而为消渴"(《医门法律·消渴》)以及燥证等诸证。

肾不纳气:肺主呼气,肾主纳气,肺肾协调,一呼一吸,才能保证气的正常出入,维持气代谢的正常进行。故《类证治裁》说:"肺为气之主,肾为气之根。肺主出气,肾主纳气,阴阳相交,呼吸乃和"。肾气虚弱,不能纳气归元,气不下行而浮逆于上,就会出现呼多吸少、吸气困难、动则喘甚等肾不纳气的病证。

2.膀胱的病机　膀胱为贮尿和排尿的器官,其经脉络肾,与肾相表里。膀胱的病机主要是不约和气化不利两个方面。

膀胱不约:指贮藏和约束尿液的功能不及的病机。因膀胱的生理功能有赖肾气的温化,若肾阳不足,导致膀胱虚冷,使贮尿和排尿的功能减弱,引起膀胱失约。临床可见小便清长、频数,或滴沥不尽,或小便不禁和遗尿等。

气化不利:指气化无权,排尿功能障碍或减弱的病机变化。多由肾经瘀热或膀胱湿热,或中焦湿热下注,以致膀胱积热,水热互结而致;有的则因肾阳不足,命门火衰,膀胱寒凝,气化无权引起;亦有因瘀血败精与溺浊瘀结阻塞膀胱或尿道所致。临床所见可因病因不同而有所不同;如小便黄赤短少,滴沥艰涩;不通或尿血;尿排出无力,尿液清白;尿细如线,甚至尿闭不通,小腹胀痛等。

(六)脏腑同病病机

前述脏腑的不同病理变化及其所产生的各种病证,都是单一脏腑受损的表现。实际上,同一病证除原发脏腑外,还可由其他脏腑病变引起,这是因为其他脏腑病变波及该脏腑的缘故。《素问·玉机真脏论》所说"五脏相通,移皆有次,五脏有病,则各传其所胜"正是阐述了脏腑之间生理上的密切相关和病理上的相互影响。它们的发生机理,除经络所起的作用外,主要包括脏腑互相间的生克乘侮关系、气血生化运行关系、津液代谢和气机升降的关系等。

常见脏腑同病病机如下:

心肺阴虚:肺主布散津液,心主血之运行,两者与津血关系密切;而津血同源,又可互相资生转化。若素体阴虚,或年迈津血渐亏,或热伤阴液,或肺燥津伤,以致津不化血,血不生津,日久皆可导致心肺阴虚。心阴虚则心失所养,心神不宁,肺阴虚则无津可布,气失宣肃,因而临床可见心悸、烦躁不寐、短气、咳逆、口干咽燥等症。

心肺气虚:肺朝百脉,为相傅之官,佐心气以行血。心主血脉,主行血。气以帅血,血以载气,心肺在生理上的密切联系,决定了二者在病理上的相互影响。若肺气虚弱,则血行无力,致心血瘀阻,可见胸闷、气促、心悸等;若心气不足,血行不畅,会影响肺气的输布与宣降,也可使肺络瘀阻,发生咳嗽、喘息、气促、胸闷、憋气等。

心脾两虚:心主血,脾生化气血,心血充盈赖脾之生化。若脾虚生化不及,抑或脾不统血,亡血失血,则可致心脾两虚;另外,劳心思虑太过也可伤及心脾,使气血不足。由于心失血养,心神不宁,可见心悸、健忘、失眠多梦;脾不健运,则见面黄食少、气短神怯等。

心肾不交:五脏配属五行,心属火,肾属水。心居于上焦,为"五脏六腑之大主","主明则下安,主不明则十二官危"。心气当下通于肾,即心火下交于肾,以资助肾阳温煦肾阴,使肾水不寒,维持肾阴肾阳平衡协调。肾居下焦,藏精主水,故曰"水脏"。肾水当上济于心火,即肾水上承于心,使心火不亢,心肾交通,水火既济。若肾阴不足,不能上济于心;心火内炽,不能下交于肾,遂成心肾不交、水火不相既济的病理变化。临床可见虚烦不寐、五心烦热和焦躁不宁等。

心肾阳虚:心肾同属少阴,心肾阳虚,实为少阴阳虚火衰。心阳下交于肾,以温暖命门相火;肾阳充足,命火上煦,以振奋心阳。若肾阳衰疲,则心阳亦虚;心阳虚衰,则肾阳亦亏,由此导致心肾阳虚。临床可见心悸气短、水肿等症。

心肝火旺:心为君火,肝为相火,若心火炽盛,耗伤阴血,则肝血不足而气用有余,相火偏亢;反之肝经火旺,藏血受损,则心血不足,君火焚燃,于是发生心肝火旺之病理变化。可见心烦口苦、急躁易怒、心悸不寐、舌红诸症。

心肝血虚:心主血,肝藏血,血旺则藏于肝,输注于心脉,心肝两脏对于人体血液的运行调节起着协调作用。若心血不足,则肝血亦因之而虚,肝血不足,心血亦因之而损,以致心肝血虚,不仅两脏失养,亦可使血脉不充,筋脉不濡。故心悸、失眠等心血不足,与目视昏花、月经涩少等肝血不足的血虚证候,常同时并现,尚可见一般血虚形体失养的表现,如面色无华、头晕目眩、舌淡脉细等。

肺脾两虚:肺主气而司呼吸,脾主运化而生化气血。若久病肺气不足,则可消耗母气,使脾气亦虚,为子盗母气;若脾虚生化不足,肺失滋养,其气亦虚,此为土不生金。二者均可形成肺脾两虚之病理变化,临床可见面色不华、神疲乏力、气短汗出、食少纳差,或久咳气喘等。

肺肾阴虚:肾为水脏,肺为水之上源,金水相生。若肺阴不足,源头枯竭,肾失滋养;而肾阴不足虚火上炎,肺受火灼,致金水不能相生,于是形成肺肾阴虚,可见潮热盗汗、颧红颊赤、干咳少痰、腰膝酸软等症。

肺肾气虚:肺司呼吸,为气之主;肾主纳气,为气之根。故肺气久虚,可伤及肾气;而肾的精气不足,不仅摄纳无权,又可使肺气失去濡养,从而影响肺的呼吸功能,出现气息短促,动则尤甚的肺肾两虚、肾不纳气的证候。

脾胃失调:脾胃属土,同居中焦。脾为阴土,喜燥而恶湿;胃为阳土,喜润而恶燥。脾气以升为顺,胃气以降为和,二者共同完成水谷的受纳、腐熟和消化、吸收与输布。若脾气运化失职,清气不升,可影响胃的受纳与和降,而见纳呆、呕恶、脘腹胀满等症;若饮食伤滞胃脘,浊气不降,同样影响脾气升清与运化,而见腹胀、泄泻等病症。

肝胃不和:肝属木,胃属土。在生理情况下,木能疏土,而病理情况下,木又乘土。若肝气不疏,气机郁滞,不能疏泄中焦之气,则可使胃气失和;反之,胃气壅滞,气机不利,又可影响肝的疏泄功能,从而出现肝胃不和的病理变化。因为肝气不舒,则见胸胁胀闷、叹息不舒;胃气失和,气逆于上,则可见胃脘胀闷疼痛、呃逆嗳气、食欲不振等症。

肝脾不调:肝主疏泄,脾主运化而升清。若肝气郁滞,失其条达之性,影响脾气的升发,使脾失健运,为肝郁乘脾,出现精神抑郁、胸胁满闷、食少腹胀、大便异常等症状;若脾运不及,不能升清,脾气壅遏,气机不畅,使肝气疏泄不利而郁滞,此为土壅木郁,以脘腹胀满、食少困倦、口腻便溏、胁肋胀痛等为见症。二者均可形成肝脾不调的病理变化。

肝肺同病:肝木疏泄升发,肺金清肃下降,二者相反相乘。若肺失清肃,不能制约木气的升发,则肝气上逆,肝火上炎,此为金不制木,临床可见咳则胁痛,不能转侧,甚则咳血等;若因肝郁化火,气火上逆犯肺,遂成木火刑金的病理变化,而见急躁易怒、颊赤心烦、胸胁灼痛、咳嗽咳血等症。

肝胆不宁:胆附于肝,与肝互为表里。"肝之余气,溢入于胆,聚而成精"。肝主谋虑,胆主决断.皆禀春木之气,内居相火,二者在生理上密切联系,功能上相互关联。若热病伤阴,或阴虚火旺,以致肝阴不足,肝胆火旺,谋虑与决断功能失常,则形成肝胆不宁的病理变化,其主要临床表现为虚烦不眠、胆怯不安等。

肝肾两虚:肝藏血,肾藏精,精血互化,二者同源,又称乙癸同源。肝气须依赖于肾精滋养,方能藏血,而只有肝血充盛,才能使血化为精,肾精才能充满,才可藏精。当其中一脏亏损时,另一脏也必然导致不足。而二脏均内寄相火,同源于命门,两脏阴阳相互制约,一方不足,则致另一方偏亢。若肾阴不足,肝失濡养,致肝阳偏亢,可见眩晕、头痛、头胀,即"水不涵木",若肝火太盛,阳气有余,可伤及肾阴,见头晕、耳鸣、盗汗、腰膝酸软等症。

脾湿犯肺:脾主运化,若脾虚不运,水液不得转输,则可聚湿成痰,痰湿上泛,浸渍于肺,使肺失宣降,形成脾湿犯肺的病理变化。可见胸闷气短、口淡食少、咳吐痰涎、大便溏薄等。

脾肾阳虚:肾为先天,脾为后天,二者相互资生。如果肾阳不足,不能温暖脾土,则脾阳不振,此为"火不暖土";若脾阳不足,久而不复,可以累及于肾,所谓"穷必及肾",均可形成脾肾阳虚的病机,可见腹部冷痛、下利清谷、五更泄泻、食少神疲等症。

五、疾病传变机理

任何疾病一旦发生,都要经历一个变化发展过程,最后以痊愈或恶化而结束。既呈现病理的连续性,又呈现病理的阶段性。疾病的演变就是疾病发生后所经历的复杂的量变与质变过程。

(一)影响疾病传变的因素

1.体质与疾病 由于机体内正气与邪气、形质与功能、阴精与阳气等诸种因素间的相互作用与影响,疾病不会永远停滞在一种状态,而是沿着机体的表里上下、脏腑经络、气血阴阳等某种或某几种联系途径不断变化,"病久则传化"(《素问·生气通天论》)。疾病的"传化",又称"传变"。"传",指疾病的空间发生改变,从一层次传向另一层次,如疾病由表入里;"化"或"变",指病变的性质发生改变,从某一性质变化为另一性质,如疾病由寒化热、由阴转阳等。

正气与邪气是决定疾病发展变化的主要因素与条件。一般正盛邪衰,病证传变缓慢,且向着痊愈的方向转化,如由里出表;邪盛正衰则传变迅速,甚至病情恶化;正邪俱盛则传变多迅猛剧烈;正邪俱衰则传变缓慢,或处于稽留缠绵状态。

体质与正气密切相关。体质强壮之人,正气多实,罹病后病证传变较少,病程亦较短暂;体质弱者,正气多虚,罹病后病证较易传变,病程亦较长。另外,体质的阴阳特征,还影响病证的传变趋势。如阳盛之躯,邪多从火化,病证亦多向阳热证传变;阴盛之体,邪多从寒化,病证多向阴寒证传变。气候亦影响疾病的传变。比如湿邪为病,冬季多寒,易伤人阳气,湿病多易寒化而成寒湿证;夏季多热,湿病易从热化而成湿热证。

2.环境与疾病　　环境包括地理环境、气候环境及生活状况等,均与疾病的传变密切相关。地理环境通过长期对人体的影响,在一定程度上造成人体地区性素质特点;气候环境如四季的变迁、气温的变化、湿度的大小等,均可决定疾病的发生与轻重;生活状况则主要通过情志干扰气机而发生作用,饮食饥饱亦可损伤正气,使正气匮乏,影响疾病的转归。

3.医药与疾病　　医疗和用药往往也能对疾病的传变发生重要影响。正确的辨证治疗,有助增强正气,祛除邪气,使疾病由重变轻,转危为安;反之,则损伤正气,助长邪气,使病证的传变得不到控制,变证迭起,坏证丛生。合理的护理也是助正祛邪的重要环节,否则疾病也可向恶化的方向传变。

(二)疾病传变的形式与过程

1.表里相传　　此多为外感疾病的传变,病多由外感六淫或疫疠邪气引起,由皮毛侵入或口鼻侵入机体,其基本传变形式是由表入里,自浅而深。另一方面,内脏发生的病变,亦可由里达表,自深而浅地传变。疾病表里相传,可以通过经络外达体表、内联脏腑进行,也可通过五脏与体表相合的关系进行传变。外感病通过"六经"、"卫气营血"、"三焦"传变是常见形式。

(1)六经传变:此为外感风寒之邪致病的基本传变形式。邪气由皮毛肌表侵入,由浅入深,自表入里,循经脉而传变,即三阳主表,三阴主里,而三阳之中,太阳主表,阳明主里,少阳主半表半里;三阴之中,太阴居表,依次为少阴、厥阴。邪气由三阳依次入三阴,渐次深入即为"循经传"。若邪气不经三阳而直接出现三阴经证候者,称"直中"。若因素体脾胃阳虚,发病即现太阴症状者,称之为直中太阴。亦有两经同时受邪,各循其表里传变者称为"两经传",若尚未传变者称为"合病"。合病与两经传,多因邪气较甚所致。传变过程中或传变以后,患者一经证候未罢,又出现另一经证候者,称为"并病"。也有邪气始终停留于一经者,称为"不传"。此外,当疾病缓解,正气渐复时,邪气可由里出表,病势也可由阴向阳传变,如厥阴转出少阳,少阴转出太阳等。

(2)卫气营血传变:此为感受温热病邪、疫疠之邪致病的基本传变形式。"卫气营血"分别代表外感病证传变的浅深层次。由卫气营血更相传变,称为"顺传",即病邪从卫气开始,依次传入气分、营分、血分;若病邪不按卫气营血由浅入深之序传变,或自卫分直传营分,或自气分直传血分,跳越某些层次而进入更深层次,称为"逆传"。也有病邪初起即在气分、营分,或呈现卫气兼见、气营两燔与营卫合邪者。营分之邪,亦可因气阴充复,病邪退却,传出气分者,称为"透热转气"。

2.三焦传变　　不同性质的外邪,袭人部位有上下之分。人体是一个有机的整体,随着疾病的发展,上受之邪会下传,下受之邪会上传。病邪上下相传的基本形式则是"三焦传变"。三焦传变是感受热或湿邪的一种传变形式。病邪主要从口鼻肺卫而犯脾胃,邪气按上、中、下三焦依次传变。另一方面,通过治疗,正气恢复,病证亦可由下向上,由下焦向中上二焦传变;此外,亦可因感邪特点及轻重之不同,从中焦或下焦起病者,其病变又可由中向上向下传,或由下向上传变。

3.脏腑相传　脏腑之间在生理上相互联系,保持着生克制化的协调关系,在病理上也相互影响与传变。如肝病传脾、肺病及肾之类,且每以腑病入脏和"穷必及肾"为最终结局。其形式概括起来,主要有"相移"和"生克乘侮"二种。"相移"是指脏腑病变相互转移的传变形式,其中包括脏邪转移于腑,腑邪转移于脏的传变形式。如心移于小肠,肝移热于胆等,均属于此类传变形式,其特点是不依脏腑间的生克关系为转移规律。"生克乘侮"传变,是指病邪按脏腑间的生克乘侮关系进行传变,这是内伤疾病的主要传变形式,包括通过相克关系从一脏腑传至另一脏腑,及通过相生关系传变,即子病累母、母病及子的"母子相传"。

4.气血相传　气血病证常互相传变,气病传血,血病传气。这是因为气为阳,血为阴,气为血帅,血为气母,气血相随,互根互用,故气的功能失常则气不能为血所用,血的功能失常亦不能为气所用,导致疾病气血传变。一般初病在气并伤气耗气,久病则入络入血而伤血耗血。临床常见气机逆乱,血亦随之上逆或下陷,而为头痛、中风、吐衄、便血、崩漏等病证;血虚则气亦随之而衰;血瘀则气亦随之而郁滞;血脱则气无所依而随血脱逸。在气者病浅,在血者病深;气病而血未必亦病,然未有血病而气不病者。一般是由气及血,也有气血同病者。在气者多为气机紊乱,至血则已有形质之亏损。

(三)病证转化的机理

一般来说,病由表入里、由阳转阴、由实变虚、由热化寒是邪盛正衰,病情加重;病由里出表、由阴转阳、由虚变实、由寒化热,是邪退正盛,病情好转。由此可知,决定病证转归的因素仍是邪正两方面,而起决定作用的则是正气的盛衰。

1.寒热转化　疾病过程中,有时会发生寒热性质的转化。如感受寒邪,病人开始出现身热恶寒、身痛无汗、脉浮紧的表寒证,病理性质属寒。随着病变的发展,恶寒渐退,代之以发热、汗出、心烦、口渴、舌红、苔黄、脉数的里热证,不仅病位发生相传变化,病性也发生转化,由寒化热。又如高热病证之人,由于大汗不止,阳从汗泄,或吐泻过度,阳随津耗,随即出现四肢厥冷、面色苍白、脉象沉迟,则病证的性质发生由热转寒的变化。寒热转化是在一定条件下进行的,与身体素质、正气强弱、邪气性质和治疗用药等因素有关。一般来说,阳热之体,正气较强,正邪相争激烈,病证易化热;风燥之邪为病也易热化,治疗误用或过用辛温燥烈之品,容易使病证向热转化;阳虚之体,正气较弱,感受寒湿之邪,治疗误用或过用寒凉药品,容易促使病证向寒转化。

2.虚实转化　"邪气盛则实,精气夺则虚"(《素问·通评虚实论》)。疾病过程中,病证的虚实性质发生转化,与邪正的消长密切相关。

病证由实转虚者多。从实证转化为虚证,常因病情迁延、正气逐渐被耗伤,邪正相较,以正气虚为主。"温病愈后,或一月,至一年,面微赤,脉数,暮热,常思饮不欲食,……病后肌肤枯燥,小便溺管痛,或微燥咳,或不思食,皆胃阴虚"(《温病条辨·下焦篇》)。实热病证之人,随着病情的迁延,津气耗损,遂出现肌肤干燥、暮热、不思食等,虽"愈"未愈,病证实际已由实转虚。

病证由虚转实者少。从虚证转化为实证,除再次受邪,邪气得到加强外,常因本是虚证,正气没有得到及时有力的培补匡正,机体功能长期处于低下状态,气不畅,血不行,津不布,以致因虚致实,邪正相较,以邪气盛为主。杂病中的癥结、肿瘤、鼓胀、水肿等病证都可由虚转实,实际是因虚至实,实中有虚。

3.阴阳转化 病证的寒热转化、虚实转化,都可视为阴阳转化。但这里讲的阴阳转化则主要是指疾病过程中阳气与阴气的偏转。疾病的本质为阳气偏盛,病程中转化为阴气偏盛,为由阳转阴;疾病的本质为阴气偏盛,病程中转化为阳气偏盛,为由阴转阳。

阴阳转化的条件,与患者的体质、治疗情况、邪气特征等因素有关。如某些急性外感热病病人,初期可见到高热口渴、胸痛咳嗽、舌红苔黄等热邪亢盛的表现,属于阳证。由于治疗不当或邪毒太盛等原因,病人可突然出现体温下降、四肢厥逆、冷汗淋漓、脉微欲绝等阴寒危象,此时疾病的性质已由阳转阴,病机学上为“重阳必阴”。又如素体为虚寒性肺疾,症见咳嗽、哮喘等,若再感寒邪,或素体虚寒,感受寒邪后,寒郁日久,有郁而化为火热,症见咳喘、发热、痰黄等症,该病的性质已由阴转阳,病机学上称为“重阴必阳”。

六、疾病转归机理

疾病的转归,是指疾病过程趋向结局的演变和疾病的最终结局。疾病的转归,包括痊愈、死亡、迁延、后遗与伤残五种情况。

(一)痊愈

疾病的痊愈,是指病理状态完全结束,机体恢复健康。从疾病过程而言,也就是邪气完全被清除,正气得以恢复,阴阳重归于平衡与协调。从临床角度说,所有与病证有关的临床表现完全消失。从病理变化看,通过邪正斗争,邪气及病理产物被消除,精气来复,脏腑气机气化转为正常,正胜邪却而归痊愈。

(二)死亡

死亡是生命活动完全的和不可逆转的停息,是疾病最恶劣的结局。死亡的病理过程,从精气互根的解体开始,发展到阴阳离决,至阴精耗竭或阳气衰竭为止。而形成这一病理过程通常有3种形式:

1.久病衰竭 首先表现为阳气式微,阳损及阴致阴精枯竭;或先阴精枯竭,至阴损及阳,阳气亦衰,终致阴精不能固守阳气,残阳迅速消散而神明绝灭;或阳不摄阴,孤精脱泄而绝汗溢出而亡。

2.亡阴亡阳 大量失血、汗出、吐泻,至津液阴血大量亡失,阳气因之大量耗散;由血脱、液脱、气脱而致阴或阳迅速脱失;或阳气不能统摄阴精,孤精脱泄而绝汗溢出而亡。

3.阴阳不得交通 惊、恐、怒、痛等,使气机突然停滞,致阴阳阻隔不能交通,致阴阳离决;或热积、寒凝、痰浊、瘀血等致气机阻滞,阴阳不能交泰而隔闭致阴阳离决。如温病之“心神内闭,内闭外脱者死;……阳明太实,土克水者死;脾郁发黄,黄极则诸窍为闭,秽浊塞窍者死”(《温病条辨·上焦》),属气机阻滞,阴阳隔闭而亡的例证。

(三)迁延

如邪正相争处于相持状态,邪不胜正而正亦不能胜邪,疾病即呈现迁延状态。但其病变的终局,仍不外痊愈或死亡。疾病之所以陷入此状态,关键在于邪正双方力量的对比状况,即正气虽未溃败,但因邪气伤害已趋衰弱,而邪气由于与正气的剧烈相争亦渐衰微,因而形成正气无力驱邪,邪气对人体的伤害亦显不足,导致病情之缠绵。疾病的迁延状态往往与某些特殊的病邪有一定的关系。例如感受湿邪,湿性黏滞,要使湿邪尽被祛除,需经历较长时间,疾病就往往处于迁延状态。

(四)后遗与伤残

在疾病好转或痊愈的过程中给肌体造成一种附加的伤害,因而导致形质亏损与功能障碍或丧失,称之为后遗。有些疾病或某种外伤,可以导致人体某种组织结构难以恢复的损伤或残缺,称为伤残。例如有的人中风,病情好转后仍有手足不遂;有的人患温热病,病情好转后留有耳聋。若强调手足不遂、耳聋与原发病的关系则称为后遗症;若强调机体的损伤与残缺及功能的丧失则称为伤残。

第三节　诊　法

一、望诊法

望诊的主要内容是观察人体的神、色、形、态、舌象以及分泌物和排泄物,以推断体内的变化。

(一)整体望诊法

1.望神有广义、狭义之分　广义的神,是指人体生命活动的外在表现;狭义的神就是精神意识活动。神是以精气作为物质基础,也是五脏所生的外荣。因此,望神可以了解五脏精气的盛衰。望神的重点在目光、表情和动态。

(1)得神:表现为神志清楚,目光明亮有神,面色红润。表情自然,语言清晰,呼吸平稳,肌肉不削,反应灵敏,动作自如。表示虽病而正气未伤,脏腑功能不衰,预后良好。

(2)失神:表现为神志不清,两目晦暗,面色晦滞,表情淡漠,语言失伦,肌肉瘦削,呼吸异常,甚则循衣摸床,撮空理线。表示正气大伤,精气衰竭,病情严重,预后不良。

(3)假神:表现是垂危病人突然出现全身状况"转佳"。突然精神转佳,面色由晦暗转为两颧泛红如妆,食欲突增,语言不休,想见亲人。表示阴阳即将离绝的危候,称为回光返照。

(4)神乱:包括神昏、癫、狂、痫等表现。①神昏:意识丧失,不省人事;多因痰、湿、热邪蒙蔽心神所致。②癫:表情淡漠,寡言少语,闷闷不乐,神志痴呆,哭笑无常;多由痰气郁结,阻蔽神明所致。③狂:狂躁不安,登高而歌,弃衣而奔,呼号怒骂,打人毁物,不避亲疏;多为痰火扰心所致。④痫:突然昏倒,口吐涎沫,牙关紧闭,四肢抽搐,口作叫声;多为肝风挟痰、上蒙清窍所致。

2.望色主要是望面部的颜色与光泽

(1)白色:主虚证(多见于阳气虚、血虚)和寒证。

(2)黄色:主虚证和湿证。面色淡黄、萎黄,多见于脾胃气虚、血虚病证;面色黄胖,多为脾虚湿盛;面目一身俱黄,则为黄疸。其中,色鲜明者为阳黄,湿热所致;色晦暗者为阴黄,多为寒湿。

(3)红色:主热证,满面通红属实热证;颧红属虚热证;面色苍白时而泛红者为戴阳证,虚阳上越之危候。

(4)青色:主寒证、痛证、瘀血、惊风。

(5)黑色:主肾虚,寒证,痛证,瘀血和水饮。

3.望形态

(1)望形体:外形与五脏相应。五脏强壮者,外形也强壮;五脏衰弱者,外形也衰弱。肌肉丰满坚实、胸廓宽厚,骨骼粗大,则为强壮,正气充盛的表现;肌肉瘦削,胸廓狭窄,骨骼细小,则为体弱,正气不足的征象;形体肥胖,少气乏力,精神不振者,多为阳气不足,易生痰湿;形体瘦削,胸廓狭窄,面色苍黄,皮肤干燥,多为阴血不足,易生虚火;形体消瘦,以至大肉已脱,为精气衰竭;鸡胸、龟背、罗圈腿等畸形,多为先天不足,或后天失养所致。

(2)望姿态:主要观察病人的动静姿态及其体位变化。卧时喜向外,辗转不安,掀衣去被,多为阳证、热证、实证;蜷卧喜向里,静而不动,喜加衣被,多为阴证、寒证、虚证。坐而仰首,多为痰涎壅盛的肺实证;坐而俯首,呼吸息微,多为肺虚和肾不纳气之证;坐不得卧、卧则气逆,多为心阳不足,水气凌心。颈项强直,四肢抽搐,为动风之证;多见于高热、阴血不足及病证、破伤风、小儿急慢惊风等。半身不遂,口眼歪斜,多为中风偏瘫;四肢关节拘急,屈伸不利,甚则变形、疼痛,多见于痹证;手足软弱无力,或有肌肉萎缩,多为痿证。

(二)分部望诊法

1.望头与发小儿头形过大或过小,伴有智力发育不全者,多为肾精亏损;囟门下陷者,多属虚证;囟门高突者,多属实热证;囟门迟闭,骨缝不合,属肾精不足,发育不良;头摇不能自主者,无论成人或儿童,多属风证;发黄稀疏干枯者,为精血不足;突然大片脱发者,多属血虚受风;年少发稀疏易落者,多为肾虚或血热;青少年白发而无其他病象者,不作疾病论。

2.望五官九窍

(1)望目:望耳须先诊眼神。

颜色:目眦赤为心火,目赤为诸经热盛,尤多见于肝火;目睛黄染,为黄疸;目眦淡白,为血亏。

外形:目窠浮肿,如卧蚕状,为水肿;眼窝下陷,多为津液亏耗;眼胞皮红湿烂,是湿热;下睑肿,多见于老人肾气虚者。

目态:小儿昏睡露睛,多为脾虚;双睑下垂,多属先天不足、脾肾双亏;开目而欲见人者,多属阳证;闭目而不欲见人者,多属阴证;两目直视或上视或斜视,多见于肝风或危候。

(2)望耳:耳厚而大是形盛,属肾气足;耳薄而小是形亏,属肾气亏;耳背有红络,伴耳根发凉。多为麻疹先兆;耳轮干枯焦黑,多为肾水亏极的象征;耳内流脓水,为脓耳,多为肝胆湿热。

(3)望鼻:鼻头或鼻周围充血或出现红色丘疹,称为酒渣鼻,多为肺胃有热;鼻柱溃陷,多见于梅毒病人;鼻柱崩塌,眉毛脱落,多是麻风;鼻翼煽动,多见于肺热或肺肾精气衰竭。

(4)望口唇:包括望其形态、颜色、润燥。

形态:口唇糜烂,多由脾胃蕴热上蒸;口歪斜,为中风;撮口而抽搐不停,为肝风内动;口开不闭。常见于脱证。

颜色:唇色红,为热证;唇色淡白,多为气血两虚;唇色青紫,为寒凝或血瘀;如樱桃红色者,每见于煤气中毒。

润燥:口唇干裂者,属热伤津液。

(5)望齿:牙齿黄而干燥者,是热盛伤津;若干燥如石,是阳明热盛,津液大伤;牙齿干如枯骨,多为肾阴枯竭;牙齿松动稀疏,齿根外露者,多属肾虚,是虚火上炎;睡中咬牙或啮齿,多为胃热、积滞或虫积。

(6)望龈:齿龈色淡白,多为气血不足;牙龈红肿,多为胃火上炎;牙龈出血,痛而红肿,为胃热伤络,不痛不红微肿者,多为气虚或肾火伤络。

(7)望咽喉:咽喉红肿疼痛者,多为肺胃有热;红肿化脓,溃烂者,为肺胃热毒壅盛;颜色鲜红娇嫩,不甚肿痛者,多为阴虚火旺;咽喉部出现白腐,形似白膜,刮之可去者,为肺胃有热,若刮之不去,重剥出血,随之复生者,多为白喉,属肺热阴伤。

(三)望舌法

1.望舌质 望舌包括神、色、形、态

(1)望舌神:舌红润为有舌神,呈病也是善候;若干枯死板,失去光泽,谓之无神,乃是恶候。

(2)望舌色

淡白舌:舌质淡白,主寒证、虚证(阳虚、气虚和血虚)。

红舌:较淡红色为深,甚则鲜红,主热证。

绛舌:舌色深红,主热盛;可见于外感热病热入营血分或阴虚火旺之证。

紫舌:舌色青紫,主病分寒热。绛紫而少津。属热盛伤津;淡紫湿润者,多为寒凝血瘀。

(3)望舌形

老嫩:老是指舌质纹理粗糙,形色坚敛苍老,主实证;嫩是舌质纹理细腻、娇嫩,主虚证。

胖大:舌淡白胖嫩而润者,多见于脾肾阳虚,水饮内停,或痰湿之证;舌红而胖大,伴黄腻苔,多是湿热内蕴之证。

瘦薄:瘦薄而色淡者,多是气血两虚;瘦薄而色红绛者,多是阴虚火旺。

齿痕:舌体胖大,边缘有齿痕者,多是脾虚和湿盛。

裂纹:红绛舌而有裂纹,多为热盛阴伤;淡白舌而见裂纹,多是血虚不润。

芒刺:舌生芒刺,多为热邪亢盛;舌尖芒刺者,为心火亢盛;舌边芒刺者,为肝胆火旺;舌中芒刺者,为胃肠热盛。

光莹:舌面光洁如镜而色淡自者,是气血亏极;舌面光洁而色红绛者,是阴液枯竭。

(4)望舌态

强硬:舌体板硬强直,运动不灵者,可见于热入心包、痰蒙心窍、中风或中风先兆。

痿软:舌体软弱,痿废不灵者,多见于气血亏虚及阴亏已极。

颤动:舌体颤动,不能自主者,多见于中风或气血亏极。

歪斜:伸舌偏于一侧者,主中风病证。

短缩:舌体紧缩不能伸长者,多见于寒凝筋脉、痰浊内阻、热盛伤津、气血亏极。

吐弄:舌伸出口外而迟缓者,谓之吐舌,见于疫毒攻心或正气已绝;舌微露出口,立即收回,或舌体在口唇四周摆弄者,称为弄舌,多见于动风先兆,或小儿智能发育不全。

2.望舌苔主要观察舌苔的颜色和性状

(1)望苔色

白苔:常见于表证,寒证。

黄苔:一般主里证、热证。

灰苔:苔灰而干,见于里热证;苔灰而润,见于寒湿证。

黑苔:苔黑而燥裂,多为热津枯;苔黑而滑润,多属寒盛阳衰。

(2)望苔质

厚薄:薄苔,主外感表证,或内伤轻证;厚苔,主邪气较重。

润燥:舌苔干燥,为热病伤津,或阴虚液亏;舌苔湿润,为湿邪内盛,或病未伤津。

腐腻:舌苔松腐,如豆腐渣堆积,多为阳热有余,蒸腾胃中食浊;舌苔粘腻,多见于湿浊、痰饮、食积等病。

剥落:舌苔全部剥落,光洁如镜,多为胃阴已竭;舌苔剥落不全,为胃之气阴两伤;舌苔花剥而兼有腻者,多为痰浊未化,正气已伤。

(四)排泄物与分泌物望诊法

排泄物指人体排出于体外的代谢废物,分泌物指官窍所分泌的液体。主要观察其形、色、质、量的变化,以测知病情。

1.望痰与涕 痰黄黏稠,坚而成块者,属热痰;痰白清稀,多为寒痰;痰清稀多泡沫,多属风痰;痰白滑而量多,易咯出者,属湿痰;痰少而粘,难于咯出者,属燥痰;痰中带血,色鲜红者,为热伤肺络;咳吐脓血如米粥状者,属肺痈。鼻流浊涕,是外感风热;鼻流清涕,是外感风寒;久流浊涕不止者,为鼻渊。

2.望涎与唾 涎自口角流出而不自知,睡则更甚,多为脾虚不摄,或胃热虫积;口中涎粘,多见于脾胃湿热,多唾者,可见于肾寒或肾虚证。

3.望呕吐物 清稀无臭,多为寒呕;呕吐物秽浊酸臭,多为热呕;吐物酸腐夹杂不化食物,多属食积;若呕吐不化食物而无酸腐味,多属气滞;呕吐清水痰涎,多属痰饮;呕吐黄绿苦水,多为肝胆湿热或郁热;呕吐鲜血或紫暗有块,多属胃有积热,或肝火犯胃,或素有瘀血;呕吐脓血,味腥臭者,多为内痈。

4.望大便 色深黄而臭,稀溏如糜而粘者,为肠中湿热;便稀薄如水样,多为寒湿;便下赤白枯冻,为痢疾;先便后血,其色黑褐者,为远血;先血后便,其色鲜红者,为近血。

5.望小便 量少而黄赤者,为热证;小便清澈而量多者,多为寒证;小便混浊不清,或为脾肾气虚不摄,或为湿浊下注;尿有砂石者,为石淋;尿如膏脂者,为膏淋;尿血者,多为热伤血络,或气虚不摄。

(五)皮肤望诊法

1.望肤色、外形 皮肤变红,如染脂涂丹,名为"丹毒",多因热毒所致。皮肤及面目发黄,为黄疸病;其中黄而明亮如橘子色者,属阳黄,多因湿热;黄而晦暗如烟熏者,属阴黄,多因寒湿所致。全身皮肤虚浮肿胀者,多为水肿;只腹部膨胀鼓起者,称臌胀;皮肤干瘪枯槁者,为津液不足或阴血亏耗。

2.望癍疹　形小如粟粒,高出皮肤表面,摸之碍手者,为疹;点大成片,平布于肌肤之下,摸之不碍手者,为斑。癍疹常出现于温热病,乃热毒炽盛的病证。癍疹布点稀少,色红,身热,先从胸腹出现,然后延及四肢,同时热退神清,为邪气透泄的佳兆,是轻症、顺症;若布点稠密,色现深红或紫黑,并且癍疹先从四肢出现,然后内延胸腹,同时大热不退,神志昏迷,为正不胜邪,邪气内陷,是重症、逆症;若癍疹色黑而晦滞焦枯的,病属危重。

3.望白㾦　是发于皮肤上的一种白色小颗粒,晶莹如粟。多见于暑湿、湿温病者。白㾦的出现。为湿郁有外泄之机。若白㾦明亮滋润,像水晶的称晶㾦,是顺症;若㾦色于枯则称枯㾦,是津液枯竭,是逆症。

4.望痈疽疗疖

(1)痈:红肿高大,根盘紧束,伴有掀热疼痛者,属阳证;多因湿热火毒。

(2)疽:漫肿无头,皮色不变,不热少疼,属阴证;多因气血虚而寒痰凝滞。

(3)疔:初起如粟如米,根脚坚硬较深,麻木或发痒,顶白而痛;多由暴气毒邪,传注经络,气血凝结而成。

(4)疖:起于浅表,形圆而红肿热痛,化脓变软;多因湿热外发。

(六)指纹望诊法

望络脉,或称望小儿指纹,是浮露了食指内侧的络脉,是手太阴肺经的分支。所以,望指纹与诊寸口脉有相似的临床意义。

指纹分风、气、命三关。食指第一节部位为风关,第二节为气关,第三节为命关。

诊指纹的手法,抱小儿向光,医师用左手握小儿食指,以右手大拇指用力适中从命关向气关、风关直推,推数次,络脉越推越明显,以便于观察。

1.望色泽　正常的指纹,色泽浅红,红黄相兼,隐隐于风关之内。色紫红者,主热证;色鲜红者,主外感表证;色青者,主风,也主痛证;色紫黑者,多为血络闭郁,病危之象;色淡者为虚,色滞者为实。

2.望浮沉　指纹浮露者,主病在表;指纹沉滞者,主病在里。

3.望长短　指纹显于风关者,邪浅而病轻;指纹显于气关者,邪已深入;指纹透达命关者,病情严重;指纹直达指端,称透关射甲,病属危重。

二、闻诊法

闻诊包括听声音和嗅气味两方面。

(一)听声音

1.听语声　发声高亢有力,多言者,多为实证、热证;语声低微缓弱、沉静者,多为虚证、寒证。新病音哑或失音,多属外感;久病音哑或失音,多为肺肾阴虚。呻吟不止者,多是身有痛楚或胀满;小儿阵发惊呼,多为惊风。

神志不清,语无伦次,声高有力者,为谵语,多属热扰心神的实证;神志不清,语言重复,声音低弱,为郑声,属心气大伤,精神散乱之虚证。笑骂狂言,语无伦次者,为狂证,多为痰火扰心;喃喃自语,见人则止者,为独语,多为心气不足,神失所养的虚证;语言蹇涩,多为风痰阻络,或热入心包之证。

2.听呼吸声呼吸气粗有力，多为实证、热证；呼吸微弱无力，多为虚证、寒证。呼吸困难，短促急迫，甚则鼻翼煽动，或张口抬肩不能平卧者，为喘证。喘有虚实之分：呼吸气粗，声高息涌，唯以呼出为快，为实喘，多属肺有实热，或痰饮内停；喘声低微，慌张气怯，嗳气困难者，为虚喘，多因肺肾气虚，气失摄纳所致。呼吸急促似喘，喉中有哮鸣音者，为哮证，多因痰饮阻塞气道所致。呼吸微弱，少气不足以息者，称少气，主诸虚不足。

3.听咳嗽声咳声重浊，多为实证；咳声低微气怯，多为虚证；咳声浊而痰清稀白，鼻塞者，为外感风寒；咳声不扬，痰稠色黄，鼻出热气者，为肺热；咳声清脆，多为燥热；咳声阵发，发则连声不绝，甚则呕恶咳血，终止时作鹭鸶叫声者，为百日咳；咳声如犬吠，喉中有膜者，为白喉。

4.听呕吐、呃逆、嗳气声吐势徐缓，声音微弱，吐物呈清水痰涎，多属虚寒证；吐势较猛，声音壮厉，吐物星黏痰黄水，多属实热证；呃声高亢而短，连续有力，多属实热；呃声低沉而长，音弱无力，多属虚寒；若进食仓促，而闻呃而无其他不适者，不作病论，可自愈；食后嗳出酸腐气味，是宿食不消；嗳气而无酸腐味者，多为胃虚气逆，或肝胃不和。

(二)嗅气味

1.口臭，多为消化不良、龋齿、口腔不洁或胃热；口气腐臭，多为内痈。

2.汗有腥膻气，是风湿热久蕴于皮肤。

3.鼻出臭气，流浊涕不止者，为鼻渊证；咳吐腥臭脓血痰者，为肺痈。

4.大便臭秽者，为热，有腥气者，为寒。小便黄赤浊臭，多为湿热。屁出酸臭，多是宿食停滞。妇人经带有奥气者，是热，有腥气者，是寒。

三、问诊法

问诊是医生询问病人或陪诊者，了解疾病的发生、发展，治疗经过，以及现在症状和其他与疾病有关的情况，以诊察疾病的方法。为使问诊内容全面，前人总结出十问歌：

一问寒热二问汗，三问头身四问便，

五问饮食六问胸，七聋八渴俱当辨，

九问旧病十问因，再兼服药参机变。

妇女尤必问经期，迟速闭崩皆可见。

再添片语告儿科，麻痘癍疹全占验。

(一)问寒热

1.恶寒发热同时并见者，为外感表证。其中恶寒重，发热轻为表寒证；发热重，恶寒轻为表热证；发热轻，恶风自汗为表虚证。

2.但寒不热病人但感畏寒而无发热，可见于里寒证。其中久病体弱畏寒，脉沉迟无力者，属虚寒证；新病脘腹，或其他局部疼痛剧热，脉沉迟有力者，属实寒证。

3.但热不寒

(1)病人但感发热而远怕冷的感觉，见于里热证。

(2)壮热：指高热不退，为里实热证。

(3)潮热：病人定时发热或定时热甚，有一定规律，如潮汐之有定时。其中有阳明潮热，多见于日晡热甚，腹胀便秘；湿温潮热，多为身热不扬。头身困重，舌苔腻；阴虚潮热，兼见颧红、盗汗，舌红少津，脉细数。

(4)低热：常见于阴虚之证。

4.寒热往来 这是指恶寒与发热交替发作。其中恶寒与发热交替发作，发无定时者，为邪在半表半里(少阳证)；寒战与壮热交替发作，发有定时，或一日一次，或间日一次，或三日一次者，为疟疾。

(二)问汗液

1.表证辨汗 表证无汗，多为伤寒表实证；表证有汗而见恶风、脉浮缓者，是表虚证，表证有汗而见咽痛，脉浮数者，是表热证。

2.里证辨汗

(1)自汗：病人月间汗出，动则尤甚，多见于气虚、阳虚证。

(2)盗汗：病入睡时汗出，醒时汗止，多见于阴虚证。

(3)大汗：兼见面赤、口浔、脉洪大者，属实热证；若冷汗淋漓，四肢厥冷。腺微欲绝者，属亡阳证。

(4)半身汗：多为气血运行不周，可见于中风、痿证、截瘫病人。

(5)头汗：头汗兼见发热，舌尖红，脉浮数者，是上焦邪热；头汗而见头身困重，身热不扬，舌苔黄腻者，为中焦湿热郁蒸；重病而见额汗如油，轻微者，为虚阳上越之证。

(三)问头身

1.问头部

(1)问头痛：前额部连眉棱骨痛，属阳明经头痛；头侧痛，属少阳经头痛；后头部连项痛，属太阳经头痛；巅顶痛，属厥阴经头痛；头痛连齿者，属少阴经头痛；头痛晕沉，腹泻者，属太阴脾经头痛。

(2)问头晕：头晕头胀，面红目赤，口苦咽干者，为肝阳上亢；头晕昏沉，胸闷呕恶痰者，为痰湿内阻；头晕眼花，过劳则甚，面白舌淡者，为气血两亏；头晕耳鸣，腰膝酸软者，为肾精亏虚。

2.问四肢关节疼痛，多见于痹证。其中关节游走窜痛者，为风痹；疼痛剧烈者，为寒痹；痛处沉重不移者，为湿痹；若关节红肿热痛，则为热痹；疼痛见于足跟及腰脊者，为肾虚。

3.问胸痛憋闷，痛引肩臂者，多为胸阳不振，痰浊内阻，气虚血瘀之胸痹；胸前彻痛剧烈，面色青灰，冷汗淋漓者，为真心痛；胸痛，壮热面赤，喘促鼻煽者，为肺实热证；胸痛，潮热盗汗，咳痰带血者，属肺阴虚证；胸闷咳喘，痰白量多者，为痰湿犯肺；胸痛身热，咳吐脓血腥臭痰，为肺痈；胸胀痛走窜，属气滞；胸部刺痛，固定不移，属血瘀。

4.问胁部 胁胀痛，太息易怒，为肝气郁结；胁肋灼痛，面红口苦，为肝火；胁肋胀痛，身目发黄，为肝胆湿热；胁部刺痛，固定不移，为瘀血。

5.问胃脘部 胃脘冷痛，得热痛减，为寒邪犯胃；胃脘灼痛，消谷善饥，为冒火；胃脘胀痛，嗳气者，为胃腑气滞；胃脘刺痛，痛有定处，为胃腑血瘀；胃脘隐痛，喜暖喜按，为胃阳虚；胃脘隐痛，饥不欲食，舌红少苔，为胃阴虚。

6.问腹部 大腹隐痛，喜暖喜接，便溏者，为脾阳虚；小腹胀痛，小便不利者，为癃闭；少腹冷痛,牵引阴部,为寒凝肝脉;绕脐痛,起包块,按之可移者,为虫积。

(四)问二便

询问二便:着重了解排便的次数和时间,以及二便的量、色、质、气味,便时感觉和伴随症状等。

1.问大便

(1)问大便性状:便秘发热,腹胀满,舌红苔黄,为热结胃肠;便干而舌红少苔,脉象数,为肠道津亏;老年人大便不干,而排便时间延长,为气虚;大便溏泄,大腹隐痛,纳少腹胀,为脾者;五更泄泻,完谷不化,腰膝酸冷,为脾肾阳虚;腹痛泄泻,泻后痛减,脘闷嗳腐,为伤食;大便时干时稀,为肝郁乘脾;大便先干后溏,为脾虚。

(2)问排便感:肛门灼热,为大肠湿热;排便不爽,为肝郁乘脾或大肠湿热;里急后重,亦为大肠湿热;滑泻失禁,为脾肾阳虚,肛门失约;肛门重坠,为中气下陷。

(3)问大便颜色,便溏如糜,色黄而黏者,为胃肠湿热;便稀薄如水,多为寒湿;便如黏冻,夹有脓血,为痢疾;便黑如油是远血,便血鲜红是近血。

2.问小便

(1)问尿量:小便清长而频,为肾气不固;多尿兼多吃、口渴、消瘦,为消渴病;小便短赤量少,为热伤津液;小便点滴而出,甚至点滴不出,可见于湿热、瘀血、结石、肾虚所致的癃闭。

(2)问颜色:小便色黄,为热证;小便清长,多为寒证;小便色红,多为热份血络;小便浑浊,多为湿热下注或浊精下泄。

(3)问次数:小便短赤,频数急迫者,为膀胱湿热之淋证;小便频数而澄清者,为肾气不固或寒证。

(4)问排尿感:小便涩痛,为淋证;余沥不尽,为肾气不同;遗尿或小便失禁,亦属肾气不固。

(五)问饮食口味

1.问口渴与饮水

(1)口不渴,见于寒证病人,或无明显热邪的病证。

(2)口渴多饮,面赤壮热,为实热证;大渴引饮,小便量多,能食消瘦,为消渴病;口干而不甚渴饮,神昏谵语,为热入营血;口渴饮水不多,兼头身困重,身热不扬,为湿热蕴阻;口渴欲饮,饮入即吐,多为痰饮水阻之水逆证;口干,但欲嗽水不欲咽,兼舌有瘀斑,为瘀血。

2.问食欲与食量

(1)食欲减退:纳呆,乏力,腹胀便溏者,是脾虚;脘闷纳呆,头身困重,便溏苔腻,为湿邪困脾;厌食油腻,黄疸胁痛,为肝胆湿热;厌食,嗳气酸腐,腹胀痛,为食滞。

(2)多食易饥:多食善饥,胃脘灼痛,口淘,为胃火亢盛。

(3)饥不欲食:兼胃中灼热,嘈杂,舌红少苔,为胃阴虚。

(4)偏嗜异物:多为虫积。

3.问口味口淡乏味 为脾胃气虚;口甜或牯腻,为脾胃湿热;口中泛酸,为肝胃蕴热,口中酸苦,为伤食;口苦,属热证。

(六)问睡眠

1.失眠病人不易入睡,心烦多梦,潮热盗汗,腰酸者,为心肾不交;睡后易醒,兼见心悸,纳少乏力,舌泼脉虚者,为心脾两虚;夜卧不安,脘闷嗳气,腹胀不舒者,为食滞内停;失眠而易惊醒,兼眩晕胸闷,胆怯心烦,恶心者,为胆郁痰扰。

2.嗜睡困倦易睡,头目昏沉,身重脘闷,苔腻者,为痰湿内遏;饭后神疲,困倦易睡,兼形体衰弱、食少纳呆,少气乏力者,为脾气虚弱;病人极度衰惫,神志朦胧,困倦易睡,肢冷脉微者,为心肾阳虚;病人昏睡谵语,身热夜甚,舌绛脉数者,为温病热入营血,热扰心神。

(七)问妇女经带胎产

1.问月经的正常情况是:初潮年龄为 13～15 岁,周期为 28 天左右,持续时间为 3～5 天,经色正红无块;在妊娠期及哺乳期月经不来潮;绝经期年龄约在 49 岁左右。

(1)月经不调:月经周期及量、色、质发生异常改变者,称为月经不调。

月经先期:月经周期提前 8～9 天以上者,称为月经先期。先期而经色深红,质稠,量多,而舌红者,属血热;先期而经色淡红,质稀,量多,而体倦者,属气虚。

月经后期:月经周期错后 8～9 天以上者,称为月经后期。后期而经色淡红,质稀,量少者,属血虚;后期而经色紫暗,有块,量少者,属血瘀。

月经前后不定期:即月经前后不定、差错在 8～9 天以上者,又称月经衍期。衍期而经色紫红,有块,量少,兼见乳房胀痛者,属气滞;衍期而经色淡红,质稀,量多少不定者,属脾肾虚损。

(2)痛经:凡在经期前后,或行经间发生阵发性下腹部疼痛,甚至剧痛难忍,并伴随月经呈周期性发作,称为痛经。凡经前小腹胀痛,行经后痛减者,多为气滞血瘀;凡经后小腹隐痛,兼腰部酸痛者,多因气血不足或肾虚。

(3)经闭:女子发育成熟后,月经应来不来,或曾来而中断,闭止 3 个月以上者,称为经闭。多因血瘀,肝气郁结,虚劳等病引起。

(4)崩漏:月经忽然大下不止者,谓之"经崩";长期淋漓不断者,称为"经漏"。凡崩漏经色深红有块者,多屑热证;经色淡红无块者,多为冲任损伤或中气下陷,脾虚不摄所致。

2.问带下正常情况下,妇女可有少量白带分泌。若带下色白,量多,质清稀,无臭味,称为白带,属寒湿;若带下色黄,量多,质黏稠,味臭秽者,称黄带,属湿热;若带下色红黏稠,或赤白相间,微有臭眛者,称为赤带,多因肝部化热,损伤胞络。

3.问妊娠妇女出现厌食、恶心、呕吐,甚则反复呕吐不能进食者,称妊娠恶阻。如兼神疲倦怠,口淡腹胀者,是胃气虚弱;如兼抑郁易怒,口苦吐酸者,是肝郁化火,肝火犯胃;如兼脘闷纳呆,呕吐痰涎者,是痰浊上逆。

妊娠后小腹部下坠疼痛,腰部酸痛,或兼漏红者,为"胎动不安",是堕胎或小产先兆。若兼面白无华,神疲倦怠者,为气血亏虚;兼面色暗滞,头晕耳鸣,尿频者,为肾虚;若跌扑闪挫后出现者,为外伤、损伤冲任所致。

4.问产后血性恶露淋漓不断,持续 20 天以上者,称为产后恶露不绝。若恶露量多,色淡质稀,兼面色萎黄、神疲乏力者,为气虚下陷;恶露量多,色深红质稠,兼面赤口渴,便秘尿赤者,为血热妄行;恶露紫暗有块、小腹刺痛拒按。舌隐青或有瘀斑者,为瘀血内停。

(八)问小儿

儿科俗称"哑科",不仅问诊困难,而且也不一定准确,故主要依靠询问家属。

问小儿病,除一般问诊的有关内容外,还要询问出生前后情况,重点询问小儿的喂养情况和坐、爬、立、走、出牙、学语的迟早，也应询问小儿是否患过麻疹、水痘，曾做过哪些预防接种，有无与传染病者接触史，以及父母的健康情况，有无遗传性疾病。还要询问易使小儿致病的原因，如有无受惊、伤食、外感等。

四、切诊法

切诊分脉诊和按诊两部分。两者同是运用双手对病员体表进行触、摸、按压，从而获得辨证资料的一种诊法。

（一）脉诊法

目前通常采用的诊脉部位是寸口，正常脉象是三部有脉，一息四至，不浮不沉，不大不小，从容和缓，柔和有力，节律一致，尺脉沉取有一定力量。

1.浮脉类

（1）浮脉：轻取即得，重按稍弱。浮脉主表证：外感病见脉浮紧，为表寒证；见脉浮数，为表热证；见脉浮缓，为表虚证；觅脉浮滑，为表证挟痰。浮脉亦主虚证：久病体弱而见浮脉，多为虚阳外越之证。

（2）洪脉：脉体阔大，状若波涛翘涌，来盛去衰。主病为气分热盛。若久病气虚或虚劳、失血、久泄等病证见洪脉，多属邪盛正衰的危候。

（3）散脉：浮散无根，至数不齐。散脉多见于正气耗散之病证。

（4）濡脉：浮而细软。濡脉主虚证和湿证。

（5）芤脉：浮大中空，如按葱管。芤脉主失血、伤阴。

（6）革脉：浮而搏指，中空外坚，如按鼓皮。革脉主亡血、失精。

2.沉脉类

（1）沉脉：轻取不应，重按始得。沉脉主里证：有力为里实；无力为里虚。

（2）伏脉：重手推筋按骨始得，甚则伏而不见。伏脉主邪闭。厥证，也主痛极。

（3）弱脉：极软而沉细。弱脉主气血不足。

3.数脉类

（1）数脉：一息脉来五至以上。数脉主热证。有力为实热；无力为虚热。虚阳外浮也见数脉，必数大而无力，按之豁然而空。

（2）疾脉：脉来急疾，一息七八至，疾脉主阳极阴竭，元气将脱。

（3）促脉：脉来数而时一止，止无定数。促脉主阳盛实热，气血痰饮，宿食停滞。

（4）动脉：脉来滑数有力，应指跳突如豆。动脉主痛证，惊恐。

4.迟脉类

（1）迟脉：脉来迟慢，一息不足四至。迟脉主寒证。有力为寒积，无力为虚寒。

（2）缓脉：一息四至，来去怠缓。缓脉主湿盛，脾胃虚弱。

（3）涩脉：脉往来艰涩不畅，如轻刀刮竹。脉涩有力，为气滞血瘀，挟痰挟食；脉涩无力，为伤精，血步。

（4）结脉：脉来缓而时一止，止无定数。结脉多主阴盛气结、寒痰、血瘀、积聚等证。

5.虚脉类

(1)虚脉:三部脉举之无力,按之空虚。虚脉主虚证。

(2)细脉:脉细如线,应指明显。细脉主诸虚劳损,而以阴、血虚为主。亦主湿病。

(3)微脉:极细极软,按之欲绝,若有若无。微脉主阴阳气血诸虚,以阳气大虚为主,病较危重。

(4)代脉:脉来一止,止有定数,良久方来。代脉多主脏气衰微;而风证,痛证,七情惊恐,跌打损伤亦可见之。

6.实脉类

(1)实脉:三部脉举按均有力。实脉主实证。

(2)弦脉:端直而长,如按琴弦。弦脉主肝胆病、诸痛、痰饮、疟疾。

(3)滑脉:往来流利,如珠走盘,应指圆滑。滑脉主痰饮、食滞、实热,妇女妊娠亦见脉滑数冲和。

(4)紧脉:脉来绷急,状如牵绳转索。紧脉主寒证、痛证、宿食。

7.相兼脉与主病

浮紧脉,主表寒证,或寒痹疼痛。

浮缓脉,主表虚证。

浮数脉,主表热证。

浮滑脉,主表证挟痰或风痰。

沉迟脉,主里寒证,有力者为阴寒凝滞,无力者为阳虚。

弦数脉,主肝火或肝胆湿热。

滑数脉,主痰热,痰火,或内热食积。

洪数脉,主气分热盛。

沉弦脉,主肝郁气滞,或水饮内停。

沉涩脉,主气滞血瘀。

弦细脉,主肝肾阴虚,或肝血虚。

沉细脉,主阴虚或血虚。

沉缓脉,主脾虚,水湿内停。

弦滑数脉,主肝火挟痰,或风阳上扰,痰火内蕴等。

(二)按诊法

1.按肌肤是为了探明全身肌表的寒热、润燥以及肿胀等情况。凡邪热盛者,身多热,阳气衰者,身多寒。凡身热初按热甚,久按热反转轻者,是热在表;若久按其热反甚,热自内向外蒸发者,为热在里。

皮肤润泽者,为津液未伤;皮肤湿润者,身已汗出,皮肤干燥者,津液已伤,皮肤甲错者,为内有干血。

重手按压肿胀,可以辨别水肿或气肿。按之凹陷,不能即起者,为水肿;按之凹陷,举手即起者,为气肿。

在外科疮病方面,触按病变局部,肿而硬木不热者,属寒证;肿处烙手,压痛者,为热证。根盘平塌漫肿的属虚;根盘收束而高起的属实。患处坚硬,多属无脓;边硬顶软,内必成脓。轻按即痛者,为脓在浅表;重按方痛者,为脓在深部。

2.按手足 一般手足俱冷的,是阳虚寒盛;手足俱热的,多为阳盛或阴虚。手足的前部较热的,为外感发热;手足心较热的,为内伤发热。

3.按胸胁 前胸高起,按之气喘者,为肺胀证。若肋下扪及肿大之肝脏,或软或硬,多属气滞血瘀;右胁胀痛,摸之热感,手不可按者,为肝痈;疟疾日久,胁下出现肿块,为疟母。

4.按腹部 腹痛喜按者属虚,拒按者属实。腹胀满,按之如囊裹水,且腹壁有凹痕者,为水臌;叩之如鼓,按之无凹痕,小便自利者,为气臌。腹内有肿块,按之坚硬,推之不移,且痛有定处者,为癥积,属血瘀;肿块时聚时散,或按之无形,痛无定处者,为瘕聚,属气滞。左少腹作痛,按之累累有硬块者,肠中有宿粪;右少腹作痛,按之痛尤甚,有包块应手者,为肠痈;腹有结聚,久接会转移,且腹壁凹凸不平者,为虫积。心下痞满,按之柔软,无压痛者,属虚证,按之较硬,有抵抗感和压痛者,为实证。脘部按之有形而胀痛,推之辘辘有声者,为胃中有水饮。腹壁冷,喜暖手按抚者,属虚寒证;腹壁灼热,喜冷物按压者,属实热证。

5.按俞穴 按俞穴主要寻查压痛点和敏感反应点,或按到结节状、条索状的反应物,以推断脏腑疾病。如肺病,可在肺俞穴摸到结节,或中府穴压痛;肝病,在肝俞和期门穴有压痛;胃病,在胃俞和足三里有压痛;肠痈,在阑尾穴有压痛。以上均可作为辅助诊断的依据。

第四节　治则与治法

治则即治疗疾病的法则,对临床治疗的立法、处方、用药具有普遍指导意义,是指导治疗方法的总则。疾病离不开邪正的斗争、消长、盛衰的变化,因此,扶正祛邪即为治疗的总则,而治法则是治则的具体化,是从属于一定的治疗法则的。例如,益气、养血、滋阴、补阳等方法,就是在扶正总则指导下的具体方法;而发汗、涌吐、攻下等方法,则是祛邪总则指导下的具体方法。

由于疾病的证候多样,变化复杂,因此必须抓住疾病的本质,治病求本。根据虚实变化,扶正祛邪;按阴阳失调,调整阴阳;按不同的病人,发病时间和地点,因人、因时、因地制宜施治。

一、治病求本

治病求本,就是寻找出疾病的根本原因,并针对根本原因进行治疗。

本和标是一个相对的概念,有多种含义,可用以说明病变过程中各种矛盾的主次关系。例如,从邪正双方来说,正气是本,邪气是标;从病因与症状来说,病因是本,症状是标;从疾病先后来说,旧病、原发病是本,新病、继发病是标。

在临床运用治病求本这一治疗法则时,必须正确掌握"正治与反治"、"治标与治本"两种情况。

(一)正治与反治

1.正治 是逆疾病证候性质而治的一种常用治疗方法,又称逆治。逆,是指采用方药的性质与疾病的性质相反,即采用"寒者热之"、"热者寒之"、"虚则补之"、"实则泻之"等治疗方法。正治法适用于疾病的征象与本质相一致的病证,是临床上最常用的一种治疗方法。

2.反治是顺从疾病假象而治的一种治疗方法,又称从治。从,是指采用方药的性质顺从疾病的假象,与疾病的假象相一致而言;究其实质,还是针对疾病本质而进行治疗的方法,故实质上依然是"治病求本"。反治主要有"热因热用"、"寒因寒用"、"塞因塞用"、"通因通用"等。

(1)热因热用:即用热性药物治疗具有假热症状的病证。适用于阴盛格阳的真寒假热证。

(2)寒因寒用:即用寒性药物治疗具有假寒症状的病证。适用于阳盛格阴的真热假寒证。

(3)塞因塞用:即用补益药物治疗具有虚性闭塞不通症状的病证。适用于因虚而闭阻的真虚假实证。如脾虚腹胀、血枯闭经等证。

(4)通因通用:即用通利药物治疗具有实性通泄症状的病证。如食积泄泻、瘀血崩漏等证。

(二)治标与治本

在复杂多变的病证中,常有标本主次的不同,因而在治疗上就应有先后缓急的区别。

1.急则治其标适用于标病甚急之证。这是指在疾病的发展过程中,如果出现了紧急危重的证候,影响到患者生命或影响本病的治疗时,所采用的一种救急的治法。例如,肝病患者,当出现腹水胀满,呼吸喘促,二便不通的危急证候时,治疗应先解决标证的腹水,通利大、小便,使腹水消退,再治肝的本病。再如,肺结核、胃溃疡的病人,在疾病过程中,出现咳血、呕血或便血的症状时,也应先止血以治其标,待血止后,再分别治其本病。

2.缓则治其本适用于慢性病或急性病之恢复期。这是指在一般情况下,治病必须治疗疾病的根本。例如,肺结核病人,若属于阴虚肺燥型的,常见午后发热、咳嗽等症,治疗时不应把重点放在退热止咳方面以治其标,而应着重滋阴润肺方面以治其本。因为解决了阴虚肺燥,提高了机体的抗病能力,则发热、咳嗽等症状也能跟着消失。

急则治其标与缓则治其本的实质,是根据疾病的先后、轻重、缓急等主要矛盾与次要矛盾的关系而提出的治疗方法的两个步骤。通过治标、救急等手段,就能为治本创造有利条件,其目的是为了更好地治本。

3.标本兼治适用于标本病并重之证。例如,外感热病过程中,由于里实热不解而阴液大伤,表现为腹满硬痛,大便燥结,身热,口干唇裂,舌苔焦燥等正虚邪实、标本俱急的证候,治当标本兼顾,泻下与滋阴两法同甩,清泻实热以治本,滋阴增液以治标。若仅用泻下,则有进一步耗竭津液之弊;单用滋阴,又不足以泻在里之实热。而两者同用,则泻下实热即可存阴,滋明润燥,"增水行舟",亦有利于通下,标本同治,相辅相成,即可达到邪去液复之目的。再如,气虚之人患感冒病,若单纯益气,则易留邪而表证难解;若只解表,则易出汗多而伤其正气。此时可益气与解表两法同时并用,以益气为治本,解表为治标,标本同治。

临床应用或先治本,或先治标,或标本兼治,既要掌握其原则性,又要有一定的灵活性。最后还应指出,标本关系并不是绝对的,一成不变的,而是在一定条件下可以相互转化。因此,在临证时还要注意掌握标本转化的规律,以便始终抓住疾病的主要矛盾,做到治病求本。

二、扶正祛邪

（一）扶正与祛邪的关系

所谓扶正，即扶助正气。增强体质，提高机体抗邪能力；扶正多用补虚方法。

所谓祛邪，即祛除病邪，使邪去正安；祛邪多用泻实之法。

扶正与祛邪，两者可相互为用，相辅相成。扶正使正气加强，有助于机体抗邪；祛邪能够排除病邪的侵害，使邪去正安，有利于正气的保存和恢复。

（二）扶正祛邪的运用

运用扶正祛邪法则时，主要根据正邪在矛盾斗争中的地位，来决定扶正与祛邪的主次和先后。一般有以下几种情况：

1.扶正适用于正气虚为主的虚性病证。就是使用扶助正气的方药，或采用其他疗法，并配合适当的饮食与体育锻炼以增强体质，提高机体的抗病能力，从而达到祛除邪气，战胜疾病，恢复健康之目的。临床可根据病人的具体情况，分别运用益气、养血、滋阴、助阳等方法。

2.祛邪适用于邪实而正虚不显的病证。就是用祛逐邪气的方药，或运用针灸、手术等其他疗法，以祛除病邪，达到邪去正复之目的。临床可根据病人的具体情况，分别用发汗、攻下、清解、消导、涌吐等方法。

3.扶正与祛邪兼用适用于正虚邪实病证。两者兼用则扶正不留邪，祛邪又不会伤正。在应用时，须分清虚实的主次。正虚为主者，应以扶正为主，兼顾祛邪；而邪实为主者，则以祛邪为主，兼顾扶正。

4.先祛邪后扶正适用于虽然邪盛正虚，但正气尚能耐攻，或同时兼顾扶正反助邪的病证，则应先祛邪后扶正。如瘀血所致的崩漏证，瘀血不去，则崩漏难止，故应先用括血祛瘀法治疗，然后才给予补血。

5.先扶正后祛邪适用于正虚邪实，以正虚为主的病人。因正气过于虚弱，兼以攻邪，则反而更伤正气，故应先扶正而后祛邪。如某些虫积病人，因正气太虚弱，不宜驱虫，先健脾以扶正，使正气得到一定恢复之时，然后再给予驱虫消积。

三、调整阴阳

疾病的发生，从根本上说，是阴阳的相对平衡遭到破坏，出现偏盛偏衰的结果。因此调整阴阳，补偏救弊，恢复阴阳的相对平衡，促进阴平阳秘，乃是临床治疗的根本法则之一。

1.损其偏盛　主要是对于阴阳偏盛，即阴或阳的一方过盛有余的病证，临床可采用"损其有余"的方法治之。如阳热亢盛的实热证，应"治热以寒"，即用"热者寒之"的方法，以清泻其阳热；阴寒内盛的实寒证，则应"治寒以热"，即用"寒者热之"的方法以温散其阴寒。

但是，阴阳偏盛的病变中，一方的偏盛，可导致另一方的不足。如阳热亢盛易于耗伤阴津，阴寒偏盛易于损伤阳气，故在调整阴或阳偏盛时，应注意有没有相应的阳或阴偏衰情况的存在。若已引起相对一方偏衰时，则当兼顾其不足，配台以扶阳或益阴之法。

2.补其偏衰 即对于阴阳偏衰的病证,采用"补其不足"的方法治之。如阴虚阳亢的虚热证,则应滋阴以制阳,即"壮水之主,以制阳光";又如阳虚阴寒偏盛的虚寒证,则应补阳以制阴,即"益火之源,以消阴翳"。若属阴阳两虚,则应阴阳双补。必须着重指出,阴阳是互根互用的,因此在治疗阴阳偏衰的病证时,还应注意"阳中求阴"或"阴中求阳",即在补阴时适当配用补阳药,补阳时适当配用补阴药。

四、因时因地因人制宜

因时、因地、因人制宜,是指治疗疾病要根据季节、地区以及人体的体质、性别、年龄等不同情况,而制定适宜的治疗方法。

(一)因时制宜

根据不同季节气候特点,来考虑治疗用药的原则,即为"因时制宜"。如春夏季节,气候温热,阳气升发,人体腠理疏松开泄,即使患外感风寒,也不宜过用辛温发散药物,以免开泄太过,耗伤气阴;而秋冬季节,气候寒凉,人体腠理致密,阳气内敛,此时若非太热之证,当慎用寒凉药物,以防伤阳。《素问·六元正纪大论》指出,"用寒远寒,用凉远凉,用温远温,用热远热,食宜同法",正是这个道理。此外,暑多挟湿,暑天应注意解暑化湿;秋天干燥,宜辛凉润燥,亦属因时制宜。

(二)因地制宜

根据不同地区的地理特点,来考虑治疗用药的原则,即为"因地制宜"。不同地区,由于地势高低、气候条件及生活习惯各异,人的生理活动和病变特点也不尽相同。如西北方天气寒凉,其病多外寒而里热,应散其外寒,而凉其里热;东南方天气温热,因阳气外泄,易生内寒,所以应收敛其外泄的阳气,而温其内寒。又如外感风寒证,西北严寒地区,用辛温解表药量较重,常用麻桂;东南温热地区,用辛温解表药量较轻,多用荆防。这也是地理气候不同的缘故,所以治病需因地制宜。

(三)因人制宜

根据病人年龄、性别、体质、生活习惯等不同特点,来考虑治疗用药的原则,叫做"因人制宜"。

1.年龄如老年人,因生机减退,患病多虚证或虚实挟杂,治疗虚证宜补,但有实邪时攻邪则要慎重,用药量应比青壮年较轻。小儿生机旺盛,但气血未充、脏腑娇嫩,易寒易热,易虚易实,病情变化较快,故治小儿病忌投峻攻、少用补益,用药量宜轻。

2.性别男女性别不同,各有其生理特点,妇女有经、带、胎、产等情况,治疗用药应加以考虑。如在妊娠期,对峻下、破血、滑利、走窜伤胎或有毒药物,当禁用或慎用;产后则应考虑气血亏虚及恶露情况等。

3.体质有强弱与寒热之偏。阳盛或阴虚之体,慎用温热之一剂;阳虚或阴盛之体,慎用寒凉伤阳之药。《素问·五常政大论》指出,"能毒者以厚药,不胜毒者以薄药",说明了体质不同、治疗用药常不同。此外,有的病人素有某些慢性病或职业病,以及情志因素,生活习惯等,在诊治时也应注意。

五、八法要则

中医学的治法是丰富多彩的,扼要地可概括为"八法",即汗、吐、下、和、温、清、消、补等八种治疗方法,亦常称之为治疗大法。这是前人在长期的医疗实践中,通过辨证论治不断总结出来的。现今确立的各种治法,多由八法演变而来。

1.汗法　汗法是通过开泄腠理,促进发汗,使外感六淫之邪由肌表随汗而解的一种治法。汗法不仅能发汗,凡能祛邪于外,透邪于表,使气血通畅,营卫调和,皆是汗法的作用。故除了治疗外感六淫之邪的表证之外,对麻疹初起、疹点隐隐不透、承肿病腰以上肿甚、疮疡初起而有寒热表证等,欲其透邪外达,均可应用汗法。

由于病情有寒热,邪气有兼挟,体质有强弱,故汗法又有辛温、辛凉的区别。临床上汗法应与补法、下法、消法等其他治疗方法结合运用。

2.吐法　吐法是使用催吐药或其他能引起呕吐的物理刺激(如探喉引吐),使停留在咽喉、胸膈,胃脘等部位的痰涎、宿食或毒物从口排出的一种治法。对于咽喉痰涎壅阻,或顽痰蓄积在胸膈,或宿食停滞在胃脘,或误食毒物尚留在胃中未下等,皆可使用吐法,以及时排出病邪。

由于吐法能引邪上越,宣壅塞而导正气,所以在吐出有形实邪的同时,往往汗出,使在肌表的外感病邪随之而解。然而,吐法毕竟是祛邪外出的一种治法,易损胃气,且较痛苦,病者往往不乐于采用,因而后世医家多限用于病情剧急,必须迅速吐出实邪者。对体弱,尤其是孕妇,都必须慎用。

3.下法　下法是运用具有泻下、攻逐、润下的药物以通导大便或积水,使停留于肠胃的宿食、燥屎、实热、冷积、瘀血、痰结、水饮等从下窍而出,以祛邪解病的一种治疗方法。凡邪在肠胃,而致大便不通,燥屎内结,或热结旁流,以及停痰留饮,瘀血积水等邪正俱实之证,均可使用。

但由于病情的寒热,正气有虚实,病邪有兼挟,故下法又有寒下、温下、润下、逐水、攻补兼施之别。临床上应与其他治法配合运用。

4.和法　和法是通过和解或调和的作用,以达到消除病邪为目的的一种治法。所谓和解者,是指和里解表之意,专用于病邪在半表半里的证候;所谓调和者,是调整人体功能,使之归于平复之意,用于治疗脏腑气血阴阳不和,或寒热失调、虚实挟杂的证候。凡伤寒邪在少阳,以及疟疾、肝脾不和、肠胃不和、气血不和、营卫不和等,都可使用和法,使之归于平复,从而达到祛除病邪、恢复健康的目的。所以和法的范围较广,分类也多。其中主要有和解少阳、调和肝脾、调和肠胃等。

5.清法　清法是用寒凉药物的清解热邪的作用,以治里热证的一种治法。但是,由于里热证有热在气分、营分、血分、热甚成毒,以及热在某一脏腑之分,因而清法之中,又有清气分热、清营凉血、气血两清、清热解毒,以及清脏腑热等不同。清法的运用范围较广,尤其治疗温热病中更为常用。

火热最易伤津耗液,大热又能伤气,所以清法中常配伍生津、益气之品。若温病后期,热灼阴伤,或久病阴虚商热伏于里的,又当清热与滋阴并用,更不可纯用苦寒直折之法,热必不除。

至于外感六淫之邪的表热证。当用辛凉解表治疗,不在此例。

6.温法　温法是使用温热药物的温里、祛寒,或回阳等作用,使寒邪去,阳气复,用治里寒证的一种治法。寒病的成因,有外感、内伤的不同,或由寒邪直中于里,或因治不如法而误伤人体阳气,使其人索体阳气虚弱,以致寒从中生。寒病部位,也有在中、在下、在脏、在腑,以及在经络的不同。因此,温法又有温中祛寒、回阳救逆和温经散寒的区别。还由于寒病的发生,常常是阳虚与寒邪并存,所以温法又常与补法配合运用。至于寒邪伤人肌表的病证,又当用汗法治疗,不在此例。

7.消法　消法是通过消食导滞和消坚散结的作用,对气、血、痰、食、水、虫等积聚而成的有形之结,使之渐消缓散的一种治法。由于消法治疗的病证较多,病因也各不相同,故消法又分消导食积、消痞化瘕、消痰祛水、消疳杀虫、消疮散痈等。

消法与下法虽同是治疗蓄积有形之邪的方法,但在具体运用中却有不同。下法所治病证,大抵病势急迫,形证俱实,邪在脏腑之间,必须速除,并且可以从下窍而出。消法所治,主要是病在脏腑、经络、肌肉之间,邪坚病固而来势较缓,且多虚实挟杂,尤其是气血积聚而成之积块,不可能迅即消除,必须渐消缓散。消法也常与补法或下法配合运用,但仍然是以消为目的。

8.补法　补法是针对人体气血阴阳,或某一脏腑之虚损,给以补养的一种治法。补法的作用,在于补益人体气血阴阳的不足,协调阴阳的偏胜,使之归于平衡。同时,在正气虚弱不能抗邪或祛除余邪时,并可用补法扶助正气,达到扶正祛邪的目的。所以补法以补虚为主,但亦可收到扶正以祛邪的间接作用。

补法的具体运用,既有补阴、补阳、补气、补血、补心、补肝、补脾、补肺、补肾等之分,又有竣补、平补之异,更有兼补、双补、补母生子之法。但常用的治法分类仍以补气、补血、补阴、补阳,以及阴阳并补、气血双补为主。在这些补法中,已包括了分补五脏之法。

上述八种治法,除吐法外,都是临床常用的。因临床的病证复杂,往往不是单用一种治法能完全符合治疗需要的。这时就应选用二种或三种以上治法配合运用,才能照顾全面,治无遗邪。因此,晦证处方必须针对具体病情,灵活运用八法,才能取得预期效果。此外,方药的剂型极多,用法也不尽相同,如熏、洗、摩、贴、搐(吹)鼻、通导等,但其指导组方用药的理论,仍然属于八法的范围。

第二章 肺病症

第一节 感冒

本病的临床表现与中医学感冒、外感发热颇为相似，中医学对本病的论述较为详细。

一、病因病机

中医学认为，该病主要由外感六淫、时行疫毒所致，风、寒、暑、湿、燥、火之邪随季节而来，病者无问长少，皆相染疫，症状相似。多与气候突变、寒温失宜、正气虚弱等因素密切相关。

1.外感风邪、时行疫毒　本病的发生多由风邪或时行疫毒从皮毛或口鼻侵袭人体，使肺卫失和所致。风为六淫之首，往往随时气而入，春季多与热邪合而致病，梅雨季节多与湿邪相合，夏季多与暑邪相合，秋季多与燥邪相合，冬季多与寒邪相合，亦可与时行疫毒合而致病。本病初起多以风寒或风热之邪为主，风热不解或寒邪郁而化热则可呈现热邪犯肺之症状；病邪传里化热，若表证未解，则可见表寒里热之症状；反复感邪或日久未愈，则可由实转虚，亦有体虚感邪者，均可呈现正虚标实之症状。

2.正气亏虚、肺卫不固　气候突变、寒暖失宜、六淫时邪猖獗之时，易于诱发本病。《素问·评热病论》载"邪之所凑，其气必虚"。该病病位在肺卫，病邪由表入里，可涉及他脏，由此而知，正气亏虚、肺卫不固是发病之内因。生活起居不当，寒暖失宜，伤于劳倦，皆可使人腠理不密，营卫失和，体质虚弱，肺卫不固而致体虚感邪。通常阳虚之人易感风寒之邪；阴虚之人易感风热、风燥之邪；痰湿盛者易感湿邪；湿热盛者易感暑邪。

由上可知，正气亏虚，肺卫不固，加之外感诸邪疫毒，可致肺卫调节功能失常。风、寒、暑、湿等邪或独犯肺卫，或合而致病，使卫表不和，营卫失调，正邪相争而致病。该病病位在肺，病情以来犯之邪为其特征，可兼见他症。

二、临床表现

临床表现有以下类型。

1.普通感冒　俗称"伤风"，又称急性鼻炎，以鼻咽部卡他症状为主要表现。起病较急，主要表现为鼻部症状如喷嚏、鼻塞、流清水样鼻涕,也可表现为咳嗽、咽干、咽痛、听力减退、流泪、味觉迟钝、呼吸不畅、声嘶等症状。严重者可有发热、轻度畏寒和头痛。体检见鼻腔黏膜充血、水肿、有分泌物,咽部轻度充血等。

2.急性病毒性咽炎、喉炎　由鼻病毒、腺病毒、流感病毒、副流感病毒以及肠病毒、呼吸道合胞病毒等引起。急性病毒性咽炎的临床表现为咽部发痒和灼热感,咳嗽少见。体检见咽部明显充血、水肿,颌下淋巴结肿痛。

急性病毒性喉炎的临床表现为声嘶、讲话困难、可有咳嗽伴有咽痛及发热。体检见喉部水肿、充血,局部淋巴结肿大伴触痛,有时可闻及喉部的喘鸣音。

3.急性疱疹性咽峡炎　由柯萨奇病毒 A 引起,多发于夏季,儿童多见,成人较少见。临床表现为明显咽痛、发热,病程约一周。体检见咽充血,软腭、腭垂、咽部及扁桃体表面有灰白色疱疹及浅表溃疡,周围有红晕。

4.咽结膜热　主要由腺病毒、柯萨奇病毒等引起。多发于夏季,多由游泳传播,儿童多见。临床表现有发热、咽痛、畏光、流泪等。体检可见咽及眼结膜明显充血。

5.急性咽-扁桃体炎　多由溶血性链球菌,其次为流感嗜血杆菌、肺炎链球菌和葡萄球菌等引起。临床表现为起病急,咽痛明显、畏寒、发热(体温可达 39℃ 以上)等。体检可见咽部明显充血,扁桃体肿大和充血、表面有脓性分泌物,有时伴有颌下淋巴结肿大、压痛,而肺部查体无异常体征。

三、诊断与鉴别诊断

(一)诊断标准

(1)可有受凉、过累、体弱、呼吸道慢性炎症等病史。

(2)依据各临床类型的症状和体征。

(3)胸部 X 线检查阴性。

(4)特殊情况下可进行细菌培养、病毒分离,以确定病原体。

(二)鉴别诊断

主要是与鼻渊、喘证、哮病、肺痨、肺痈等疾病相鉴别。

四、治疗

(一)一般措施

(1)加强体育锻炼,进行有规律的适度运动,增强体质。

(2)注意保暖,天气突变时,尤须注意增减衣物。

(3)居所及工作环境要定时通风,并且注意室温,避免过凉或过热;可采用食醋熏蒸的方法进行室内消毒,每立方米空间以 5～10mL 的食醋,加水 1～2 倍进行稀释,加热熏蒸 2 小时左右,每日 1 次或隔日 1 次。

(4)尽量避免与感冒患者接触,在感冒流行季节少去公共场所,以减少传播机会;避免受凉,淋雨以及过度疲劳等发病诱因。

(5)反复发生上呼吸道感染者,可酌情接种疫苗,还可以健脾补肺,固表止汗。

(二)中医药治疗

中医学理论认为本病邪在肺卫,以实证居多,亦有虚实夹杂者,治当因势利导,解表祛邪,既要辨明外感六淫、时行疫毒,又要分清虚实、顾护正气,同时照顾兼证,据证施治。邪实者慎防补益过早,以免留邪;体虚者,则须扶正固本,兼以祛邪,不宜专行发散,重伤肺气。

1.辨证论治

(1)风寒束表

主症:鼻塞声重,清涕喷嚏,无汗头痛,身痛腰痛,骨节疼痛,无咽干痛,或咽痒少咳,或恶风发热,或略胸满。舌苔薄白而润,脉浮或浮紧。

治法:发汗解表,宣肺平喘。

方药:麻黄汤加减。麻黄、杏仁各 10g,桂枝、甘草各 6g。诸药合用,功可发汗解表,宣肺平喘。失眠或肝火头胀者去麻黄 10g,加紫苏叶 10g;兼里热烦躁者加生石膏 10g;鼻塞流涕者加辛夷 10g。

(2)风热犯表

主症:发热重,恶寒轻,咽痛口渴,头痛,鼻塞少涕,少咳,少痰,舌边尖红,苔薄白微黄,脉浮数。

治法:清热解表、利咽止咳。

方药:抗感退热方。柴胡、连翘、荆芥、黄芩、炒牛蒡子各 10g。全方功可清热解表、利咽止咳。咽痛甚者加射干 10g;咳多者加紫苏叶、杏仁各 10g。

(3)暑湿伤表

主症:身热,微恶风,汗少或汗出热不解,头重胀痛,肢体酸重或疼痛,咳嗽痰黏,鼻流浊涕,心烦口渴,或口中黏腻,渴不多饮,胸闷呕恶,大便或溏,舌质红,苔薄黄而腻,脉濡数。

治法:清暑祛湿解表。

方药:新加香薷饮加减。金银花、扁豆花各 10g,香薷、连翘、厚朴各 6g。诸药合用,功可清暑祛湿解表。暑热偏盛者加柴胡、黄芩各 10g;咳痰者加苏叶、杏仁、鱼腥草各 10g;湿困卫表,身重少汗,恶风者加藿香、佩兰各 10g;里湿偏盛者加苍术、陈皮各 10g。

(4)表寒里热

主症:咽痒咳嗽,咳声轻浅,鼻塞声重,痰少色黄白,或发热,恶寒,或口渴,舌质淡红,苔薄白,脉滑。

治法:宣肺疏风,止咳化痰。

方药:前贝止嗽散。紫菀、桔梗、荆芥、百部、陈皮、白前、浙贝、甘草各 10g,前胡 20g。全方功可宣肺疏风,止咳化痰。发热者加柴胡、黄芩各 10g,咽痛者加木蝴蝶、蝉蜕各 10g,涕清者加紫苏叶 10g,便稀者加葛根 15g。

体虚之人祛邪力度酌减,扶正力度因人而异。以上方药,水煎服,每日 1 剂。重症每日可连服 2 剂。

2.特色专方

(1)防感汤1号:牛蒡子、柴胡、桔梗各10g,用水浸泡15分钟,煮沸后煎20分钟即可,复煎一次。每日1剂,分两次餐后温服,儿童酌减。适合于从事禽类宰杀、贩运、烹饪的人员及其他与禽类、禽产品有密切接触的人群。

(2)防感汤2号:牛蒡子、柴胡、桔梗、黄芪、扁豆花各10g,用水浸泡15分钟,煮沸后煎20分钟即可,复煎一次。每日1剂,分两次餐后温服,儿童酌减。具有清热解毒、益气化湿的功效,适合于从事禽类宰杀、贩运、烹饪的人员及其他与禽类、禽产品有密切接触且脾虚夹湿者。

(3)病炎清1号:鱼腥草、黄芩、生石膏各30g,贯众9g。每日2次,早晚各服1次,每次100mL。重症可每日3次,每次100mL口服。具有清热解毒、退热泻火之功效,治疗甲型流感病毒上呼吸道感染疗效确切。凡时行感冒,症见发热、咽痛、头身痛者,即可用之,在其流行期间,可作为通方用以治疗与预防,均有卓效。

(4)病炎清10号:柴胡、大青叶、野菊花、金银花、黄芩、防风、辛夷、射干各10g,葛根15g,甘草5g,每日2次,分早晚各服1次,每次100mL。治疗以清透戾气,宣肺疏邪为原则。该方组方严谨,体现外感热病清、宣、透之原则,治疗时行之邪从口鼻而入,入里犯肺,肺气郁闭,邪郁化热,邪热壅肺所致之时行疫毒每获良效,临床常用于治疗季节性甲型流感。

(5)茵陈苡仁汤:茵陈蒿15g,黄芩12g,薏苡仁20g,杏仁10g,茯苓12g,泽泻12g,金银花12g,枳壳10g,厚朴6g。日1剂,水煎服。本方具有解表化湿,清热和胃之功。此方尤适用于岭南湿热偏盛之地。

(6)清热宣肺汤:金银花、黄芩、蒲公英、桑白皮、岗梅根各15g,鱼腥草30g,连翘、辛夷、苍耳子、桔梗各12g,薄荷6g(后下),甘草6g。日1剂,水煎服。本方根据叶天士"温邪上受,首先犯肺"的意旨立方,具有清热解表、宣肺疏风之功。

(7)清热散结汤:蒲公英、金银花、浙贝母、牡蛎各30g,紫花地丁、玄参各20g,板蓝根、穿山甲各15g,王不留行12g,夏枯草10g。日1剂,水煎服。扁桃体肿大者,多为痰热壅结于咽所致,本方具有清热解毒、化痰散结之效,可用治急性扁桃体炎。

(8)清瘟解毒汤:金银花、连翘、僵蚕、薄荷、牛蒡子、射干、千层纸、马勃、柴胡各10g,黄芩、桔梗、浙贝母各15g。以免煎颗粒开水冲服,每次1剂,8小时1次。本方着眼清宣解毒,用药多清扬疏散不黏滞,既能辛散宣透,去皮毛之邪,又清化在里之壅滞,全方轻清凉散,开宣肺气,使上焦温邪疏散,肺气宣畅,病证霍然。经多年研究研制的清瘟解毒汤经临床观察发现,能明显缩短流感B病毒感染引起的发热时间,明显改善咽喉肿痛诸临床症状且有见效快,无激素及解热镇痛药的不良反应等特点,是治疗流感B病毒感染的有效方剂。

(9)荆防银翘汤:银花、连翘、柴胡、大青叶各15g,羌活、桔梗、前胡、葛根各10g,薄荷5g,生甘草5g。日2剂,水煎服,6小时1服。本方清、轻、辛、散,温凉并用,有辛凉解表、清热解毒、祛风透邪、泄肺利咽之功,治疗冬季流感,效果良好。

3.中药成药

(1)连花清瘟胶囊:连翘、金银花、炙麻黄、炒苦杏仁、石膏、板蓝根、绵马贯众、鱼腥草、广藿香、大黄、红景天、薄荷脑、甘草。口服,一次4粒,一日3次。本品具有清瘟解毒,宣肺泄热之功效,适用于治疗感冒之热毒袭肺证。

(2)热毒清口服液:白蚤休、黄芩、大青叶、连翘、板蓝根、射干、甘草。口服,1次10mL,1日3次。本品具有清热解毒、泻火退热、利咽止咳之功,可用于外感高热、风热感冒、急性气管炎、急性咽炎、急性扁桃体炎。

(3)抗病毒口服液:板蓝根、石膏、芦根、生地黄、郁金、知母、石菖蒲、广藿香、连翘等。口服,每次10~20mL,每日3次。本品具有清热祛湿、凉血解毒之功效,可用于风热感冒、温病发热。

(4)银黄口服液:金银花、黄芩。口服,每次10~20mL,每日3次。本品具有清热疏风,利咽解毒之功效,可用于外感风热、肺胃热盛所致之感冒;急慢性扁桃体炎、急慢性咽炎、上呼吸道感染见咽干、咽痛、口渴、发热等证候者。

(5)正柴胡饮冲剂:柴胡、陈皮、赤芍、防风、甘草、生姜。口服,每次10g,每日3次,开水冲服。本品具有表散风寒,解热止痛之功效,适用于外感风寒初起之恶寒发热、无汗、头痛、鼻塞、喷嚏、咽痛咳嗽、四肢酸痛等症。

(6)小柴胡冲剂:柴胡、姜半夏、黄芩、党参、甘草、生姜、大枣。口服,每次10~20g,每日3次。本品具有解表散热、疏肝和胃之功效,适用于外感邪在少阳,寒热往来,胸胁苦满,心烦喜吐,口苦咽干者。

(7)银柴冲剂:忍冬藤、柴胡、薄荷、芦根、枇杷叶、薄荷油。口服,每次15g,每日3~4次,开水冲服。本品有清热解毒之功效,可用于感冒发热、急性气管炎、急性咽炎、急性扁桃体炎。

(8)板蓝根冲剂:板蓝根。口服,每次15g,每日3次,温开水冲服。本品具有清热解毒、凉血利咽之功效,可用于肺胃热盛所致之风热感冒;急性扁桃体炎见咽喉肿痛、口咽干燥等证候者。预防时行感冒,口服5日,每日15g。

(9)感冒冲剂:忍冬藤、板蓝根、前胡、桔梗、葛根、甘草、牛蒡子、薄荷脑。口服,每次1~2袋,每日3次,开水冲服。小儿用量酌减。本品具有清热解表,宣肺止咳之功,适用于发热、头痛咳嗽、咽喉肿痛之风热感冒。临床可用于治疗上呼吸道感染、急性扁桃体炎、咽喉炎。

(10)风寒感冒冲剂:麻黄、葛根、紫苏叶、防风、桂枝、白芷、陈皮、苦杏仁、桔梗、甘草、干姜。冲剂,口服,每次1袋,每日3次。小儿酌减。本片具有解表发汗,疏风散寒之功效,为治疗外感风寒型感冒之常用药。

(11)通宣理肺丸:紫苏叶、前胡、桔梗、苦杏仁、麻黄、甘草、陈皮、半夏、茯苓、枳壳、黄芩。口服,每次2丸,每日2~3次,温开水送服。本品具有解表散寒,宣肺止咳之功效,适用于风寒表证咳嗽偏重者。

(12)防风通圣丸:甘草、石膏、黄芩、桔梗、防风、川芎、当归、白芍、大黄、薄荷、麻黄、芒硝、荆芥穗、白术、栀子、滑石。口服,每次6g,每日2次,温开水送服。本品具有解表通里,清热解毒之功效,可用于外寒内热、表里俱实之证。

(13)九味羌活丸(颗粒、口服液):羌活、防风、苍术、细辛、川芎、白芷、黄芩、地黄、甘草。丸剂:姜葱汤或温开水送服,每次6~9g,每日2~3次;口服液:口服,每次20mL,每日2~3次;颗粒剂:姜汤或开水冲服。每次15g,每日2~3次。本品具有疏风解表,散寒除湿之功效,可用于外感风寒夹湿所致之感冒。

(14)桑菊感冒片(冲剂):桑叶、菊花、连翘、苦杏仁、桔梗、芦根、薄荷、甘草。片剂,每次4

片;冲剂,每次 1 袋。每日 2 次口服,热水冲服。本品具有疏风清热、宣肺止咳之功效,可用于风热感冒或温病初起,原方为桑菊饮。

(15)羚羊感冒片:金银花、连翘、羚羊角粉、淡竹叶、牛蒡子、淡豆豉、桔梗、荆芥、薄荷、甘草。片剂,口服,每次 4～6 片,每日 2 次。外感风寒者忌用。忌食辛辣刺激物。本方具有辛凉透表,清热解毒之功效,可用于外感风热表证。

(16)银翘解毒片:金银花、连翘、薄荷、淡豆豉、荆芥、牛蒡子、桔梗、淡竹叶、甘草。口服,每次 4～8 片,每日 3 次。本品具有疏风解表、清热解毒之功效,适用于症见发热头痛咳嗽口干、咽喉疼痛之风热感冒。

(17)痰热清注射液:成人痰热清注射液 20mL 加入 5％葡萄糖注射液 250mL 中,静脉滴注,每日 1 次,疗程 3 天,小儿按每千克体重 0.3～0.5mL 给药。痰热清注射液组方中金银花、连翘清宣疏散,黄芩、山羊角等清解里热。研究表明,本品在清热、化痰、解痉等方面效用满意,而且安全性高,尚未发现不良反应。

(18)穿琥宁注射液:肌注,成人每次 40～80mg,每日 3 次,小儿酌减或遵医嘱;静脉滴注,每次 400～600mg,加入 5％葡萄糖注射液 250～500mL 中,每日 1～2 次,小儿酌减或遵医嘱。本品具有清热解毒之功效,适用于风热感冒。

(19)双黄连粉针剂:静脉滴注。临用前,先以适量注射用水充分溶解,再用氯化钠注射液或 5％葡萄糖注射液 500mL 稀释。每次每千克体重 60mg,每日一次,或遵医嘱。本品具有清热解毒,轻宣透邪之功效,可用于风温邪在肺卫或风热闭肺证,证见发热,微恶风寒或不恶寒,咳嗽气促,咳痰色黄,咽红肿痛等及急性上呼吸道感染。

(20)清开灵注射液:胆酸、珍珠母、猪去氧胆酸、栀子、水牛角、板蓝根、黄芩苷、金银花。肌内注射,每日 2～4mL。重症患者静脉滴注,每日 4～8 支(20～40mL),以 10％葡萄糖注射液 200mL 或氯化钠注射液 100mL 稀释后使用。本品具有清热解毒,化痰通络,醒神开窍之功效,可用于上呼吸道感染见发热者。使用需注意有表证恶寒发热者慎用。

4.针灸疗法

(1)体针疗法:治以祛风解肌,取穴以手太阴、阳明经及督脉上的腧穴为主。主穴:列缺、合谷、大椎、风池、太阳穴。配穴:风寒感冒者,配风门、肺俞;风热感冒者,配曲池、尺泽;气虚感冒者,配肺俞、足三里;夹湿者,配阴陵泉、中脘;夹暑者,配曲池、委中;全身酸疼者,配身柱;鼻塞者,配迎香;咽喉肿痛者,配少商点刺出血。操作方法:主穴用毫针泻法;风寒感冒,大椎行灸法;风热感冒,大椎行刺络拔罐。配穴足三里用补法;少商、曲泽、委中用刺络出血。

(2)耳针疗法:取耳穴肺、气管、内鼻、脾、三焦、耳尖等。局部消毒后,耳尖穴点刺出血,余穴每次选 2～3 个,双侧同时针刺,捻转泻法,留针 10～20 分钟。

(3)电针疗法:取大椎、曲池、合谷、风池等穴。每次选取 2 穴,以毫针刺入,产生针感后,加电刺激,选取适当的波形和频率,以患者出现能耐受的麻胀感为度,每次通电时间 10～20 分钟。

(4)刺络疗法:取尺泽、委中、少商、大椎、耳尖、耳垂等。大椎挑刺出血,并拔罐 5～10 分钟;尺泽、委中用三棱针点刺出血,令其血流自止;少商、耳尖、耳垂诸穴,点刺出血数滴即可。

(5)皮肤针疗法:风寒感冒取脊柱两侧、肘窝、大小鱼际、鼻部;风热感冒取胸背部、风池、大椎、合谷、曲池。以中度或重度刺激,每日治疗2～3次。

(6)头针疗法:取感觉区、胸腔区,平刺,每次捻转1～3分钟,留针15分钟。

(7)光针疗法:取大椎、风池、风门、膈俞、合谷、曲池、鱼际、外关。每次选穴2～4个,用氦一氖激光器照射,功率一般为10～30毫安,照射距离为20～30毫米,每日照射1次,重症每日照射2次,每次每穴照射2～5分钟。

(8)灸法:取大椎、肺俞、风门、足三里。隔姜灸常规操作,每穴5～7壮,每日1次,5次为1个疗程。或用艾条灸,每日1次,每次灸15分钟,5次为1个疗程。

5.其他特色疗法

(1)穴位敷贴疗法:该疗法通过刺激体表穴位,激发经络的功能,调和气血,调动体内正气以抗邪,是一种常用的内病外治法。在急性上呼吸道感染的治疗中,可作为辅助疗法,有安全性高、痛苦程度低的特点。

①涌泉敷贴法:对于急性上呼吸道感染咳嗽较甚者,可将白芥子、栀子、桃仁、杏仁各20g,吴茱萸、樟脑各10g,研末混匀,用鸡蛋清、面粉将上末调成饼状,贴于双侧足底涌泉穴,同时对其加温片刻。贴敷24小时后取下,根据疾病恢复情况进行续贴。

②肚脐敷贴法:先将脐部擦拭干净,用吴茱萸、红参、海马、鹿茸、炙甘草五药按1∶5∶5∶5∶3的比例与香油、凡士林等调制成膏,局部敷贴神阙穴,并用胶布敷盖。可用于体虚易感者。

(2)穴位注射疗法:此疗法采用常规方法,利用注射器进行穴位注射。其注射和留药的过程与毫针进针、得气以及留针的过程及作用相似,是中医学针刺疗法与现代注射疗法的有机结合,在急性上呼吸道感染的治疗中,亦为安全、方便、可靠的辅助疗法。在常规治疗的基础上,于第3胸椎棘突旁开1.5cm的肺俞穴注射维生素K_1或维丁胶性钙,每天1次。通过有效的刺激肺俞穴可起到宣肺、止咳、平喘、化痰等作用。此外,上感若伴热势较高者,可取柴胡注射液或银黄注射液中任意一种,进行双侧曲池穴注射,每天2次,3天为1个疗程,亦有较好疗效。

(3)推拿疗法:选取百会、风池、印堂、太阳、大杼、肺俞等为主穴,运用推、拿、揉、压、按等推拿手法,并结合辨证加减取穴,此法具有宽胸理气、宣肺止咳化痰、解表退热以缓其标之效,同时亦有调整脏腑、平衡阴阳以治其本之功。此法为临床治疗急性上呼吸道感染的常用辅助疗法。

①膀胱经擦法:嘱患者取俯卧位,用小鱼际或手掌根部顺患者背部两侧膀胱经,特别在大杼、肺俞、肾俞各擦50次以上。若辨证属风寒型,则加推眉弓、攒竹各20次,揉按风池、迎香各20次,以大鱼际或拇指偏峰推拿前臂手太阴经20次,后点掐外关、合谷;若证属风热型,则加风池、太阳、迎香,各揉按20次,后点掐少商、商阳、合谷、曲池。体弱气虚者,加点揉足三里、百会;恶心呕吐者,加揉按内关、中脘、足三里。手法完毕后令患者做吹气、呵气口形,不作声响,徐徐出气,直至口中唾液增多,口味甘甜为止。每隔2小时1次,每次10分钟。

②头面部推拿法:选取风池、风府、天柱穴,行推、拿手法,操作约5分钟。后从印堂向上沿前额发际,运用推法推至头维、太阳穴,往返3～4遍。继之按印堂、鱼腰、太阳、百会穴,用抹法

从印堂起向上循发际至太阳穴,往返 3～4 遍,施术约 8 分钟。然后再次推、拿风池、风府、天柱穴,同时配合按肺俞、风门穴,拿肩井穴。此法适用于感冒轻证。

③小儿推拿法:由于小儿脏腑娇嫩,御邪能力差,易受外邪侵袭,因此易患本病。由于推拿法操作简便、无损伤、痛苦小,因此此法为儿科治疗急性上呼吸道感染常用疗法之一。操作方法:分推八道 100～300 次,分手阴阳 300 次,清肺经 100～200 次,推揉膻中 100～200 次,揉乳根、乳旁各 50～100 次,揉肺俞 100～300 次,补脾经 100～300 次,分推肩胛骨 100～300 次,飞经走气 50～100 次。若辨证属风寒,则可加四大手法,即开天门、推坎宫、揉太阳、揉耳后高骨四法各 30～50 次,掐揉二扇门,推三关各 100～300 次;若辨属风热者,可加清天河水、清肺经各 100～300 次,推脊 50～100 次。操作手法宜轻快柔和。每日 1 次,每次约 15 分钟,3 次为 1 个疗程。

(4)拔罐

①走罐法:嘱患者俯卧,裸露背部,将液状石蜡油涂于背部督脉和足太阳膀胱经循行部位。采用闪火拔罐法,首先吸拔大椎穴,然后手扶罐体,沿督脉循行路线慢慢向下推移至至阳穴,来回反复走罐至皮下满布血点。急性上呼吸道感染除兼见体虚者不宜用此法外,其他属实证者均可施用本法治疗。若伴咳嗽严重者,可加拔两侧肺俞穴并留罐 5～8 分钟。每日或隔日 1 次,病愈即止。

②留罐法:取大椎、中府、肺俞穴,先用 75％酒精棉球对所选穴位进行皮肤常规消毒。后行投火法拔罐,对上述各穴分别吸拔并留罐 5～15 分钟。如伴有烦躁、嗜睡或谵语,加拔灵台、神道,一罐拔双穴。每日 1 次。此法尤其适用于急性上呼吸道感染伴见高热者。

③刺络拔罐法:取大椎、风门、肺俞穴,常规消毒后用三棱针浅刺出血,以闪火法将中号罐吸附于出血部位,行拔罐放血治疗,出血量为 1～2mL,留罐 15 分钟,每日 1 次。该疗法有解表达邪,引热外行之效,尤其适用于证属风热者。若伴发热者,可加拔曲泽、委中穴放血治疗,操作同前法。

(5)刮痧疗法:取生姜、葱白各 10g 捣烂和匀,用纱布包裹,蘸热酒先刮擦前额及太阳穴,然后刮背部脊柱两侧相关穴位,如大椎、肩井、风门、肺俞等穴,至皮肤潮红为宜,也可配合推刮肘窝及腋窝。此法适用于风寒感冒。

(6)食醋滴鼻疗法:用 0.5％的醋酸溶液,如用市售米醋配制,因其所含醋酸浓度较低,故不宜加水过多。每次滴鼻 3 滴,两次之间间隔 2～3 小时。24 小时为 1 个疗程,以治愈为度,通常需 1～3 个疗程。

(7)熏洗疗法取麻黄 9g,桂枝 6g,生姜 9g,紫苏 15g,甘草 3g,将上药煎汤以熏洗头面,主要用于急性上呼吸道感染辨证属风寒型,此法可助风寒邪气得汗而解。

(8)药枕预防法将山奈、丁香、石菖蒲、肉桂等芳香性中药,粉碎后做成香袋,另外填充淡竹叶、艾叶、茵陈、苍术、菊花等作为填充剂做成药枕。每晚睡觉枕用保健枕。此法适用于体虚易感者进行预防以及辅助治疗。

第二节 咳嗽

急性气管-支气管炎属于中医学"咳嗽"中的"外感咳嗽"范畴。咳嗽之名始见于《素问·阴阳应象大论》："秋伤于湿，冬生咳嗽。"汉·张仲景《金匮要略》有"痰饮咳嗽""咳嗽上气"等专篇。咳嗽的分类，历代医家立论纷纭，名称甚多。《素问·咳论》以脏腑命名，分为"肺咳、心咳、肝咳、脾咳、肾咳、胆咳、大肠咳、小肠咳、膀胱咳、三焦咳"，并且描述了各类不同征候的特点。《诸病源候论·咳嗽候》有十咳之称，除五脏咳外，尚有风咳、寒咳、久咳、厥阴咳等。明·张景岳执简驭繁地在《景岳全书·咳嗽》中云"咳嗽之要，止为二证，何为二证？一曰外感，一曰内伤而尽之矣。"明确地将咳嗽分为外感、内伤两大类。至此，咳嗽的辨证分类始较完善，切合临床实际，沿用至今。一般来说，外感咳嗽起病较急，病程较短，病情较轻，常在受凉后突发，病变较局限，一般无其他脏腑的病理改变及临床症状。

一、病因病机

本病的发生，常与体质虚弱，感受六淫之邪或患病者相互传染等有关，致使肺失宣降，肺气不宣，气逆不降而发病，而六淫之邪则是本病的主要发病基础。

1.风寒袭肺　风寒之邪外束肌表，内郁肺气，以致肺卫失宣是其主要病机。张景岳所言："六气皆令人咳，风寒为主"。风寒袭肺，肺气郁闭不宣，故咳嗽声重；肺气郁闭，水谷津微失于输布，聚湿成痰，故咳痰、痰白。舌苔薄白、脉浮紧，为风寒之邪束表客肺之象。

2.风热犯肺　《素问·咳论》"皮毛者，肺之合也，皮毛先受邪气，邪气以从其合也。"风热之邪从口鼻而入，内迫于肺，肺失宣降，故咳嗽、咳声高亢重浊。热灼肺津可见痰黏难咳，痰稠黄绿，口干苦、便干。风热之邪炎上，则见咽干。风热客表，营卫失和，故发热、汗出、恶风。舌红苔薄黄，脉浮数为风热客表之象。肺主气，司呼吸，上连气道喉咙，开窍于鼻，外合皮毛，为五脏六腑之华盖，其气灌百脉而通他脏。

3.风燥伤肺　外感风燥之邪或风寒风热之邪化燥，致肺失清润，故见干咳作呛。燥热灼津则咽喉口鼻干燥，痰黏不易咳吐。苔薄白或薄黄，质红、干而少津，脉浮数，属风燥伤肺之象。

4.痰湿蕴肺　若饮食不节，嗜酒好烟，或过食肥甘厚味辛辣，或平素脾失健运，饮食精微不归正化，脾湿生痰，上渍于肺，壅遏肺气，故咳嗽，咳声重浊，痰多；湿邪困脾，则脘痞，体倦，大便时溏；舌苔白腻，脉象濡滑为痰湿蕴肺之象。

总之，本病病位在肺在表，多为新病，以实证为主，以邪犯于肺，肺失宣降，肺气上逆为其基本病机。

二、临床表现

（一）症状

起病较急，全身症状一般较轻，可有低、中度发热。开始时干咳或咯少量痰，继而为黏液脓性痰,痰量增多,偶伴痰中带血。如果伴有支气管痉挛,可出现程度不等的胸闷、气急。咳嗽和咳痰可延续二三周,有时可延长数周,若咳嗽迁延不愈或反复发作,甚或演变成慢性支气管炎。

(二)体征

可无明显阳性体征。体检时双肺呼吸音粗糙,有时可闻及散在干、湿性啰音,啰音部位常不固定,咳嗽后可减少或消失。

三、诊断与鉴别诊断

(一)诊断标准

1.根据病史、咳嗽和咳痰等症状。

2.两肺呼吸音粗,有时可闻及散在干、湿啰音,在咳嗽、咳痰后啰音可消失。

3.结合血常规和胸部 X 线检查。

4.排除慢性支气管炎、支气管扩张症、肺炎、咳嗽变异型哮喘等疾病。

(二)鉴别诊断

本病需与喉痹、肺痈、肺痨等疾病进行鉴别。

四、治疗

(一)一般措施

1.防止感冒,尽可能在气候适宜的环境生活、学习、工作。尽量避免长时间感受过热、过冷、过燥、过湿、虚风贼邪之气候。防止空气污染,避免劳累,防止风寒暑湿燥火外感六淫之邪侵袭,预防本病的发生。

2.防止患者互相传染,已患感冒的患者要讲究个人卫生,咳嗽、喷嚏时要遮掩口鼻,不要在可能传播病菌的地方吐痰。易感人群在公共场所要躲避咳嗽发热患者,必要时戴口罩。

3.参加适当的体育锻炼,增强体质,提高呼吸道的抵抗力,减少本病的发生。

(二)中医药治疗

一般而言,外感咳嗽起病多较急,病程较短,初期多伴有表证,实证居多,治疗以疏散外邪、宣通肺气为主,一般不要过早使用滋润、收涩、镇咳之药,以免碍邪。

1.辨证论治

(1)风寒袭肺

主症:咳嗽,咳声闷重不畅,痰色稀白,咽痒,常伴鼻塞,流清涕,打喷嚏,发热轻或高而短暂,恶寒重,无汗,头痛,骨节酸痛或咽干痒,或鼻涕倒流,舌淡白,苔薄白,脉浮紧。

治法:疏散风寒,宣通肺气。

方药:止嗽散合三拗汤。桔梗、荆芥、紫菀、百部、白前、杏仁各 10g,麻黄、陈皮、甘草各 5g。诸药合用,功可疏散风寒,宣通肺气。咽干痒者加射干、木蝴蝶、蝉蜕各 10g;风寒夹湿,症见咳嗽痰多,兼有胸脘满闷者加法半夏、苍术各 10g;鼻涕倒流甚者加辛夷、白芷各 10g。

(2)风热犯肺

主症:咳嗽,咳声高亢重浊,汗出不畏寒,痰黏难咳,时胸闷痛,或痰多黄绿,或发热,或咽痛,或口干苦、便干,或喘鸣,舌质略红,舌苔薄黄或略黄腻,脉浮数。

治法:宣肺止咳,清热化痰。

方药:肺咳方加减。炙麻黄、杏仁、法半夏、橘红、茯苓、瓜蒌皮、浙贝、木蝴蝶、蝉蜕、甘草各10g。全方功可宣肺止咳、清热化痰。痰多黄绿者加金荞麦、生石膏各10g;发热者加柴胡20g,黄芩10g;咽痛者加射干10g;口干苦、便干者加火麻仁30g;喘鸣者加紫苏叶10g。

(3)风燥伤肺

主症:干咳,连声作呛,喉痒,咽干唇燥,无痰或痰少而黏、不易咳吐,舌质红、干而少津,苔薄白或薄黄,脉浮数。

治法:疏风清肺,润燥止咳。

方药:桑杏汤加减。桑叶、杏仁、浙贝各10g,南沙参15g,山栀子、淡豆豉、梨皮各6g。诸药合用,共奏疏风清肺,润燥止咳之功。津伤较重者加麦冬、玉竹各15g;咳甚者加紫菀、百部各10g;热重者加生石膏、知母各10g;痰中带血者加白茅根15g。

(4)痰湿蕴肺

主症:咳嗽,咳声重浊,自汗出,略畏寒,鼻涕倒流,痰稀易咳,胸闷口干,痰白黄脓,或发热,或咽干,舌体偏胖,质淡略黯,舌苔白滑,脉滑或沉。

治法:清热祛湿,化痰止咳。

方药:高氏燥湿顽咳方加减。方中法半夏、陈皮、石菖蒲、紫苏叶、杏仁、荆芥、枳壳、胆南星、天竺黄、瓜蒌皮、前胡、浙贝、甘草各10g。诸药合用,功可降气化浊、宣肺止咳。痰多黄绿者加金荞麦、鱼腥草各10g;发热者加柴胡至20g;咽痛者加射干10g;口干苦、便干者去瓜蒌皮,加瓜蒌仁20g,喘鸣者加紫苏叶10g。

以上方药,每日1剂,分两次温服。

2.特色专方

(1)金沸草散:旋覆花、麻黄、前胡各9g,荆芥穗12g,甘草、半夏、赤芍各3g。上为粗末。每服9g,水一盏半,入生姜3片,红枣1枚,煎至8分,去滓,温服,不拘时候。本方功用散寒宣肺,化痰止咳。风寒咳嗽,不论久暂,均可用本方。若发热咽痛,加银花、连翘、射干;痰多黏稠,加浙贝母、瓜蒌仁;痰涎清稀、头眩心悸,加桂枝、白术;久咳,加紫菀、百部、枇杷叶;脾虚食少或便溏,加党参、黄芪、白术。

(2)苇茎泻白汤:桑白皮、地骨皮、黄芩、桃仁各15g,冬瓜仁、薏苡仁、鱼腥草各20g,苇茎30g,粳米10g,蛤黛散10g,甘草5g。水煎服,日一剂,每日早晚各服1次。本方乃泻白散、苇茎汤及蛤黛散三方相合加味而成,功用泻肺火,祛邪热,除痰嗽。主治急性支气管炎属外邪犯肺,化热入里者。若痰多,加瓜蒌仁15g、天竺黄10g、浙贝母15g;兼有喘鸣者,加麻黄5~10g、葶苈子15g;痰中带血者,加白茅根30g、侧柏叶15g;内热盛,口渴,汗多,加生石膏30g、知母15g。

(3)清宣肺经汤:桑叶、牛蒡子、川贝母、杏仁各6g,瓜蒌皮9g,马兜铃4.5g,桔梗3g,枇杷叶3片。水煎服,日一剂。本方功用清宣肺经。主治咳嗽,证属外邪初解,肺热尚盛,干咳痰少。

(4)辛润理肺汤:带节麻黄、炮姜 4g,杏仁、当归、佛耳草各 10g,桔梗、橘红 5g,生姜 1 片,炙甘草 6g。水煎服,日服 1 剂。本方功用温润理肺,降逆止咳。主治凉燥束肺,气逆干咳。如喉中燥痒,频咳不止,加炒荆芥 5g、枇杷叶 10g;如咳而遗尿,宜加五味子 3g;如咳引胸痛,宜加郁金 10g、桃仁泥 5g;痰多者,可加姜半夏 5g。病情好转,应逐渐减少辛散之品。

(5)宣肺止嗽汤:炙麻黄、桔梗各 5g,杏仁、半夏、前胡、大贝母各 10g,佛耳草 12g,生甘草 3g。水煎服,日一剂。本方功用宣利肺气,止咳化痰。主治咳嗽证见咳嗽频频,咽痒则咳,或阵发呛咳,气急,或咳声不扬,甚至咳延数周,咯吐泡沫黏痰,色白或黄,量少或多,咽部可有急慢性充血证,舌质淡红。苔薄白,脉浮滑。风邪在表,加苏叶 10g、桑叶 10g;寒痰伏肺,加细辛 3g;痰湿上扰,加茯苓 10g、橘皮 6g;肺热内郁,加生石膏 15g、知母 10g;痰热蕴肺,加桑白皮 12g、冬瓜子 10g;阴津耗伤,加南沙参 10g、天花粉 10g。

(6)麻杏汤:炙麻黄 2.5g,杏仁 9g,生甘草 4.5g,苏子 9g,炙紫菀 12g,百部 9g,炙白前 6g,炙款冬 6g,海蛤壳 12g,清炙枇杷 9g。水煎服,日一剂。本方功用散寒宣肺,顺气化痰。本方适用于肺燥感寒、气失清肃之支气管炎。常用麻黄、杏仁、甘草、前胡、白前、百部、紫菀为基础方,然后加减运用;痰热者加黄芩、厚朴;宣肺通窍加苍耳子;理气化痰加半夏、陈皮;间或配以地龙、鹅管石、海浮石、海蛤壳等化痰平喘之品。

(7)解郁宣肺止咳汤:柴胡、黄芩各 12g,半夏、五味子、生姜或干姜、杏仁、枳壳各 10g,细辛、甘草各 6g。水煎服,日一剂。本方功用解郁散邪,宣肺止咳。主治外感咳嗽,症见夜间咳甚或昼夜阵咳,吐泡沫清稀痰,病程 1 周以上。春加荆芥、薄荷、防风;夏加香薷、厚朴、陈皮;秋加苏叶、桔梗、前胡;冬加麻黄、桂枝;咳而遗溺者,加黄芪、益智仁;喉痒者,加牛蒡子、蝉蜕;久咳不止者,加罂粟壳、丹参、桃仁。

(8)加减止咳汤:苏叶 5～10g,生姜 2 片,半夏 10～15g,麦冬 5～10g,甘草 3～5g,天竺子 5～10g,杏仁 10～20g,乌梅 10～30g。本方不必久煎,可每日三四服。本方功用化痰止咳。本方适用于各类咳嗽,包括风寒、风热之咳嗽以及阴虚劳伤的干咳。本方系加减沈金鳌"一服煎"而制成,方以苏叶祛外感之寒邪。如无寒证,则可去苏叶而代以苏梗,取其与半夏之类相合、宽中化痰,兼能止呕。以咳甚多吐也;生姜配苏叶,发散寒邪,兼能化痰止呕。如寒邪颇甚,或可去生姜,加以干姜,亦可生姜、干姜同用。以干姜温化寒饮也;半夏化痰,兼去湿邪;麦冬稍减半夏、生姜之燥性,兼能养胃益阴,以土生金也;天竺、杏仁止咳化痰,天竺且具较强之镇咳作用;乌梅酸敛而止咳。运用本方时,如系外感寒邪,可望用苏叶、生姜;如为寒饮,可去生姜,而代以干姜,亦可再加入细辛;如外感温邪,则去苏叶,或代以苏梗,去生姜,加入银花。如为内伤而咳,以苏梗代苏叶,重用乌梅、天竺子。

3.中药成药

(1)通宣理肺丸:主要成分为紫苏叶、前胡、桔梗、苦杏仁、麻黄、甘草、陈皮、半夏(制)、茯苓、枳壳(炒)、黄芩。功效解表散寒,宣肺止嗽。用于风寒束表、肺气不宣所致的感冒咳嗽,症见发热、恶寒、咳嗽、鼻塞流涕、头痛、无汗、肢体酸痛。用法:口服,一次 1～2 丸,一日 2～3 次。

(2)急支糖浆:主要成分为鱼腥草、金荞麦、四季青、麻黄、紫菀、前胡、枳壳、甘草。功效清热化痰,宣肺止咳。用于外感风热所致的咳嗽,症见发热、恶寒、胸膈满闷、咳嗽咽痛;急性支气管炎、慢性支气管炎急性发作见上述证候者。用法:口服,一次 20～30mL,一日 3～4 次;儿童一岁以内一次 5mL,一岁至三岁一次 7mL,三岁至七岁一次 10mL,七岁以上一次 15mL,一日 3～4 次。

(3)蛇胆川贝液:主要成分为蛇胆汁、平贝母。功效祛风止咳,除痰散结。用于风热咳嗽,痰多气喘,胸闷,咳痰不爽或久咳不止。用法:口服,一次 1 支,一日 2 次,小儿酌减。

(4)羚羊清肺丸:主要成分为浙贝母、桑白皮(蜜炙)、前胡、麦冬、天冬、天花粉、地黄、玄参、石斛、桔梗、枇杷叶(蜜炙)、苦杏仁(炒)、金果榄、金银花、大青叶、栀子、黄芩、板蓝根、牡丹皮、薄荷、甘草、熟大黄、陈皮、羚羊角粉。功效清肺利咽,清瘟止嗽。用于肺胃热盛,感受时邪,身热头晕,四肢酸懒,咳嗽痰盛,咽喉肿痛,鼻衄咳血,口干舌燥。用法:口服,一次 1 袋,一日 3 次。

(5)蜜炼川贝枇杷膏:由川贝、枇杷叶、南沙参、茯苓、化橘红、桔梗、法半夏、五味子、瓜蒌子、款冬花,远志、苦杏仁、生姜、甘草、杏仁水、薄荷脑、蜂蜜,麦芽糖,糖浆组成。润肺化痰、止咳平喘、护喉利咽、生津补气、调心降火。适用于伤风咳嗽、痰稠痰多气喘、咽喉干痒及声音嘶哑。用法:口服,成人每日 3 次,每次一汤匙,小儿减半。

(6)双黄连注射液:由金银花、黄芩、连翘组成。清热解毒,清宣风热。用于外感风热引起的发热、咳嗽、咽痛。适用于病毒及细菌感染的上呼吸道感染、扁桃体炎、咽炎、支气管炎、肺炎等。用法:静脉注射,一次 10～20mL,一日 1～2 次。静脉滴注,每次每千克体重 1mL,加入生理盐水或 5%～10%葡萄糖溶液中。肌注一次 2～4mL,一日 2 次。

(7)痰热清注射液:由黄芩、熊胆粉、山羊角、金银花、连翘组成。清热、化痰、解毒。用于风温肺热病痰热阻肺证,症见:发热、咳嗽、咳痰不爽、咽喉肿痛、口渴、舌红、苔黄;肺炎早期、急性支气管炎、慢性支气管炎急性发作以及上呼吸道感染属上述证候者。用法:常用量成人一般一次 20mL,重症患者一次可用 40mL,加入 5%葡萄糖注射液或 0.9%氯化钠注射液 250～500mL,静脉滴注,控制滴数每分钟不超过 60 滴,一日 1 次;儿童按体重 0.3～0.5mL/kg,最高剂量不超过 20mL,加入 5%葡萄糖注射液或 0.9%氯化钠注射液 100～200mL,静脉滴注,控制滴数每分钟 30～60 滴,一日 1 次;或遵医嘱。

4.针灸疗法

(1)体针:取手太阴、阳明经穴为主,以疏风解表,宣肺止咳。主穴:肺俞、列缺、合谷;随证取穴:风寒者,加风门;风热者,加大椎;燥热者,加曲池;鼻塞者,加迎香;咽喉肿痛者,加少商放血。手法:毫针泻法,风热可疾刺,风寒留针或针灸并用,或针后在背后腧穴拔火罐。每日 1 次,10 次为 1 个疗程。

(2)灸法:选取肺俞、大椎、风门、定喘等穴位,隔姜灸或麦粒灸,视病情每次 3～5 壮不等,每日 1 次,适用于风寒咳嗽或痰湿咳嗽。

5.其他特色疗法

(1)穴位敷贴法

选肺俞、定喘、风门、膻中、丰隆,用白附子 16%,洋金花 48%,川椒 33%,樟脑 3%制成粉剂。将药粉少许置穴位上,用胶布贴敷,每 3～4 天更换 1 次,5 次为 1 个疗程。

(2)穴位注射法

主穴:肺俞、定喘、风门、大杼。

药液:鱼腥草注射液

方法:每次选主穴 1～2 个,酌选配穴。鱼腥草注射液每穴 0.5～1mL,隔日穴位注射 1 次,5～10 次为 1 个疗程。疗程间隔 3～5 天。

(3)拔罐疗法

①外感风寒咳嗽

主穴:大椎、身柱、风门、肺俞、膻中、孔最。

方法:用 1.5 到 2 寸口径之玻璃火罐用闪火法拔大椎、身柱,次用小口径火罐依次拔风门、肺俞、膻中、孔最。拔至局部皮色紫红取下。

②外感风热咳嗽

主穴:大椎、身柱、灵台、曲池、足三里。

方法:在上述穴区皮肤常规消毒后,用皮肤针叩刺胸椎 3 穴,叩至皮色潮红有小出血点,用大小适宜的火罐拔 5～10 分钟,次日可如上法在膻中、天突刺络拔罐。

(4)耳针疗法

主穴:平喘、肺、气管、肾上腺、神门、皮质下。

方法:每次取主穴 2～3 个,留针 15～20 分钟,每日或隔日 1 次,也可埋针。

(5)耳压法

主穴:平喘、肺、支气管、大肠、神门、肾穴。

方法:可选用王不留行子或磁珠贴,两耳交替换压,每 3 日 1 次,连用 12 次为 1 个疗程,休息 7 日后可行第 2 个疗程。为了加强刺激强度及疗效,耳压后,每 3～5 小时,患者用拇指、食指指腹对压耳穴 1 次,每次可持续数分钟,以耳朵发热充血为度。

(6)耳穴按摩法

方法:可行双侧耳屏、耳甲腔按摩,每次数分钟,以局部发热、疼痛为度,每日 1～2 次,连用 12 次为 1 个疗程,休息 4～7 天后可行第 2 个疗程。此按摩可医生进行,患者自己也可进行,即患者用两食指指腹按摩该区域,每次数分钟,可每隔 5～6 小时进行 1 次。

(7)磁穴贴敷疗法

主穴:天突、膻中、肺俞、定喘。

方法:取直径 8mm 的锶铁氧体,磁场强度 300～900GS,辨证取穴,用胶布将其固定在穴位上。3 天后复查 1 次,15 天为 1 个疗程,每穴 5～10 分钟,每日 1 次,每次 30 分钟。

(8)刮痧疗法

有效穴区:①大椎至至阳;②大杼至肺俞;③天突至膻中;④中府至云门;⑤尺泽至列缺。

方法:胸背部用快刮法,上肢部用快刮加按揉法,中府、云门用角刮法。

(9)脐疗

①方一

取穴:神阙穴。

用药:白芥子 5g,半夏 3g,麻黄 5g,肉桂 5g,丁香 0.5g,细辛 3g。

药物制备:上药共研末,过筛后,瓶贮密封备用。

操作规程:治疗时现用酒精消毒脐部,取药末 3g 置于脐内,用胶布固定,每日换药 1 次。

主治:贴药后若肚脐皮肤出现皮炎,或起疱疹者,可擦甲紫药水,或休息几天后再行治疗。可用于风寒咳嗽。

②方二

取穴:神阙穴。

用药:鱼腥草 15g,青黛 10g,蛤壳 10g,葱白 3 根,冰片 0.3g。

药物制备:将前三味药研末,取葱白、冰片与药末捣烂如糊状。

操作规程:临用时先以酒精消毒脐部,然后取药糊涂于脐窝内,盖以纱布,胶布固定,每天换药 1 次,10 日为 1 个疗程。

主治:用于咳嗽痰黄稠。

③方三

取穴:神阙穴。

用药:麻黄 1g,杏仁 2g,细辛 1g,五味子 1g,甘草 1g,生姜适量。

药物制备:前 5 味药烘干研为细末,与生姜共捣为膏状。

操作规程:取药膏敷于脐部,胶布固定,每日 1 次,并用热水袋热敷 15~30 分钟。

主治:用于风寒咳嗽。

④方四

取穴:神阙穴。

用药:麻黄 7g,杏仁 9g,甘草 6g,百部 10g。

药物制备:上药共研细末,温水调成糊。

操作规程:敷脐部,纱布包扎,每天换药 1 次,连用 5~7 次。

主治:用于风寒咳嗽。

⑤方五

取穴:神阙穴。

用药:蜂房 6g,杏仁 9g,钩藤 9g,米壳 6g,百部 20g。

药物制备:共研末备用。

操作规程:温水调为稠糊状,敷脐部,纱布包扎,每天换药 1 次。

主治:用于感冒后咳嗽不止。

⑥方六

取穴:神阙穴。

用药:苍术 10g,陈皮 10g,半夏 10g,莱菔子 10g,皂荚 2g。

药物制备:上药共研细末备用。

操作规程:取 6g 药粉用白酒和水各半调敷肚脐或直接敷脐,外用胶布固定,每日1次或每 2 日 1 次,用热水袋热敷 15~30 分钟。

主治:用于痰湿咳嗽。

⑦方七

取穴:神阙穴。

用药:白芥子 1g,半夏 2g,生姜汁适量。

药物制备:将前 2 味药研细末,用生姜汁调成糊状。

操作规程:敷于肚脐,胶布固定,每日 1 次,热敷 20 分钟。

主治:用于痰湿咳嗽。

⑧方八

取穴:神阙穴。

用药:黄芪 30g,防风、白术、苍术各 10g。

药物制备:上药混合研细末,备用。

操作规程:取上药末 2～10g,加入少许淀粉用温水调匀后填入脐中,盖以纱布,胶布固定,每晚 1 次,5 天为 1 个疗程,每个疗程间隔 5 天。

主治:用于痰湿咳嗽。

⑨方九

取穴:神阙穴。

用药:桑叶、菊花、杏仁、桔梗、甘草、薄荷、芦根各适量,蜂蜜 1 匙。

药物制备:前 7 味药混合研细末,用芦根煎液和蜂蜜调和成膏状。

操作规程:取药膏敷于患者脐孔上,盖以纱布,胶布固定,每日 1～2 次。

主治:用于风热咳嗽。

⑩方十

取穴:神阙穴。

用药:桑叶 10g,桔梗 10g,连翘 10g,杏仁 6g,薄荷 6g,鲜地龙适量。

药物制备:前 5 味药混合研细末备用。

操作规程:取 6g 药粉与鲜地龙共捣为膏,敷于脐孔,胶布固定,每日 1 次。

主治:用于风热咳嗽。

⑪方十一

取穴:神阙穴。

用药:瓜蒌 1 枚,贝母 50g,青黛 15g,蜂蜜 120g。

药物制备:先将青黛、贝母混合研为细末,再将瓜蒌捣烂,放蜂蜜入锅内加热,炼去浮沫,加入以上 3 味药,调和如膏状备用。

操作规程:取药膏摊于 2 块纱布上,以一块敷于患者脐孔,另一块贴肺俞穴,盖以纱布,胶布固定。1～2 天换药 1 次。

主治:用于肺阴亏虚热咳嗽。

⑫方十二

取穴:神阙穴。

用药:杏仁、紫苏叶、半夏、陈皮、甘草、桔梗、前胡、枳壳、云苓各 3g,生姜 12g,大枣 3 枚,连须葱白、生萝卜汁各适量。

药物制备:先将前 9 味药混合共研细末,与生姜和连须葱白混合共捣烂,加少量蜂蜜、生萝卜汁和大枣煎液调和成膏状。

操作规程:取上药膏适量,敷于患者脐部,盖以纱布,胶布固定,每天换药 1～2 次。

主治:用于风寒咳嗽。症见咳嗽痰稀薄而色白,鼻塞流涕,发热恶寒,无汗,头身痛,舌苔薄白,脉浮紧。

⑬方十三

取穴:神阙穴。

用药:车前子、杏仁各 3g,鲜地龙适量。

药物制备:将上药共捣烂如泥,制饼。

操作规程:敷脐,胶布固定。每日 1 次。

主治:用于风热咳嗽。症见咳嗽不爽,痰黄稠难咳出,常伴有口渴、咽痛、头痛、恶风、发热等表证,舌红苔薄黄,脉浮数。

⑭方十四

取穴:神阙穴。

用药:人参 2g,蛤蚧 2g,五味子 1g,麝香 0.12g。

药物制备:上药研为细末,备用。

操作规程:取药末用人乳调成糊状敷脐,或直接敷于脐部,外用胶布固定,每3～5 天换药 1 次,每日热敷 15～30 分钟,或将上药加倍,做成兜肚盖于脐部,15 天换药 1 次,每天热敷 15～30 分钟。

主治:用于气虚咳嗽。症见久咳不已,咳声低微,痰多清稀,气短喘急,语言无力。

⑮方十五

取穴:神阙穴。

用药:荆芥 10g,紫菀 10g,前胡 10g,杏仁 10g,莱菔子 6g,生姜、葱白适量。

药物制备:前 5 味药烘干研细末备用。

操作规程:取药粉 3g,与生姜、葱白共捣烂如泥,敷于脐孔,胶布固定,每日 1 次,热敷 15～30 分钟。

主治:用于风寒咳嗽。症见咳嗽声重,痰稀色白,或伴恶寒发热、恶寒、身痛等表证。

第三节　哮病

一、定义

哮病系脏气虚弱,宿痰伏肺,复因外邪侵袭、饮食不节、情志过激、劳倦过度等触动,以致气滞痰阻,气道挛急、狭窄而发病,以发作性喉中哮鸣有声,呼吸困难,甚则喘息不得平卧为主要表现的顽固发作性肺系疾病。

二、病因病机

哮病的病理因素以痰为主。痰的产生是在脏腑功能失调的基础上,复加外感六淫、饮食不节、情志过激、劳倦过度等因素而诱发。

(一)病因

1.脏气虚弱　禀赋薄弱,易受邪侵,如婴幼儿患哮病者多因于此,其脏气虚弱多,以肾虚为主。此外,病后体弱,伤于肺脾肾,致痰饮留伏,成为宿根。

2.外邪侵袭　肺开窍于鼻,外合皮毛,与外界气候有密切的关系。哮病属于肺系痰患,故在气候突变,由热转寒之时,深秋寒冬季节,发病率较高。

(1)外感风寒、风热或暑湿等邪气,未能及时表散,邪蕴于肺,气不布津,聚液成痰。

(2)嗅吸花粉、烟尘、异味气体等,致使肺气宣肃失常,津聚痰生。

3.饮食不当　过食生冷,伤及脾阳,津液凝聚,寒饮内生;嗜食酸咸肥甘厚味,痰热内蕴;进食海膻鱼蟹虾等,引动宿痰而发病。

4.情志、劳倦所伤　情志抑郁,惊恐恼怒,或月经期前,或剧烈运动后,劳累乏力,皆可致气机失调,肺失宣肃而发病。

上述各种病因,既是导致哮病的原因,也是哮病发作的诱因。

(二)病机

1.发病　由于哮有"夙根",一般认为,主要是痰,但与水饮、瘀血、气滞、火郁以及本虚等密切相关,故在哮的发病过程中,痰、瘀、虚最为主要,每因外邪、饮食、情志等因素而诱发本病。发病前可有喷嚏、鼻塞等先兆,亦有骤然起病而无先兆者。

2.病位　病位在肺,涉及脾肾。肺主气,司呼吸,上通气道、咽喉而开窍于鼻。"肺为贮痰之器",若肺有宿痰,必为诱因所触发,以致痰气交阻,壅塞气道;肺失宣肃,喘促痰鸣,发为哮病,故哮病的主要病位在肺。肺与脾、肾关系密切,生理上相互资生,病理上也互有影响。如脾为生痰之源,痰伏于肺,便可成为发病的夙根。而肺为气之主,肾为气之根,若哮病日久,肺虚及肾,肺虚不能主气,肾虚不能助肺纳气,每可加重发作。此外,哮病反复发作,日久则痰瘀互结,病及于心。

3.病性　哮病有寒热、虚实之不同。

(1)发作期以邪实为主:因痰邪壅肺,痰阻气闭所致。邪气盛则实,故呼出尤为困难,而自觉呼出为快,由于病因不同,可有寒痰冷哮、热痰热哮等不同。

(2)缓解期以正虚为主:哮病久发,气阴日伤,肺脾肾俱衰,故以正虚为主。

(3)大发作期正虚与邪实并见,肺肾同病,病及于心,甚则脱闭。

4.病势　病势随正气强弱、病邪盈衰、病情轻重、病程长短以及治疗是否及时得当而不同。一般病邪不盛,治疗及时,则病势缓,多趋于邪外解而向愈。若邪盛或正虚较著,治疗不当,病势急,多趋于邪内伏而恶化。

5.病机转化　若因于寒或素体阳虚,痰从寒化,则发为冷哮;病因于热,或素体阳盛,痰从热化,则发为热哮;若痰热内郁,风寒外袭,则发为寒包火证。寒热之间可相互转化,寒痰可以化热;热证久延或治不得法可病从寒化。哮证反复发作,寒痰每伤脾肾之阳,热痰耗灼肺肾之阴,常互为因果,如肺虚不能主气,气不布津,则痰浊内蕴,肃降无权,并因卫外不固而易招致外邪侵袭。脾虚失运,积蕴生痰,上贮于肺,影响到肺气升降。肾虚摄纳失常,则阳虚水泛为痰,或阴虚虚火灼津为痰,上干于肺。由于肺脾肾三脏相互影响,可致合病或并病,表现为肺脾气虚、脾肾阳虚、肺肾阴虚,更致病情反复发作,迁延不愈。病情严重时,因肺不能朝百脉,六脉运行不畅,命火不能上济于心,或痰饮凌心,痰浊蒙闭心窍,心气心阳受累,则可发生喘脱危候。气机不运,气血瘀闭,则可发生喘闭昏厥之危候。

三、诊断和鉴别诊断

(一)诊断依据

按照 2008 年中华中医药学会发布的《中医内科常见病诊疗指南·中医病病部分》。

1.发作时喉中哮鸣有声,呼吸困难,甚则张口抬肩,不能平卧,或口唇指甲发绀,呈反复发作。

2.两肺可闻及哮鸣音,或伴有湿啰音。

3.有过敏史或家族史。

4.常因气候突变、饮食不节、情志失调、劳累等因素诱发,发作前多有鼻痒、喷嚏、咳嗽、胸闷等先兆。

5.理化检查:血嗜酸性粒细胞可增高;痰涂片可见嗜酸细胞;胸部 X 线检查一般无特殊改变,久病可见肺气肿征。

(二)鉴别诊断

1.辨虚实 本病属邪实正虚,发作期以邪实为主,缓解期以正虚为主,并可从病程新久及全身症状辨别虚实。

实证:多为新病,喘哮气粗声高,呼吸深长,呼出为快,脉象有力,体质不虚。

虚证:多为久病,喘哮气怯声低,呼吸短促难续,吸气不利,脉沉细或细数,体质虚弱。

2.辨寒热 在分清虚实的基础上,实证需辨寒痰、热痰以及有无表证的不同。

寒痰证:内外皆寒,谓之冷哮。除有实证的表现外,多伴胸膈满闷,咯痰稀白,面色晦滞,或有恶寒、发热、身痛等表证,苔白滑,脉浮紧。

热痰证:痰火壅盛,谓之热哮。除有实证的表现外,常伴有胸膈烦闷,呛咳阵作,痰黄黏稠,面红,或伴发热、心烦、口渴,舌质红,苔黄腻,脉滑数。

3.辨脏腑 虚证有肺虚、脾虚、肾虚之异。肺气虚者,证见自汗畏风,少气乏力;脾气虚者,证见食少便溏,痰多;肾气虚者,证见腰酸耳鸣,动则喘乏。此外,还应审其阴阳气血之偏虚,详加辨别,分清主次。

(三)治疗原则

发作期以豁痰利气祛邪为主,寒痰当温化,热痰当清化,表邪明显者兼以解表,缓解期以扶正固本为主,正虚邪实者,当标本兼顾。

1.豁痰利气祛邪

(1)温化:"肺如钟,撞则鸣",若寒犯肺金,闭遏肺气,引动伏痰,发为哮鸣,欲使金鸣之声静,当施温肺化痰定哮法,使寒去痰除,气机宣肃有序,哮病乃止。

(2)清化:肺为娇脏,不耐寒热,遇寒则气闭,遇热则气沸。若热炽肺经,气沸津郁,痰阻气道,发为哮喘。单一清之,胶痰难化,只投化痰,火不能息。故法当以清热化痰定哮法,使肺热泄,痰热除,气道畅通,壅塞之逆气归于肃降,哮鸣乃止。

(3)散寒泄热:若风寒紧束于外,邪热痰火久盘于内,致肺气外闭内壅发为哮鸣,施散寒泄热定哮法方为正路,融辛温与寒凉于一炉,外散风寒,内清里热,肺气以畅,哮鸣乃止。

此外,若因痰胶气道,结为巢囊,阻塞肺气,发为哮鸣者,谓之痰哮,治当劫痰畅肺定哮;若寒饮内宿,气道不畅之水哮,则当采用祛除水饮定哮法;痰瘀互结者,则又当化痰活血。

近年来,针对哮有夙根,使用利气祛痰消瘀定哮法、化湿泄毒拨根定哮法、蠲除痰浊定哮法等,取得了较好疗效。

2.扶正固本　若肺气虚为主,治当补肺益气,用药宜注重甘温润剂,因肺喜温润,为生水之脏,甘温能滋生肺气,润则略生肺津,甘补温润,能生气而保清肃之性;若以脾气虚为主,治当健脾益气,投药宜重甘温燥剂,因脾喜温燥而为中运之脏,得甘则补,温燥能升运脾湿,甘补温燥,能振奋中气以持燥土之性;若以肾气虚为主,治当补肾纳气,常纳阴柔养阴诸品于温热壮阳药物之中,藉以使阴生阳长,元阳振复,下施固摄之权,上以温助肺金。

(四)应急措施

严重的哮病发作,采用一般治疗措施仍难缓解;或发作持续过久,呼吸困难,呼长吸短,气息急促,唇甲发绀,颈脉怒张,面色苍白,四肢厥冷,意识模糊,或烦躁不安,额汗淋漓,皮肤潮湿,脉细弱或沉伏。可选用下列急救措施:

1.紫金丹　米粒大5～10粒(少于150mg),冷水送下。

2.砒矾丸　绿豆大5～10粒,温水送服。

3.十枣汤　红芽大戟(醋制)、甘遂(醋制)、芫花(醋制)。上药各等分,共研细末,每服2g,儿童减半,以大枣10枚煎汤送下,每日1～2次。得快利即停药。

4.雾化吸入　选用复方银黄气雾剂雾化吸入。

(五)分证论治

1.发作期

(1)冷哮证

症舌脉:喉中哮鸣有声,胸膈满闷,咯痰稀白,面色晦滞,或有恶寒、发热、身痛,舌质淡,苔白滑,脉浮紧。

病机分析:寒痰留伏于肺,为诱因所触发,痰气交阻,搏击有声,故喉中哮鸣有声;肺气闭郁不得宣畅,故胸膈满闷,咯痰稀白;阴盛于内,阳气不能宣达,则面色晦滞,形寒肢冷;外寒引动内饮,则感寒易发;若风寒束表,则有恶寒、发热、身痛等表证;舌质淡、苔白滑、脉浮紧为痰饮内伏,外受风寒之象。

治法:温肺散寒,化痰利气。

方药运用:

①常用方:射干麻黄汤加减。药用射干、炙麻黄、干姜、细辛、清半夏、陈皮、紫菀、款冬花、苏子、甘草。

方中射干、麻黄宣肺平喘,豁痰利咽,为主药;辅以干姜、细辛、半夏温肺蠲饮降逆;佐以紫菀、款冬花、陈皮、苏子宣肺化痰止咳;使以甘草调和诸药。诸药合用,重在温化痰饮而降肺气,故能除寒痰哮鸣之症。

②加减:痰壅喘逆不得卧者,合三子养亲汤,也可加葶苈子以降气涤痰;呼吸迫促,张口抬肩者,加厚朴、杏仁宣肺平喘;兼有浮肿者,加车前子、茯苓利水消肿;胸膈满闷者,加桔梗、枳壳行气化痰;若表证明显者,可加桂枝、杏仁配麻黄以疏散表邪。

③临证参考:表寒里饮,寒象明显者,用小青龙汤,酌配杏仁、苏子、白芥子等药。小青龙汤与射干麻黄汤中,麻黄、细辛、干姜等辛散之药,在严寒潮湿地区,用量可稍重,尤其细辛之用量不必拘于"细辛不过钱"之说,可与麻黄、干姜等量用之。若顽痰久踞肺经,哮鸣经久不止,且寒热不显者,可用皂荚丸,亦可在辨证用药基础上,加竹沥、姜汁以"透穴巢之痰";如沉寒痼冷,顽痰不化者,可在密切观察下服用紫金丹以劫痰定喘,但应严格掌握剂量,每次不超过150mg,冷茶送服,忌饮酒,连服5~7日,密切观察服药后反应,不可久服,服药后见呕吐、腹泻等症者应立即停药。

(2)热哮证

症舌脉:喉中哮鸣如吼,气粗息涌,胸膈烦闷,呛咳阵作,痰黄黏稠,面红,伴发热、心烦、口渴,舌质红,苔黄腻,脉滑数。

病机分析:肺内素有热痰蕴伏,外邪侵犯,肺失清肃,上逆而致痰气搏击,则喉中哮鸣如吼,气粗息涌,呛咳阵作;痰热交结,则咯黏稠黄痰;痰火郁蒸,则胸膈烦闷、面赤、口渴;舌质红,苔黄腻,脉滑数均为痰热之象。

治法:清热宣肺,化痰降逆。

方药运用:

①常用方:定喘汤加减。药用炙麻黄、杏仁、黄芩、生石膏、桑白皮、款冬花、清半夏、白果、甘草。

方中麻黄宣肺平喘,配白果敛肺气,化痰浊,定喘嗽,二药一开一收,则使宣散不致太过,收敛不致留邪,制止哮喘发作,共为君药;臣以桑白皮、黄芩、生石膏清泄肺热;佐以杏仁、半夏、款冬花降气平喘,止咳祛痰;使以生甘草调和诸药。九药合用,使痰浊祛而肺气宣,肺热清而喘自平。

②加减:表热甚者,加连翘、薄荷以清热解表;肺气壅实,痰鸣息涌不得卧者,加葶苈子、瓜蒌皮、地龙泻肺降气,化痰平喘;便秘者,加大黄、枳实以通腑利肺;痰黄黏稠难咯者,加用黛蛤散、知母、鱼腥草以清热化痰;痰多色黄胸痛者,加桃仁、薏苡仁、冬瓜仁、芦根以化痰通络。

③临证参考:定喘汤用于痰热郁肺而表证不著者。若肺热内盛,复感外寒,则寒束卫表,出现咳喘无汗、身痛、恶寒发热之外寒内热证,即所谓寒包热哮,可用越婢加半夏汤或大青龙汤。对于寒包热哮,王肯堂《证治准绳·杂病·诸气门·喘》提出未病先治热,进行预防性治疗,"八九月未寒之时,先用大承气汤下其热","至冬寒时无热可包,自不发者是也"。

（3）虚哮证

症舌脉:反复发作,甚者持续哮喘,咯痰无力,声低气短,动则尤甚,口唇爪甲发绀,舌质紫黯,脉弱。

病机分析:哮病反复发作,正气日虚,痰邪深伏,致成难以缓解之虚哮。肺气大损,痰浊泛滥,肺失肃降,故喘促痰鸣,反复发作,甚则持续喘哮;肺肾气虚,故咯痰无力,声低气短,动则尤甚;病久及心,心气、心阳受累,血行瘀滞,故口唇爪甲发绀,舌质紫黯;脉弱为虚。

治法:补肺益肾,化痰活血。

方药运用:

①常用方:生脉散合人参蛤蚧散加减。药用人参、麦冬、五味子、丹参、蛤蚧、茯苓、桑白皮、地龙、陈皮、清半夏、甘草。

肺为主气之脏,肾为纳气之根,今肺肾气虚,以人参大补元气,蛤蚧补肾纳气,共为君药;虚则肺气易于耗散,故臣以五味子、麦冬养阴敛肺;肺主宣肃,为贮痰之器,故佐以桑白皮、陈皮、半夏化痰平喘;肺朝百脉,气虚易致血瘀,故再使丹参、地龙活血,甘草调和诸药。全方肺肾同治,气血同调,使肺有所主,肾有所纳,升降有序,哮喘自平。

②加减:痰多胸闷者,加瓜蒌、桔梗化痰利气;喘甚者,加白果、芡实、罂粟壳敛肺固肾;阳虚者,加肉桂温补肾阳;阴虚者,加熟地黄、山药补肾养阴;气阴将竭者,加山萸肉、龙骨、牡蛎敛汗救阴。

③临证参考:若痰多哮鸣如鼾,声低气短不足以息,咯痰清稀,汗出肢冷,面色苍白,舌淡,脉细,此为痰浊壅盛于上,肾阳亏虚于下,故须温阳补虚,降气化痰,可选苏子降气汤加减;若痰瘀互结,哮喘痰鸣,面色晦黯,爪甲青紫,可选血府逐瘀汤加减;若心肾阳衰、哮鸣甚,以上方送服黑锡丹、蛤蚧粉。黑锡丹内含铅,只宜急救,不宜久服。

2.缓解期

（1）肺气亏虚证

症舌脉:平素自汗、怕风,常易感冒,每因气候变化而诱发哮喘,发病前喷嚏频作,鼻塞流涕,舌苔薄白,脉濡。

病机分析:肺主表卫外,肺气亏虚,故平素自汗怕风,常易感冒,每因气候变化而诱发;外邪从口鼻、皮毛犯肺,故发病前喷嚏频作,鼻塞流涕;舌苔薄白、脉濡为肺气亏虚之象。

治法:补肺益气。

方药运用:

①常用方:玉屏风散合人参定喘汤加减。药用人参、黄芪、白术、防风、半夏、五味子、罂粟壳、甘草。

方中人参、黄芪补肺益气为君;臣以白术、甘草健脾补中,益气血生化之源,以加强君药补肺益气之力;佐以半夏化痰降逆,五味子、罂粟壳敛肺定喘,防风归脾经,开宣散邪,以防收敛太过;甘草调和诸药,兼使药之功。全方扶正不忘祛邪,补肺不忘敛肺,使肺之宣降得复,清肃得司,哮病可愈。

②加减:外感表寒者,加麻黄、生姜祛风散寒;脾气虚者,加茯苓、陈皮健脾益气;兼痰热者,加桑白皮、贝母清热化痰。

③临证参考:本证患者需长期服药,亦可应用丸散缓图之。若平素肺气虚弱突出,或有微喘,易发哮鸣者,可服用人参蛤蚧散,临证时可加地龙等平喘降逆之品。

(2)脾气亏虚证

症舌脉:平素痰多,倦怠乏力,食少便溏,每因饮食失当而引发哮喘,舌苔薄白,脉细缓。

病机分析:脾主生化气血而运湿,脾气亏虚,聚湿生痰,上贮于肺,故平素痰多;脾主肌肉,气虚则倦怠乏力,脾虚不能运化水湿,则食少便溏,每因饮食失当而引发;舌、脉象均为脾虚之征。

治法:健脾化痰。

方药运用:

①常用方:六君子汤加减。药用人参、白术、茯苓、甘草、陈皮、半夏、干姜、细辛、五味子。

方中人参大补元气为君;辅以白术、茯苓、甘草健脾益气,陈皮、半夏燥湿化痰;佐以干姜、细辛、五味子温肺化饮而止喘哮。全方补气而不滞气,行气而不耗气,补中有清,收中有散,促进脾胃运化以建功,温化痰饮哮喘自平。

②加减:兼气滞纳呆、脘胀者,加木香、厚朴、砂仁行气消滞;兼脾阳不振,形寒怕冷,肢冷便溏者,加桂枝温脾化饮。

(3)肾气亏虚证

症舌脉:平素气息短促,动则为甚,腰酸腿软,脑转耳鸣,不耐劳累,下肢欠温,小便清长,舌淡,脉沉细。

病机分析:久病气虚,摄纳失常,气不归元,故气息短促,动则为甚;肾虚精气亏乏,不能充养,故腰酸腿软,脑转耳鸣,不耐劳累;元阳虚衰,故下肢欠温,小便清长,舌淡,脉沉细。

治法:补肾摄纳。

方药运用:

①常用方:金匮肾气丸。药用附子、肉桂、熟地黄、山药、山萸肉、茯苓、泽泻、丹皮。

肾主纳气,方中附子、肉桂温补肾阳,鼓舞肾气,虽为君药,用量宜轻,取其少火生气之义;臣以熟地黄、山药、山萸肉滋补肾阴,阴中求阳;佐以泽泻、茯苓、丹皮泻火渗湿,寓补于泻之中。诸药合用则益火之源,温肾纳气。

②加减:阳虚明显者,加补骨脂、仙灵脾、鹿角片温肾助阳;阴虚明显者,用七味都气丸加麦冬、当归、龟甲胶益肾养阴;肾不纳气,配胡桃肉、五味子、冬虫夏草、紫石英,或合用参蛤散补肾纳气;痰多者,加陈皮、苏子化痰。

③临证参考:由于肺脾肾三脏在生理病理上互有联系与影响,故临床每多错杂并见,表现为肺脾、肺肾气虚,或肺肾阴虚、脾肾阳虚,或肺脾肾三脏皆虚等不同证候,治疗上应区别主次,适当兼顾。

(六)其他疗法

1.中成药

(1)复方川贝精片:每次 3～6 片,每日 3 次。用于寒哮。

(2)止喘灵注射液:每次 2mL,每日 2～3 次,肌内注射。用于哮喘,见有咳嗽、有痰、气喘、气短或伴有胸部胀闷,以及支气管哮喘、喘息性支气管炎而见上述症状者。

(3)止嗽定喘膏、止咳喘热参片、麻杏止咳糖浆、蛤蚧定喘丸。

2.单验方

(1)干地龙研粉,每次 3g,每日 2 次,或装胶囊开水吞送。现已有地龙注射液,每次 2mL,首次用 0.5mL,隔日 1 次,肌内注射。用于发作时主要表现为热证者。

(2)曼陀罗叶制成细卷状,发作时燃吸,可缓解哮喘。

(3)治醋哮方:甘草 60g,去皮,作一寸段中半劈开,以猪胆汁 5 枚,浸 3 日,取出,火上炙干为末,炼蜜为丸。每日 1 次,每次 4 丸,临卧服。适用于每因食用添加醋类的食品而诱发哮病者之预防治疗。

(4)治酒哮方:白矾 30g(研),杏仁 250g。二味同熬,矾溶化将干,取出,摊新瓦上,露一宿,砂锅内炒干。每晚饭后细嚼杏仁 10～15 枚。适用于每因酒精饮入诱发哮病发作者的预防和治疗。

3.食疗方

(1)胡桃肉 1 个,生姜 1 片,每晚同嚼后服下。适用于虚证哮喘,可减少复发。

(2)治盐哮方:豆腐 1 块,加水煮开,加糖少许,每日服 1 碗,不间断服百日。适用于过食咸物而诱发哮病发作者的预防和治疗。

(3)五味子蛋:五味子 250g,水 3.5L,煮 30 分钟,待凉时用新鲜鸡蛋 20 只,浸入汤内,7 天后,待蛋壳变软,即可取服,早晚各 1 只,热水中浸 5 分钟后去壳服下。感冒发热忌服。

4.针灸疗法

(1)体针:发作期取穴定喘、天突、内关。咳痰多加孔最、丰隆。每次选 2～3 个腧穴,重刺激,留针 30 分钟,每隔 5～10 分钟捻针 1 次,每日或间日 1 次。缓解期取穴大椎、肺俞、足三里。肾虚加肾俞、关元;脾虚加脾俞、中脘。每次选 2～3 个穴,用轻刺激,间日治疗 1 次。在发作前的季节施针。

(2)耳针:发作期取定喘、内分泌、皮质下,未发时可埋压豆于脾、肾、内分泌等穴。

5.敷贴法

(1)白芥子敷贴法:白芥子 21g,细辛 21g,延胡索 12g,甘遂 12g,人工麝香 10～15g,均研细末,用姜汁调和,做成小薄圆饼状外贴。夏三伏季节中,分 3 次敷贴肺俞、膏肓、大柱等穴,1～2 小时去之,每 10 日敷 1 次。

(2)三健膏:天雄、川乌、附子、桂心、官桂、桂枝、细辛、川椒、干姜各等分,麻油调熬,加黄丹收膏,摊贴肺俞穴,3 日 1 换。

6.割治疗法　取膻中或手掌(掌侧第二、三或三、四掌骨间)割治,常规消毒,局麻后作 0.5～1.5cm 切口,摘除少量皮下脂肪组织,或在切口周围进行一定的机械刺激,切口处用拔毒膏贴敷,覆盖消毒纱布包扎。一般割治 1～3 次,两次治疗间隔为 7 天,可在原处旁开 1cm 处或另选部位进行。亦可可膻中及鱼际穴(男左女右)。常规消毒后,作 0.3cm 长切口,剪出显露的皮下脂肪后,把酒精消毒的白胡椒剪成楔形埋入穴位,愈后,白胡椒可被溶化吸收。

7.埋线疗法　取穴:定喘,膻中,中府透云门,肺俞透厥阴俞,及孔最、足三里,每次选其中 1～2 穴。选定穴位后,常规消毒,局麻,用埋线钩针或三角缝针穿入羊肠线,快速刺入皮肤,埋于所需深度(皮下组织与肌肉之间),线头不可暴露于皮肤外,针孔涂以碘酒,覆消毒纱布,胶布固定。也可在上述部位埋入少量兔脑垂体代替羊肠线。一般 3~4 次开始见效,每两次间隔 20~30 天,用于反复发作之久哮者,需注意过敏反应。

8.脐疗

(1)方一

取穴:神阙穴。

用药:麻黄 15g,细辛 4g,苍耳子 4g,延胡(醋炒)4g,公丁香 3g,吴茱萸 3g,肉桂 3g。

药物制备:诸药研为细末,瓶贮密封备用。

操作规程:取药适量,用脱脂棉薄裹如小球,塞入患者脐孔内,以手压紧陷牢,外以胶布贴紧。隔 2 天换药 1 次,10 天为 1 个疗程。一般贴药 1~2 个疗程可病愈。

主治:用于寒哮。

注意事项:如贴药未满 1 天,脐孔灼热发痒时,应立刻揭下贴药;过 1~2 天,脐孔不痒时再换药继续贴敷。

(2)方二

取穴:神阙穴。

用药:麻黄、生石膏各 15g,白芥子、甘遂、杏仁、明矾各 15g,米醋 50mL。

药物制备:以上药物共研细末,瓶贮密封备用。用时每次取药末适量,以米醋调和如稠泥状,软硬适度,捏成如弹子大小的药丸备用。

操作规程:取药丸 1 个填入患者脐孔中,按压陷紧,外用胶布固定。填药后 4~6 小时可除去药丸,每天换药 1 次,1 周为 1 个疗程。

主治:用于寒哮。

注意事项:填药后脐部可能有水疱发生,可将药除掉,用热毛巾拭净局部皮肤,再用消毒针将水疱挑破,擦以甲紫药水,以免发生感染。

(3)方三

取穴:神阙穴。

用药:故纸、小茴香各等量。

药物制备:共研成细末,瓶贮密封备用。

操作规程:取药适量纳入脐孔,外用纱布覆盖,胶布固定,每 2 天换药 1 次,10 天为 1 个疗程。

主治:用于虚哮。

(4)方四

取穴:神阙穴。

用药:麻黄 6g,甘遂 6g,生半夏 6g,细辛 2g,甘草 3g,葱白 1 根,生姜汁适量。

药物制备:前 5 味药研成细末,瓶贮密封备用。

操作规程:取药末 3g 与葱白、姜汁共捣烂如泥,敷贴脐部,盖上塑料薄膜,外用胶布固定,每日 1 次,用热水袋热敷 15~30 分钟。

主治:用于热哮。

（5）方五

取穴：神阙穴。

用药：黄芩、地骨皮、车前子各等份,鲜地龙适量。

药物制备：前 3 味药共研细末,备用。

操作规程：取药末 3g 与鲜地龙捣烂为膏,敷于脐部,外用胶布固定,每日 1 次。

主治：用于热哮。

（6）方六

取穴：神阙穴。

用药：炒苏子、炒葶苈子、炒白芥子、生半夏各等份,生姜汁适量。

药物制备：将前 4 味药共研成细末,瓶贮密封备用。

操作规程：取药末 3g 与生姜汁调为糊状,敷于脐上,盖上塑料薄膜,外用胶布固定,每 1～2 日 1 次,热水袋热敷 10～15 分钟。

主治：用于痰浊哮喘。

（7）方七

取穴：神阙穴。

用药：人参 10g,补骨脂 10g,硫黄粉 5g,焦白术 10g,肉桂 5g。

药物制备：上药共研细末,瓶贮密封备用。

操作规程：取药末 3g,用黄酒调成膏状,贴敷脐中,外用胶布固定,1～2 日 1 次,每晚热敷 1 次,每次 15～30 分钟。

主治：用于虚哮。

（8）方八

取穴：神阙穴。

用药：麻黄、吴茱萸、白芥子各 15g,姜汁适量。

药物制备：将前 3 味药共研细末,瓶贮密封备用

操作规程：取药末适量以姜汁调成糊状,塞入患者脐孔内,盖以纱布,胶布固定,每 2 天换药 1 次,6 次为 1 个疗程。

主治：用于寒哮。

（9）方九

取穴：神阙穴。

用药：白芥子 10g,细辛 3g,胡椒 5g。

药物制备：上药共研细末,瓶贮密封备用。

操作规程：取上药末填满脐孔,外用胶布固定,每 1～2 日 1 次,用热水袋热敷 15～30 分钟。

主治：用于寒哮。

（10）方十

取穴：神阙穴。

用药：艾绒适量。

药物制备:将艾绒制成艾炷备用。

操作规程:先用凡士林涂脐中,再用麻纸置于穴上,纸中央放小颗粒青盐,然后用压舌板压平,放置大艾炷。施灸时应根据患者年龄大小、病的久暂、病情轻重、耐受程度而灵活应用。

主治:用于虚喘。

第四节 肺痈

【定义】

肺痈是由风热邪毒蕴滞于肺,热壅血瘀,血腐化脓而成,以发热、胸痛、咯吐腥臭脓血痰为主要临床特征的疾病。

西医学中肺脓肿、化脓性肺炎、支气管扩张、支气管囊肿、肺结核空洞、肺坏疽(已少见)等伴化脓感染而表现为肺痈者,均可参考本节辨证论治。

【病因病机】

感受外邪,或痰热素盛,痰热壅阻肺络,血滞为瘀,痰热与瘀血内郁酝酿成痈,血败肉腐化脓,肺络损伤,脓疡溃破外泄。

(一)病因

1.感受外邪 主要感受风热、风寒之邪。风热病邪,自口鼻或皮毛侵犯于肺,或风寒袭肺,蕴结不解,郁而化热,肺受邪热熏灼所致。

2.饮食劳倦所伤 平素嗜酒太过或恣食辛辣煎炸炙煿厚味,酿湿蒸痰化热,熏灼于肺,若劳倦过度,肺卫薄弱,卫外不固,则外邪乘虚内侵,或内伏之痰热蕴蒸致病,成痈化脓。

3.原有宿痰 肺脏宿有痰热,或他脏痰浊瘀热蕴结日久,上干于肺,成痈化脓;若宿有痰热蕴肺,复加外邪侵袭,内外合邪,则更易引发本病。

(二)病机

1.发病 本病一般发病较急,突然恶寒壮热,咯痰,痰色渐见黄稠。部分患者发病亦可较缓慢。

2.病位 病位在肺。

3.病性 属实热证。温热蕴肺为本病之特点,并贯穿于病程的始终。但热邪亦可耗伤气阴,出现邪实正虚或正虚邪恋之证。

4.病势 总的趋势是初期病在肺卫,逐渐邪热由表入里,壅积于肺,邪实日盛。后期多正虚邪衰,逐渐向愈,亦可正虚邪恋,迁延难愈。如溃后脓毒不净,邪恋正虚,阴伤气耗,每致迁延反复,日久不愈,病势时轻时重,而转为慢性;若溃后大量咯血,则可出现血块阻塞气道,或气随血脱之危候;若脓溃后流入胸腔,则可形成"脓胸"之恶候,预后较差。

5.病机转化 肺痈之病理演变过程有初期、成痈期、溃脓期及恢复期等不同阶段。

(1)初期:风热(寒)之邪侵袭卫表,内郁于肺,或内外合邪,肺卫同病,蓄热内蒸,热伤肺气,肺失清肃。本期以风热熏肺,肺失清肃为特点。

(2)成痈期:邪热壅肺,蒸液成痰,气分热毒浸淫及血,热伤血脉,血为之凝滞,热壅血瘀,蕴酿成痈。本期以热毒壅肺,血瘀成痈为特点。

（3）溃脓期：痰热与瘀血壅阻肺络,肉腐血败化脓,继则肺损络伤,脓疡内溃外泄。本期以血败肉腐,化为痈脓为特点。

（4）恢复期：脓疡溃后,邪毒渐尽,病情趋向好转,但因肺体损伤,故可见邪去正虚、阴伤气耗的病理过程,随着正气的逐渐恢复,病灶趋向愈合。本期以正虚邪衰、阴伤气耗为特点。

【诊断和鉴别诊断】

（一）诊断依据

1.常恶寒或寒战,高热,咳嗽胸痛,呼吸气促,咯吐黏浊痰,继则咳痰增多,咯脓痰或脓血相兼。随着脓血大量排出,身热下降,症状减轻,病情好转,经数周逐渐恢复。若脓毒不净,则持续咳嗽、咯吐脓痰,低热盗汗,形体消瘦,转入慢性过程。

2.多有感受外邪的病史,起病急骤。

3.胸部 X 线或肺 CT 检查有阳性体征。

（二）鉴别诊断

1.痰饮　痰饮咳嗽患者,虽然亦有咳嗽、咳逆倚息、咯痰量多等症,易与肺痈相混。但痰饮咳嗽起病较缓,痰量虽多,每为白色泡沫样,并无腥臭脓痰,亦非痰血相兼,如有发热者,热势不如肺痈者亢盛,且痰饮咳嗽多有反复发作史,结合 X 线检查不难判别。

2.肺痿　肺痿是以肺脏萎弱为主要病变的慢性疾患。起病缓,病程长,患者形体虚弱,多继发于其他疾病,并以虚热、咯吐浊唾涎沫为其特征。肺痈多为实热,结合临床表现可作出鉴别。

3.肺痨　肺痨系感染痨虫所致的肺部慢性消耗性传染性疾患,以咳嗽、咯血、潮热、盗汗、消瘦为主要症状,以肺阴亏损为主要病机。而肺痈则表现为热毒为患,不难鉴别。必要时结合 X 线检查、结核菌素试验等,可进一步明确诊断。

【辨证论治】

（一）辨证要点

1.辨虚实　肺痈的初起及成痈阶段,证见恶寒高热,咳嗽气急、咯痰黏稠量多,胸痛,舌红,苔黄腻,脉洪数或滑数,属于热证、实证;溃脓后,大量腥臭脓痰排出,身热随之渐退,咳嗽亦减轻,但常伴有胸胁隐痛,短气自汗,面色不华,消瘦乏力,脉细或细数无力,属于虚实夹杂之证。

2.辨痰浊　发热、胸痛、咳嗽气急、咯出浊痰等症,为一般外感咳嗽所共有,辨其是否属于肺痈,除着重从起病急骤、热势亢盛、咯痰量多、气味腥臭等辨证为肺痈外,尚可结合对痰浊的观察,"吐在水中,沉者是痈脓,浮者是痰"。

现今观察,肺脓肿患者的痰,留置后可分层,上层为泡沫,中层为清淡液体,下层为坏死组织,与前人所见基本一致。此外,肺痈患者如验口味:初起疑似未真,可以生大豆绞汁饮之,不觉腥味,或用黄豆 1 粒予病人口嚼,不觉豆之气味,即是肺痈。

3.特异性病征　舌下生细粒《外科全生集·肺痈肺疽》载:"舌下生一粒如细豆者……且此一粒,患未成脓,定然色淡,患愈亦消,患笃其色紫黑。"

爪甲紫而带弯肺痈溃后迁延之慢性病变,可见"指甲紫而带弯",指端形如鼓槌(发绀、杵状指)。

验指螺近有验指螺法。肺痈者指螺部分膨胀,称为蛾腹指,与杵状指不同。其程度随病情而消长,可供诊断及预后之参考。

(二)治疗原则

肺痈为实热证,宗"热者寒之"、"实者攻之"的治疗原则,确立清热解毒、化瘀排脓为其基本治疗大法,但病变后期则以扶正为主,或标本兼治。

1.清热解毒　清热解毒法适用于肺痈之全过程,可根据不同阶段及证候表现,分别配合解表、化瘀、排脓及益气养阴等法。

2.化瘀排脓　所谓化瘀,是针对肺痈成痈期及溃脓期瘀血征象明显,而化瘀法是作为辅助治法,促进血流通畅和脓液排出,但对出血量多者,化瘀一法不宜用。所谓排脓,是针对成痈、溃脓阶段而设,有透脓、清脓和托脓三法。透脓方法用于脓毒壅盛,而排脓不畅者;清脓方法即清除脓液;托脓方法主要用于溃脓期,气虚而无力排脓外出者。清代余听鸿《外科医案汇编》强调:"治痈之法,如始萌之时,将一通字著力,通则壅去,壅去可消,肺叶虽坏无几,元气未伤,愈之亦速,故仲戒后学,即速通之"。今人张伯臾指出:"肺痈是热毒,演变常迅速,关键在排脓,痊愈亦较速。"

3.扶正　即扶助正气,用于恢复期或病情迁延,邪恋正虚阶段,一般多以补气、补血和养阴为主。但也有用阳和汤之类温阳散寒法取效的,其辨证着眼点,除了阳虚证候外,其脓血痰由臭变腥,由稠变稀,由红紫变黯淡为关键。

(三)分证论治

1.初期

症舌脉:恶寒或寒战,发热,咳嗽,胸痛,咳则痛甚,胸闷气短,痰白而黏,痰量日渐增多,舌苔薄黄,脉浮数而滑。

病机分析:风热初客,卫表不和,故见恶寒或寒战发热;邪热蕴肺,清肃不行,络脉痹阻,故见咳嗽胸痛,咳则痛甚,胸闷气短;热蒸津液为痰,则见痰白而黏,痰量日渐增多;舌苔薄黄、脉浮数而滑为风热表证之象。

治法:疏风宣肺,清热解毒。

方药运用:

(1)常用方:银翘散加减。药用金银花、连翘、薄荷、淡豆豉、荆芥、牛蒡子、桔梗、杏仁、生甘草、竹叶、芦根。

方中金银花、连翘清热解毒,辛凉透表为君;臣以薄荷、牛蒡子、淡豆豉、荆芥助君药解表散邪;佐以桔梗、杏仁宣肺利咽化痰,竹叶、芦根清热生津除烦;使以生甘草调和诸药。

(2)加减:热势较甚者,加鱼腥草、黄芩清热解毒;头痛者,可加菊花清利头目;咳甚痰多者,加瓜蒌仁、浙贝母化痰止咳;胸痛甚者,加郁金、桃仁化瘀通络。

(3)临证参考:本证应注意宣畅肺气及清热解毒。金银花、连翘用量宜大,金银花可用30~50g,连翘可用15~30g。若初期仅见身热不重、微恶风寒、咳嗽微渴、舌苔薄白、脉浮数等表热轻证,可用桑菊饮治疗。若气分热甚,高热大汗,大烦渴,咯黄稠脓痰,舌苔黄燥,脉洪大有力,可用白虎汤加蒲公英、鱼腥草、金荞麦根、芦根、冬瓜仁、薏苡仁以清热解毒,顿挫病势。

2.成痈期

症舌脉:壮热不退,咳嗽气急,咯吐黄稠脓痰且气味腥臭,胸胁疼痛而难以转侧,烦躁不安,口干咽燥,舌质红,苔黄腻,脉滑数或洪数。

病机分析:邪热入里,热毒内盛,正邪交争,故见壮热不退、烦躁不安;热毒壅肺,肺气膹郁,肺络不和,则咳嗽气急、胸胁疼痛而难以转侧;痰浊瘀热,郁蒸成痈,故咯吐黄稠脓痰且气味腥臭;内热壅盛,津液耗伤,则口干咽燥;舌苔黄腻、脉滑数为痰热内盛之象。

治法:化瘀散结,清热解毒。

方药运用:

(1)常用方:千金苇茎汤合如意金黄散加减。药用苇茎、冬瓜仁、薏苡仁、桃仁、桔梗、黄连、黄芩。

方中苇茎性甘寒轻浮,善清肺热,其茎中空专利肺窍,善治肺痈,为君药;臣以冬瓜仁清热化痰,利湿排脓,能清上撤下,肃降肺气;佐以薏苡仁上清肺热而排脓,下利膀胱而渗湿,桔梗宣肺祛痰,黄连、黄芩清热解毒,桃仁祛瘀散结。

(2)加减:热毒内盛者,加金银花、连翘、鱼腥草、蒲公英、鹿衔草等以清热解毒;痰热郁肺,咯痰黄稠,可加桑白皮、栀子等以清热化痰;热毒瘀结,痰味异臭者,可加服西黄丸,每日2次,每次3～6g吞服,以解毒化瘀;肺伤络痹胸痛者,配乳香、没药、赤芍、郁金以通瘀和络;便秘者,加大黄、枳实以荡涤积热。

(3)临证参考:本期必须用攻其壅塞、清肺消痈之品,剂量宜大,苇茎用量为60～90g,冬瓜仁为30～60g。不宜补益,以免助邪留寇。

3.溃脓期

症舌脉:咯吐脓痰,或如米粥,或脓血相兼,量多,腥臭异常,胸中烦闷而痛,伴有身热、面赤、口渴喜饮,舌红,苔黄腻,脉滑数。

病机分析:血败肉腐,痈脓内溃外泄,故咯吐大量脓痰,或如米粥、腥臭;热毒瘀结,肺络损伤,故有时咯血,或脓血相兼;脓毒蕴肺,肺气不利,故胸中烦闷而痛;热毒内蒸,则身热面赤,烦渴喜饮;脓毒内蕴,热瘀营血,则见舌红或绛,苔黄腻,脉滑数。

治法:清热解毒排脓。

方药运用:

(1)常用方:加味桔梗汤。药用桔梗、金银花、生甘草、贝母、橘红、薏苡仁、葶苈子、白及。

方中桔梗为君药,用量宜大,可消痈排脓;辅以金银花、生甘草清热解毒;佐以贝母、薏苡仁、橘红、葶苈子清肺化痰;白及敛肺止血;生甘草又可和药调中而为使药。

(2)加减:脓出不畅者,加皂角以透脓,亦可口服竹沥;气虚无力排脓者,加生黄芪以扶正托脓;咯血者,加白茅根、藕节、丹皮、生地黄、侧柏叶以凉血止血,同时还可以加鱼腥草、金荞麦根、败酱草,以增强清热解毒排脓之功;便秘者,可加大黄,以泄热通腑;津伤口渴甚者,加麦冬、沙参、百合以养阴生津。

(3)临证参考:此期治疗除应继续清热解毒之外,排脓是否得当,成为治疗成败的关键,不论中西医都十分强调"有脓必排"的原则。由于此期正虚而病情重笃,应注意按脓肿部位,采取适当的体位引流,多做侧身动作,并可轻拍背部,以帮助脓液的排出。若脓毒壅盛,脉症俱实,咯吐腥臭脓痰,胸部胀满难忍,喘不得卧,大便秘结不通,脉滑数有力,此时宜峻下排脓,用桔梗白散(巴豆霜、桔梗、浙贝母),剂量应严格按 1∶3∶3 掌握,散剂每服 0.6g。药后其脓可吐下而出,中病即止。如果过用下利不止,饮冷水一大杯即可。汤剂用两粒巴豆,去内外壳,纱布裹,置入 100ml 冷开水中揉汁成乳白色,去渣,桔梗、浙贝母各 10g,煎水与巴豆汁混合,分 2～3 次口服,如作直肠点滴给药,更为稳妥。本方药性峻烈。体弱者当禁。

4.恢复期

症舌脉:身热渐退,咳嗽减轻,脓痰日渐减少,或有胸胁隐痛,气短,自汗盗汗,心烦,口燥咽干,舌质红,苔黄,脉细数无力。

病机分析:脓毒渐净,故身热渐退,咳嗽减轻,脓痰日渐减少;肺络受伤,溃处未敛,则胸胁隐痛;肺气耗伤,故见自汗、气短;阴虚内热,则见盗汗、低热、心烦、口燥咽干;舌质红,苔黄,脉细数无力,为气阴两伤之象。

治法:养阴补肺,兼清余热。

方药运用:

(1)常用方:沙参清肺汤加减。药用沙参、黄芪、白及、生甘草、桔梗、薏苡仁、冬瓜子。

方中黄芪、沙参益气养阴,托脓生肌为君药;白及敛肺生肌,桔梗、薏苡仁、冬瓜子、生甘草清余热而祛痰排脓,共为佐药,生甘草又能调和诸药,兼使药之功。全方扶正祛邪,共奏养阴补肺,清热消痈等功。

(2)加减:气虚甚者,加太子参,重用黄芪以补气生肌;血虚者,加当归养血和络;阴虚重者,加麦冬、玉竹养阴生津;溃处不敛者,可加阿胶、白蔹以敛补疮口;脾虚食少,便溏者,可配白术、山药、茯苓以健脾;若邪恋正虚,脓毒不尽,咳唾脓血迁延不已,或痰液一度清稀而复转臭浊,病情时轻时重者,仍应重视脓毒的消除,可配伍鱼腥草、金荞麦根、败酱草等解毒排脓之品,以扶正祛邪。

(3)临证参考:患者正虚邪衰,治疗当以养阴益气为主,但应用时不忘清除余邪,以防热毒复萌。对迁延日久,病程在百日以上的慢性患者,经中西医内科治疗,脓腔仍不缩小,纤维组织大量增生,脓腔壁已上皮化或支气管扩张者,可考虑外科手术治疗。

(四)其他疗法

1.中成药

(1)银翘解毒片:每次 9g,每日 2 次,口服。适用于肺痈初期。

(2)感冒退热冲剂:每次 1～2 袋,每日 3 次,开水冲服。适用于肺痈初起,恶寒、壮热、咳嗽咽痛等。

(3)清开灵注射液:每次 20～40ml,加入 10%葡萄糖注射液 200ml 中,每日 1 次,静脉滴注。适用于上呼吸道感染、高热以及热病神昏、中风等。

2.单验方　对成痈、溃脓期肺痈患者可选用:

(1)鲜薏苡仁根适量,捣汁,炖热。每日 3 次,每次 30～50ml,以祛痰排脓。

(2)金荞麦根茎,洗净晒干,去根须,切碎,以瓦罐盛干药 250g,加清水或黄酒 1250ml,罐口用竹箆密封,隔水文火蒸煮 3 小时,最后得净汁约 1000ml,加防腐剂备用。成人每次服 30～40ml,每日 3 次,儿童酌减,如发热、臭痰排而不畅,经久不愈,可采用酒剂。亦可用该药 60g

煎服,每日1～2次。

(3)鲜鱼腥草100g,捣烂取汁,用热豆浆冲服,每日2次。

(4)丝瓜藤尖(取夏秋间正在生长的),折去一小段,以小瓶在断处接汁,一夜得汁若干,饮服。

(5)白菜30g,生蛤壳45g,怀山药30g,共研细末,每日2次,每次3～5g,开水送下,常服。

(6)白及末120g,浙贝母末30g,百合30g,共研细末,早晚各服6g。

3.针灸　壮热不退者,可针刺大椎、曲池、合谷、太冲等穴,用泻法以透邪泄热。

【转归与预后】

本病为实热证,病情演变迅速。如能早期确诊和及时治疗,在初期即可阻断病情发展不致成痈,或在成痈期得到部分消散,则病情较轻,病程亦较短。当痈成溃破后,多数患者随着脓痰的排出,病情渐趋好转,逐渐恢复直至痊愈,预后良好。但在恢复期亦可出现热毒复萌,转为正虚邪恋之证,病情往往迁延难愈。

在溃脓期,如热毒炽盛,脓痰排出不畅,病情亦可逐渐恶化,预后多不良。因此把握好溃脓期治疗是掌握住病情顺逆的转折点。若痈脓溃后,声音清朗,脓痰大量排出,脓血逐渐减少而转为稀薄,臭味变淡,壮热渐退,胃纳增加,脉象平缓,则为顺证;若痈脓溃后,音嗄无力,排脓腥臭不畅,壮热不退,气喘胸痛,甚则鼻翼煽动,烦躁不安,或见爪甲青紫带弯,脉象弦急等,则为逆证。

极少数患者,由于痈脓溃破后大量脓血一时难以排出,阻塞气道,或体虚无力排痰,脓痰窒塞气道,可导致突然窒息,病情险恶。或溃后流入胸腔,持续壮热,形成脓胸,如不及时抢救,预后亦多凶险;或溃后脓毒栓子随血脉入脑,出现高热持续,呼吸困难,气促胸痛,面色苍白或青紫,甚则神志昏迷,脉细数,预后较差。

【预防与康复】

(一)预防

平素体质虚弱或有慢性疾病患者,易感受外邪,应特别注意寒温适度,起居有时。肺有蕴热或平素肺虚者,应避免食用辛辣炙煿食物,严禁烟酒,以免燥热伤肺。根治口腔、上呼吸道疾病;口腔手术和腹腔部手术做好术前术后处理,保持呼吸道通畅,引流顺利;及时取出吸入支气管的异物,防止呼吸道感染;积极治疗皮肤疖痈等肺外化脓性病灶,不对疖痈挤压,可以防止肺痈的发生。

(二)康复

1.药物康复　本病患者康复阶段多表现为气阴两虚,应辨证选用益气养阴之剂,如沙参麦冬汤、生脉散等。胃纳不佳者,可选用香砂六君子丸、香砂枳术丸等。

2.食疗康复

(1)薏苡仁粥:以薏苡仁50g,糯米适量,煮粥食用。

(2)沙参麦冬粥:以南北沙参各15g,麦冬15g,加糯米若干,煮粥食用。

(3)百合粥:以百合50～100g,加少量糯米煮粥食用。

第五节 肺痨

【定义】

肺痨多因体质虚弱,气血不足,痨虫侵肺所致,以咳嗽、咯血、潮热、盗汗、消瘦等症为其临床特征,为有传染性的慢性消耗性疾病。

【病因病机】

(一)病因

1.**感染痨虫** 痨虫传染是形成本病的唯一外因,因直接接触本病患者,痨虫侵入人体而成病。痨虫致病具有以下特点:

(1)具有传染性:如问病、吊丧、看护等,亲属与患者朝夕相处,都是导致感染的条件,可因直接接触传染致病。

(2)病程较长,渐耗肺阴,"发病后积年累月,渐就顿滞,以致于死"。

2.**正气虚弱**

(1)禀赋不足:由于先天素质不强,小儿发育未充,痨虫入侵致病。

(2)酒色过度:饮酒入房,重伤脾肾,耗损精血,正虚受损,痨虫入侵。

(3)忧思劳倦:情志不遂,忧思伤脾,劳倦过度,脾虚肺弱,痨虫入侵。

(4)病后失调:如大病或久病(如麻疹、哮喘等病)后失于调治,外感咳嗽,经久不愈,胎产之后失于调养等,正虚受病。

(5)生活贫困:贫贱窘迫,营养不良,体虚不能抗邪,痨虫入侵。

上述病因,均能导致气血不足,正气虚弱,成为痨虫入侵和发病的根本原因,亦是病情发作或恶化的诱因。

(二)病机

1.**发病** 感染痨虫与正气不足互为因果,外因感染是重要的致病条件,内因正虚是发病的关键。因正气旺盛,感染后不一定发病,正气虚弱则感染后易于发病,而病情之轻重亦往往取决于内在正气之强弱。

2.**病位** 本病病位在肺,病变可影响整体,传及脾肾等脏。肺生气,司呼吸,吸入天之清气,呼出体内浊气,职司卫外,若肺气虚弱,卫外不强,痨虫由口鼻入侵,则首先侵蚀肺体,而致发病,出现干咳、痰中带血、咳呛声哑等肺系症状。由于脏腑之间关系密切,肺病日久可进一步影响到其他脏器,终致肺脾同病,伴见疲乏、食少、便溏等脾虚症状,或肺肾两虚,伴见骨蒸、潮热、男子失精、女子月经不调等肾虚症状,或肝火偏旺,见性急善怒、胁肋掣痛等症,甚或肺虚不能佐心治节血脉之运行,而致气虚血瘀,出现气短、喘急、心慌、唇紫、浮肿、肢冷等症。

3.**病性** 阴虚火旺为主。由于病情有轻重不同,病变发展阶段不同,涉及脏器不一,因此病理性质也有差异。一般说来,初起肺体受损,肺阴亏耗,肺失滋润,故见肺阴亏损之候,继则肺肾同病,兼及心肝,而致阴虚火旺,或因肺脾同病,导致气阴两伤,后期肺脾肾三脏皆亏,阴损及阳,则见阴阳两虚的严重局面。

4.病势 总的趋势是由上及下,始于阴虚,进而阴虚火旺,或气阴两虚,甚则阴损及阳,致阴阳两亏,气血俱虚。

5.病机转化 由于脏腑之间有相互滋生、相互制约的关系,因此,在病理情况下,肺脏局部病变,也必然会影响到其他脏器和整体。

(1)母病及子:肺肾相生,肾为肺之子,肺虚则肾失滋生之源,在肺阴亏损的基础上出现肾亏之证。

(2)子盗母气:脾为肺之母,"脾气散精,上归于肺",肺虚子盗母气则脾亦虚,脾虚不能化生水谷精微,上输以养肺,则肺亦虚,终致肺脾同病,土不生金,肺阴虚与脾气虚两候同时出现。

(3)阴阳气血相互影响:肺喜润而恶燥,痨虫犯肺,阴分先伤,故首见阴虚肺燥之证,阴虚生内热,则为阴虚火旺;或阴伤气耗,则气阴两伤,或阴损及阳而致阴阳两虚。若肺虚不能佐心治节血脉之运行,而致气虚血瘀,则出现瘀血痹阻之候。

【诊断与鉴别诊断】

(一)诊断依据

1.具有潮热、盗汗、咳嗽、咯血、倦怠乏力、身体逐渐消瘦为特征的临床表现。上述诸症可间作,也可相继发生或兼见并存。

2.有与肺痨患者密切接触史。

3.理化检查

结核菌素皮肤试验:对接种卡介苗者,阳性的意义不大;但对未接种卡介苗者,阳性则提示已受结核菌感染或体内有活动性结核病;当呈现强阳性时表示机体处于过敏状态,发病机率高,可作为临床诊断结核病的参考指征。

直接涂片:镜检抗酸杆菌阳性2次;或阳性1次,且胸片显示活动性肺结核病变;或阳性1次加结核分枝杆菌培养阳性1次。

4.胸部X片显示云絮状、云雾状或斑片点状阴影。

(二)鉴别诊断

1.虚劳 肺痨是一种慢性传染性疾病,虚劳病缘于内伤亏损,是多种慢性疾病虚损证候的总称;肺痨病位在肺,不同于虚劳的五脏并重,以肾为主;肺痨的病机主为阴虚,不同于虚劳的阴阳俱虚,可资鉴别。但肺痨晚期发展到"大骨枯槁,大肉陷下"的虚损重症时,又可归属于虚劳的范围。

2.肺痿 肺痨与肺痿有一定的联系和区别。两者病位均在肺,但肺痿是多种慢性肺部疾患后期的转归,如肺痈、肺痨、咳嗽日久,若导致肺叶痿弱不用,俱可成痿。故肺痨的晚期,如出现干咳,咳吐涎沫等症者,即转属肺痿之候。

3.肺痈 肺痈发病急骤,多有高热、恶寒、咳嗽、胸痛等症状,并咯吐大量腥臭的黄绿色脓痰,或痰中带脓血。其病理性质为热毒,与肺痨之慢性衰弱性阴虚病变,不难区别。

4.肺胀 肺胀多由久咳、哮喘等病症日久不愈,出现胸中胀满、痰涎壅盛、上气咳喘、动则尤甚、面色晦暗、唇舌发绀、颜面四肢浮肿等症状;肺痨则以阴虚为主,出现咳嗽、咳血、潮热、盗汗、颧红等症状。

5.肺热喘咳 肺热喘咳起病较急,多见高热寒战,胸痛咳嗽,咯吐铁锈色痰,鼻翼扇动,呼吸困难,病程短,系风热邪毒为患;肺痨病程长,系阴虚病变为主的慢性虚弱性疾患。必要时结合 X 线摄片和痰液涂片等检查,鉴别不难。

【辨证论治】

(一)辨证要点

1.详察主症特点 咳嗽、咯血、潮热、盗汗、胸痛、消瘦是肺痨的主要症状,其特点分别叙述如下。

咳嗽:阴虚者,干咳痰少,咳声轻微短促;气虚者,咳而气短声低,痰清稀。

咯血:多为痰中带血,少数为血痰,亦有大量咯血者。血色鲜红,常夹泡沫痰。小咯血往往是大咯血的先兆,应当警惕。

潮热:多为低热,有时但觉手心灼热。发热每在午后开始,暮夜为盛,晨起热退。热势的增减,提示阴津耗损与来复,是病情恶化与好转的征象。

盗汗:本病盗汗乃虚热蒸逼,津液外泄所致,因此观察盗汗的多少、有无,可测病势进退之机。

胸痛:常有胸部不适或隐痛,其胸痛产生之原因,多为肺阴不足,痰瘀阻滞,络脉失和之故,或因久咳伤络所致。

消瘦:其消瘦往往是逐步发展,不似急性热病之迅速,一般为四肢先行瘦削,渐见颈部纤细,两颧高突,肋骨暴露,精神萎靡。

2.分析病变部位 肺痨病位主要在肺,在病变过程中可累及脾、肾、心、肝等脏。表现为咳嗽,痰中带血,口干咽燥,病位在肺;伴有气短乏力,食少便溏,病位在肺脾;伴有潮热盗汗,五心烦热,病位在肺肾;伴有性情急躁易怒,胸胁掣痛,梦遗失精,病位在肺肝;伴有面浮肢肿,五更泄泻,心悸气短,则病位在肺脾心肾。

3.确定病性 肺痨病理性质以本虚为主,亦可见标实。本虚为阴虚为主,可兼气虚、阳虚;标实为痰浊、瘀血。干咳,口干咽燥,骨蒸盗汗,手足心热,舌红少苔,病性属阴虚;咳而气短,热不著,恶风自汗,神疲乏力,活动时诸症加剧,舌淡脉虚乏力,属气虚;面色㿠白,唇舌色淡,肢冷便溏,五更泄泻,阳痿精冷,属阳虚;咳喘胸闷,咳声不扬,痰色黄或白,舌苔白腻或黄腻,脉滑,属痰浊;胸痛如针刺,咯血色紫黯,面色黧黑,肌肤甲错,舌质紫黯或见瘀斑,则属瘀血。

(二)治疗原则

本病总以正气亏损,痨虫入侵,肺阴耗伤所致,故治疗可遵循《医学正传·劳极》提出的"一则杀其虫,以绝其根本;一则补其虚,以复其真元"两大原则。杀虫是针对病因的治疗,补其虚以复其真元,以提高抗病能力。但补虚培元还要根据受损脏器的不同及病性的差异而恰当辨证治疗。早期以痨虫肆虐蚀肺,肺损阴亏为主,当执滋阴润肺治痨法。中期若肺损及肾,水亏火旺,当执滋阴降火治痨法;若阴伤气耗,肺脾同病,当执益气养阴治痨法。后期久延病重,阴阳两虚,肺脾肾同损,当执滋阴补阳培本法。

(三)分证论治

1.肺阴亏损证

症舌脉:干咳,痰少黏白,或带血丝,咳声短促,胸部隐痛,手足心热,口干咽燥,舌质红,苔薄,脉细数。

病机分析:多因禀赋薄弱,调摄失宜,久病或病后失调,致邪热燥气犯肺,损耗肺阴,痨虫乘虚伤人,使肺阴更伤,肺失滋润,而致干咳,或痰少黏白,咳声短促,胸部隐痛;阴虚内热,故见午后手足心热;久咳或内热损伤肺络,故有时痰中带血;燥热伤肺,津液被灼而口燥咽干;舌红,苔薄,脉细数,均为肺阴不足之象。

治法:滋阴润肺,杀虫止咳。

方药运用:

(1)常用方:月华丸加减。药用生地黄、熟地黄、天冬、麦冬、沙参、百部、獭肝、川贝母、三七、白及、茯苓、山药。

方中以生地、熟地、天冬、麦冬、沙参滋阴清热润肺;百部、獭肝、贝母杀虫润肺止咳;三七、白及以止血;茯苓、山药以资脾胃化源,生津保肺。全方标本同治,共奏滋阴润肺、杀虫清热、镇咳、止血之功。

(2)加减:咳嗽甚者,加杏仁、瓜蒌止咳化痰;胸痛明显者,加郁金行气止痛;咯血者,加仙鹤草、白茅根止血;骨蒸潮热者,加银柴胡、功劳叶、白薇清热除蒸。

(3)临证参考:月华丸寓有培土生金作用,且长于止血和络及杀虫。正如唐容川《血证论·痨瘵》所云,其"义取补虚,而去瘀杀虫兼施,其治乃万全之策"。但需要一提的是,用药时须照顾肺清肃润降的生理特点,以凉润轻宣微苦之品为安,轻宣润降,巧拨宣肃之灵机,切不可浪进辛温燥品,以免劫伤气阴。

2.阴虚火旺证

症舌脉:咳呛气急,咯血,痰少黏白或黄,口干咽燥,午后颧红,潮热,骨蒸,盗汗,舌红或绛,苔薄黄或剥,脉弦细数。

病机分析:此多因肺痨日久,肺之阴虚不复,久而及肾,致肺肾同病,或为青壮之年,纵情恣欲,耗精伤血,而成阴虚火旺之证。肺肾阴伤,虚火上炎,灼津为痰,故咳呛气息,痰少黏白或黄;虚火灼伤血络,则咯血;水亏火旺,则见午后颧红,口咽干燥,潮热骨蒸;阴虚火旺,迫津外泄而盗汗;舌红或绛,苔薄黄或剥,脉弦细数,均为阴虚火旺之象。

治法:滋阴降火,补肺益肾。

方药运用:

(1)常用方:百合固金汤加减。药用生地黄、熟地黄、麦冬、百合、玄参、龟甲、鳖甲、知母、胡黄连、银柴胡、白及、三七。

方中以二地为君,重在滋补肾水,亦能润泽肺阴,生地兼能凉血止血,且滋阴以降火;配百合润肺止咳,麦冬滋肺清热,玄参滋补肺肾之阴,又凉血而降虚火,龟甲、鳖甲、知母养阴清热,胡黄连、银柴胡清热除蒸,白及、三七活血止血。全方合力,使肺肾得滋,阴血得养,虚火降,咳痰止,而诸症自愈。

(2)加减:咳嗽痰黄量多者,加瓜蒌、鱼腥草、黄芩;便秘腹胀者,加大黄、麻仁润肠通便;盗汗明显者,加乌梅、龙骨、牡蛎收敛止汗;咯血量多者,加白茅根、仙鹤草、紫珠草止血。

(3)临证参考:肺肾阴虚,可因肺虚不能制肝和肾虚不能养肝而使肝火偏旺,同时肺虚心火客乘,肾虚水不济火,而使心火上炎。因此,治疗时在滋阴降火、补肺益肾的同时,佐以潜降安神之品,如生龙骨、牡蛎、白芍等。若以骨蒸潮热盗汗为主症者,宜用秦艽鳖甲散。若虚火刑金伤肺络,咯血不止者,可合用十灰散加强止血作用。

3.气阴两虚证

症舌脉:咳嗽无力,气短声低,咯痰清稀,偶有咯血,神疲乏力,自汗盗汗,或食少腹胀便溏,舌质红嫩,苔薄,脉弱而数。

病机分析:肺主气,喜润恶燥,若痨虫侵蚀于肺,先伤肺阴,再耗肺气,气阴亏耗,清肃之令不行,则肺气上逆而咳。肺气虚故咳嗽无力,气短声低,神疲乏力;咳久损伤肺络,故偶有咯血;气虚卫外不固而自汗;阴虚火旺迫津外泄则盗汗;肺虚及脾,子盗母气,则肺脾同病,脾失运化而聚湿生痰,故咯痰清稀;脾气虚,运化无力,则食少腹胀便溏;舌质嫩,苔薄,脉弱而数均为气阴两虚之象。

治法:益气养阴,润肺止咳。

方药运用:

(1)常用方:保真汤加减。药用人参、白术、茯苓、生甘草、炙黄芪、五味子、生地黄、熟地黄、天门冬、麦门冬、生白芍、地骨皮、莲子心、百部、白及、当归。

方中人参、白术、茯苓、五味子、生甘草、炙黄芪补益肺脾之气;生地、熟地、天冬、麦冬养阴润肺;白芍、当归滋阴养血;莲子心清心除烦;地骨皮退虚热;百部、白及补肺杀虫。

(2)加减:阴伤明显,潮热骨蒸者,加银柴胡、龟甲、鳖甲滋阴退热;咳嗽剧,痰多色白者,加紫菀、款冬花止咳化痰;气虚明显,汗出较多者,加浮小麦、牡蛎收敛止汗;夹有湿盛症状,配半夏、陈皮燥湿化痰;咯血较著者,加山萸肉、仙鹤草、三七等合补气药以摄血;脾虚,便溏食少,腹胀明显者,加谷芽、鸡内金、橘白等甘淡健脾,忌用地黄、阿胶、麦冬等滋腻药。

(3)临证参考:保真汤长于补气益阴清热,主治三阴交亏,气阴两伤之形疲体倦、咳而短气、劳热骨蒸等。若气阴两虚,干咳,咽燥咯血,肌肉消瘦,且肺病及脾,子盗母气,肺脾两虚,食少腹胀,便溏,面浮神倦,咳而气短,痰多清稀者,可选参苓白术散健脾益气,培土生金。对脾阳虚,土不生金的肺痨,治以补脾益气,可用补中益气汤加减。对胃阴虚,虚火灼金的肺痨,当滋阴养胃,壮水制火,可选益胃汤、沙参麦冬汤等。对于脾虚生湿者,又当根据寒热之不同,分别予以清热利湿,温化寒湿之品。

4.阴阳两虚证

症舌脉:咳逆喘息,痰呈泡沫状或夹血,形寒自汗,声嘶音哑,形体消瘦,或有浮肿、腹泻等症,舌质淡而少津,苔光剥,脉微数或虚数无力。

病机分析:此型多为肺痨经久不愈,阴损及阳而致,多属本病的后期危证。肺虚气逆,则咳逆喘息,痰呈泡沫状;肺络受损,则痰中带血;脾肾阳虚,则形寒自汗,或有浮肿、腹泻等症;肺肾阴虚,声道失润,故形体消瘦,声音嘶哑;舌质淡而少津,苔光剥,脉微数或虚数无力,均为阴阳两虚之象。

治法:滋阴补阳,培元固本。

方药运用:

(1)常用方:补天大造丸加减。药用人参、黄芪、白术、山药、茯苓、当归、白芍药、熟地黄、枸杞子、紫河车、龟甲、鹿角、远志、酸枣仁。

方中人参、黄芪、白术、山药、茯苓补脾肺之气;当归、白芍、熟地、枸杞子培育阴精;紫河车、龟甲、鹿角阴阳并补,厚味填精;远志、酸枣仁宁心安神。

(2)加减:肾虚气逆喘息,配冬虫夏草、诃子、钟乳石摄纳肾气;阴虚偏重者,加麦冬、五味子滋阴补肾;心悸气短者,加紫石英、丹参镇心安神;浮肿者,加猪苓、茯苓、车前子利水渗湿;五更泄泻者,加肉豆蔻、补骨脂温肾暖脾;身体大肉尽脱者,加阿胶、猪脊髓填精补血。

(3)临证参考:本证属肺痨后期,正气耗竭,阴阳并亏,因此处方用药应掌握以下几点:一是本着"有胃气则生,无胃气则死"的原则,注意患者的食纳情况,分别采取平补或峻补法。若杳不思食,再用滋补峻剂,不仅无效,反增痞满呕恶,即使胃纳尚好,进补剂时,亦应佐以健运脾胃之品,如砂仁、陈皮、焦谷芽、焦麦芽等。二是补剂既要持平,又要有所侧重。如阴虚为主者,补阳药宜减,以防虚火上浮;阳气偏虚者,滋阴药应减,以免阳气虚陷而洞泄。三是不能忘记祛邪,同时抗痨杀虫。

5.瘀血痹阻证

症舌脉:咳嗽咯血不止,血色暗而有块,胸痛如刺,午后或夜间发热,肌肤甲错,面色黧黑,身体消瘦,舌质黯或有瘀斑,脉涩。

病机分析:此证多因忧郁伤肝,肝气郁滞,气滞则血行滞涩,或因伤湿、暴饮、房事不节,劳役过度等原因,导致营卫失和,气机阻滞,经络阻塞,瘀血内停,复感痨虫而发。瘀阻肺络,可见咳嗽咯血不止,血色暗而有块,胸痛如刺;瘀积化热,耗伤阴津,故见午后或夜间发热;血瘀内阻,新血不生,无以荣于肌肤,故肌肤甲错,面色黧黑,身体羸瘦;舌质黯或有瘀斑,脉涩,皆为瘀血痹阻之象。

治法:活血祛瘀生新。

方药运用:

(1)常用方:大黄䗪虫丸加减。药用大黄、䗪虫、桃仁、丹参、生地黄、白芍药、杏仁、黄芩、百部、生甘草。

方中大黄、䗪虫攻下瘀血,以通其血脉,大黄并能凉血泄热,共为君药;桃仁、丹参助君药活血祛瘀,通络行血为臣;生地黄、白芍药滋阴养血,杏仁开宣肺气,通利气机,黄芩配大黄、生地清瘀热,百部止咳杀虫共为佐药;甘草和中补虚,使祛瘀而不伤气,并调和药性为使药。

(2)加减:咯血不止,色黯有块者,加三七、郁金、花蕊石化瘀止血;午后低热,盗汗者,加秦皮、地骨皮、银柴胡退虚热;胸痛明显者,加丝瓜络、郁金、延胡索理气止痛;口燥咽干者,加沙参、麦冬养阴润燥。

(3)临证参考:肺痨由瘀血致虚,或虚而兼瘀血之证者亦每有所见,临证时当辨其有无瘀血。若属因瘀血致虚者,当活血祛瘀以生新;若属虚而兼有瘀血者,当先祛其瘀,后补其虚,或用攻补兼施之法。

(四)其他疗法

1.中成药

(1)养阴清肺糖浆:每次 20ml,每日 2 次。适用于阴虚肺燥,咽喉干痛,干咳少痰,或痰中带血。

(2)阿胶:每次 3~9g。每日 2 次,口服。适用于阴血不足,肺燥咳嗽、咯血等症。

2.单验方

(1)白及散:白及、百部、牡蛎、炮穿山甲等分研粉,如病灶有活动,百部加倍,每服 3～5g,每日 2～3 次。

(2)羊胆,烘干,研粉装胶囊,每服 1 粒,每日 3 次。

(3)宁肺散:百部、白及、三七。上药等量研末,每服 1.5g,1 日 2～3 次。具止咳止血功效。

(4)大蒜对于肺痨颇有效验,内服外用均可,或每次以 30g 佐餐,每日 3 次,或以鲜大蒜泥,置纱布上贴双涌泉穴 20～30 分钟,局部疼痛时取下。

(5)野百合、款冬花各 90g,蜂蜜 300g,共煎成膏,分为 40 次量。每日 3 次,开水送服。

3.外治法

(1)净灵脂、白芥子各 15g,生甘草 6g,研末,大蒜泥 15g 同捣匀,入醋少量,摊纱布上,敷颈椎至腰椎夹脊旁开 1 寸半,约 1～2 小时皮肤灼热感去之。每 7 日 1 次(《理瀹骈文》,原方有白鸽黄粪 15g,麝香 0.3g)。

(2)五倍子、飞辰砂敷脐治疗肺痨盗汗:取五倍子粉 2～3g,飞辰砂 1～15g,加水成糊状,涂在塑料薄膜上敷于脐窝,用胶布固定,24 小时为 1 次。

4.针灸

(1)体针:选太渊、肺俞、膏肓、足三里、三阴交、太溪等主穴。肺阴亏损配照海;阴虚火旺配合谷、行间;气阴两虚配脾俞、胃俞、气海;潮热配尺泽、鱼际;盗汗配阴郄;咯血配孔最;遗精配志室;经闭配血海。毫针刺,用补法。

(2)耳针:选肺区敏感点。脾、肾、内分泌、神门等,可用毫针轻刺激,留针 15～30 分钟,隔日 1 次,10 次为 1 疗程。

(3)穴位注射:结核穴、中府、肺俞、大椎、膏肓、曲池、足三里等穴,选维生素 B_1 注射液 100mg 或链霉素 0.2g,每次选择 2～3 穴,轮流使用。

【转归与预后】

肺痨的转归与预后,主要取决于正气的盛衰。正气较强,加以合理的治疗与适当的调养可逐渐恢复正常,正气较弱,正邪相持不下,病势起伏,形成慢性迁延;若正气大亏,病邪迅速向肺以外传变,形成新的病变;同时由肺之虚而逐渐损及脾肾心肝,形成五脏亏损。总之,增强患者体质,早期诊断,早期治疗,阻止病情恶化,是预后好坏的关键。

【预防与康复】

(一)预防

1.防止传染 本病是一种传染性慢性疾病,加强卫生宣传教育工作,提高群众对肺痨发病原因及传播途径的认识,掌握防治知识,自觉养成不随地吐痰的习惯。对肺痨患者应做好隔离预防工作,饮食用具应分开使用,注意消毒,以避免接触传染。

2.未病先防,已病防变,早期发现,及时治疗 对易患人群,可进行普查,一经发现要及时治疗,以防延误病情。已病的患者,不但要劝其耐心接受药物治疗,还须重视摄生,戒酒色,节起居,并适当采用饮食疗法、体育疗法等。以便早日康复,并预防病变的复发。

3.增强体质 正常人群平素要保养正气,并可用扶助正气的药物,使正气强盛,即使接触肺痨患者也不发病,或发病较轻,不治自愈。

（二）康复

1.药物康复　在康复阶段,可继续辨证选用益气养阴、活血祛瘀的方药。如生脉散、麦门冬汤、参苓白术散、六味地黄丸、桃红四物汤等。

2.食疗康复

(1)百合粥:鲜百合 30～50g,粳米 50g,煮熟即可,食时放入冰糖适量调匀,晨起作早餐食之。适用于肺阴不足者。

(2)珠玉二宝粥:先将生山药 60g、生薏苡米 60g 捣成粗渣,煮至烂熟,再将柿霜饼 24g 切碎,调入融化,随意食之。适用于气虚不复者。

(3)桃仁粥:桃仁(去皮实)100g,取汁和粳米同煮粥食。适用于瘀血残留者。

3.自我疗法

(1)气功疗法:作正卧位内养功。通过平卧、放松、入静、意守、调息等,可调整脏腑,平衡阴阳,对改善患者的症状,提高机体抗病能力等,有一定的积极作用。

(2)推拿疗法:取手太阴肺经的尺泽、列缺、太渊等穴,用按、掐、揉等方法,可达到调理肺气,疏通经络,清热和中,止咳化痰的作用。

第三章　心脑病症

第一节　心悸

一、定义

心悸包括惊悸和怔忡,是指由气血阴阳亏虚,心失所养,或痰瘀阻滞心脉,邪扰心神所致,患者自觉心中悸动,惊惕不安,甚则不能自主的病证。常伴有气短,胸闷,甚则眩晕,喘促,脉象或迟或数,或节律不齐。其中因惊恐、劳累而发,时发时止,不发时如常人,其证较轻者,为惊悸;并无外惊,每由内因引起,自觉终日心中惕惕,稍劳即发,病来虽渐,但全身情况较差,病情较为深重者,为怔忡。惊悸日久不愈,可发展为怔忡。

二、病因病机

(一)病因

1.感受外邪　风寒湿邪,侵袭体表,痹阻经脉,内舍于心,发为心悸。

2.情志所伤　恼怒伤肝,肝气郁滞,日久化火,气火扰心则心悸;若气滞不解,久则血瘀,心脉瘀阻,亦可心悸;忧思伤脾,阴血亏耗,心失所养则心悸;脾胃受损,运化失司,酿生痰湿,痰浊阻络亦可致心悸;突受惊恐,心神慌乱,不能自主亦可发为心悸。

3.饮食失调　过食肥甘醇酒,损伤脾胃,运化失司,湿聚成痰,日久痰浊阻滞心脉,或气血生化乏源,心失所养,均可心悸。

4.劳欲过度　房劳过度,损耗肾精,精血亏虚,心失所养;或烦劳不止,劳伤心脾,心气受损,均可发生心悸。

5.他病失养　咳喘日久,心肺气虚,或肺虚及肾,心肾虚衰可引发心悸;水肿日久,或中阳不运,水饮内停,继而水饮凌心而心悸;温热病邪,稽留不除,扰乱心神,可致心悸;急性大出血或长期慢性失血均可致心血亏虚,心失所养而引起心悸。

(二)病机

1.发病　因外感、惊恐、失血等引发者,一般发病较急,其他则发病较缓,遇诱因常反复发作。

2.病位　主要病位在心,但涉及肝、脾、肺、肾诸脏。

3.病性　以虚为主,本虚标实。本虚主要为气、血、阴、阳不足,心失所养;标实为气滞血瘀、痰浊水饮、火热毒邪等扰乱心神。

4.病势　早期主要是心之气血阴阳亏虚,气滞、血瘀、痰浊、热毒等实邪阻滞心络,扰乱心神;日久心病可及脾、肺、肾等其他脏腑,病机复杂,病情加重。

5.病机转化　心悸以虚为主,其病机转化主要与脏腑气血阴阳亏虚的程度有关。如心气虚可进一步发展为心阳虚,心血虚可进一步发展为心阴虚,心阴虚日久致心肾阴虚,心阳虚日久可致肾阳虚等等;阴损及阳或阳损及阴,又可致气血不足,气阴两虚,阴阳俱损等。由于脏腑功能失调,水饮、痰浊、瘀血内生,阻滞脉络,或郁而化热,扰乱心神等,都可因虚致实,形成虚实夹杂之证。至晚期五脏俱损,心阳暴脱,可出现厥脱、抽搐等危候,甚至死亡。

三、诊断与鉴别诊断

(一)诊断依据

1.自觉心搏异常,或快速或缓慢,或跳动过重,或忽跳忽止,呈阵发性,或持续不解,神情紧张,心慌不安。

2.伴有胸闷不适、心烦寐差、颤抖乏力、头晕等症。中老年患者,可伴有心胸疼痛,甚则喘促,汗出肢冷,或见晕厥。

3.可见数、促、结、代、缓、迟等脉象。

4.常有情志刺激,惊恐,紧张,劳倦,饮酒等诱发因素。

5.血常规、血沉、抗"O"、T_3、T_4 及心电图,X线胸部摄片,测血压等检查,有助于明确诊断。

(二)鉴别诊断

1.胸痹　胸痹虽有胸中窒闷不舒、短气,但以心痛为主要症状,心电图上多有 ST 段改变。而心悸仅以自觉心跳剧烈,胸中不适,惊惕不安,不能自主为特征,心电图上多有心律异常改变。

2.奔豚　奔豚发作时亦觉心胸躁动不安,但发自少腹,上下冲逆;而心悸系心跳异常,发自于心。

四、中医论治

(一)治疗原则

该病的治疗应分虚实论治。虚证分别采用补气、养血、滋阴、温阳治法;实证则应用祛痰、化饮、清火、行瘀治法。但该病以虚实夹杂为多见,且虚实的主次、缓急各不相同,所以治疗应当兼顾,虚证为主者以扶正为主,兼以祛邪;实证为主者,以祛邪为主,兼以扶正。另外,对于此病来讲,还有心神不宁的病理特点,所以,尚应酌情配合安神宁心或镇惊安神之品。

（二）分证论治

1.心虚胆怯

症状：平素心虚胆怯之人，突受惊恐或登高涉险，致心悸神慌，不能自主，渐至稍惊则心悸不已。症见善惊易怒，坐卧不安，稍寐多梦，睡眠易惊醒，舌苔薄白或如常，脉动数或虚弦。

治法：益气养血，镇惊安神。

方药：平补镇心丹加减。

组成：方用人参20g，五味子20g，山药30g，天冬12g，生地黄12g，熟地黄12g，肉桂9g，远志30g，茯苓30g，酸枣仁30g，龙齿30g（先煎），朱砂0.1g（水沸入药，不可久服）。

加减：兼心阳不振，肉桂易桂枝，加附子；兼心血不足加阿胶、何首乌、龙眼肉；心气郁结，心悸烦闷，精神抑郁，加柴胡、郁金、合欢皮、绿萼梅；气虚夹湿，加泽泻，重用术、苓；气虚夹瘀加丹参、桃仁、红花、川芎；自汗，加麻黄根、浮小麦、山萸肉、乌梅。

2.肝郁血虚

症状：患者多因精神刺激、思虑郁怒、气郁化火、阴血暗耗。症见心悸，时发时止，受惊易作，胸闷烦躁、失眠多梦，苔白，脉弦细。

治法：疏肝解郁，养血安神。

方药：方用逍遥散和归脾汤加减。

组成：方中柴胡12g，当归20g，白芍12g，龙眼肉15g，人参15g，黄芪20g，白术15g，甘草6g，酸枣仁30g，茯苓20g，远志15g，木香9g，薄荷12g，煨生姜9g。

加减：兼阳虚（汗出肢冷），加附子、煅龙牡、浮小麦、山萸肉；兼阴虚，加沙参、玉竹、石斛；纳呆腹胀，加陈皮、谷麦芽、神曲、山楂、鸡内金；失眠多梦，加合欢皮、夜交藤、莲子心；热病后期损及心阴，合生脉散。

3.心虚火旺

症状：心悸易惊，心烦失眠，头晕目眩，耳鸣、口燥咽干，五心烦热，盗汗，急躁易怒，舌红少津，苔少或无，脉细数。

治法：滋阴降火，养心安神。

方药：天王补心丹合朱砂安神丸加减。

组成：生地20g，玄参15g，天冬10g，麦冬15g，当归10g，丹参10g，人参10g，茯苓15g，朱砂0.1g（水沸入药，不可久服），柏子仁15g，炒枣仁30g，远志15g，五味子20g，桔梗10g，黄连9g。

加减：肾阴亏虚，虚火妄动遗精腰酸，加知母、黄柏、龟板、熟地；阴虚兼瘀热，加赤勺、丹皮、桃仁、红花、郁金。

4.心阳不振

症状：心悸不安，胸闷气短，动则尤甚，面色苍白，形寒肢冷，舌淡苔白，脉象虚弱或沉细无力。

治法：温补心阳，安神定悸。

方药：桂枝甘草龙骨牡蛎汤合参附汤。

组成:桂枝 15g,附子 10g(先煎),人参 10g,黄芪 15g,麦冬 15g,枸杞 12g,炙甘草 15g,煅龙骨 15g,煅牡蛎 15g。

加减:形寒肢冷,重用人参、黄芪、附子、肉桂(温阳散寒);大汗出,加黄芪、煅龙牡、山萸肉、浮小麦,或用独参汤;水饮内停,加葶苈子、五加皮、车前子、泽泻;夹瘀血,加桃仁、红花、赤勺、川芎;阴伤,加麦冬、玉竹、枸杞子、五味子;心阳不振,心动过缓(窦房结功能低下),加炙麻黄、补骨脂、细辛,重用桂枝,或用麻黄附子细辛汤合四逆汤。

5.水饮凌心

症状:心悸眩晕,胸闷痞满,渴不欲饮,小便短少,或下肢浮肿,形寒肢冷,伴恶心,欲吐,流涎,舌淡胖,苔白滑,脉象弦滑或沉细而滑。

治法:振奋心阳,化气行水,宁心安神。

方药:苓桂术甘汤加减。

组成:泽泻 10g,猪苓 10g,车前子 15g,茯苓 10g,桂枝 15g,炙甘草 10g,人参 10g,白术 10g,黄芪 15g,远志 10g,茯神 15g,酸枣仁 30g。

加减:恶心呕吐,加半夏、陈皮、生姜;肺气不宣,肺有水湿,见咳喘、胸闷,加杏仁、前胡、桔梗、葶苈子、五加皮、防己;兼瘀血,加当归、川芎、刘寄奴、泽兰、益母草;肾阳虚衰,不能制水,水气凌心(心悸、喘咳、不能平卧,尿少浮肿),用真武汤加猪苓、泽泻、五加皮、葶苈子、防己。

6.瘀阻心脉

症状:心悸不安,胸闷不舒,心痛时作,痛如针刺,唇甲青紫,舌质紫暗或有瘀斑,脉涩或结或代。

治法:活血化瘀,理气通络。

方药:桃仁红花煎加减。

组成:桃仁 10g,红花 10g,丹参 15g,赤芍 10g,川芎 10g,延胡索 10g,香附 10g,青皮 9g,生地 20g,当归 15g,桂枝 10g,炙甘草 10g,生龙牡各 30g(先煎)。

加减:因虚致瘀,气虚者,加黄芪、党参、黄精;血虚者,加何首乌、枸杞子、熟地黄;阴虚者,加麦冬、玉竹、女贞子;阳虚者,加附子、肉桂、淫羊藿;络脉痹阻,胸部窒闷,加沉香、檀香、降香;胸痛甚,加乳香、没药、蒲黄、五灵脂、三七粉;夹痰浊,见胸满闷痛,苔浊腻,加瓜蒌、薤白、半夏、陈皮。

7.痰火扰心

症状:心悸时发时止,受惊易作,胸闷烦躁,失眠多梦,口干苦,大便秘结,小便短赤,舌红,苔黄腻,脉弦滑。

治法:清热化痰,宁心安神。

方药:黄连温胆汤加减。

组成:黄连 10g,山栀 10g,竹茹 6g,半夏 10g,胆南星 10g,全瓜蒌 10g,陈皮 10g,生姜 6g,枳实 10g,远志 10g,石菖蒲 10g,酸枣仁 30g,生龙牡各 30g(先煎)。

加减:痰热互结,大便秘结,加大黄;火郁伤阴,加天麦冬、玉竹、天花粉、生地黄;兼脾虚,加党参、白术、谷麦芽、砂仁。

（三）特色治疗

1.专方专药

(1)宁心饮:枸杞子10g,何首乌10g,丹参15g,珍珠母30g,石菖蒲10g,莲子心6g。

(2)宁心定悸汤:白参8g,麦冬15g,五味子5g,柴胡10g,黄芩10g,枳实10g,竹茹10g,陈皮10g,茯苓15g,法夏10g,丹参10g,郁金10g,全瓜蒌10g,炙远志6g,紫石英15g,炙甘草10g。

加减:伴见肝郁化火之证者,可加山栀子、川连;若伴见善惊易恐者,可加珍珠母、牡蛎、龙骨等重镇安神之品;若为病毒性心肌炎所致,可加重楼、苦参、虎杖等清热泄毒,祛邪护心;心气不敛,加柏子仁、酸枣仁养心安神;瘀象明显者,加鸡血藤、炙水蛭等活血通络。

(3)平律合剂:炙黄芪15～30g,葛根15g,防己15g,丹参20g,苦参20g。

(4)黄连温胆汤加减:半夏9g,茯苓15g,陈皮12g,枳实12g,黄连12g,栀子12g。

加减:若兼见脾虚神疲者,加用党参、砂仁以益气醒脾;失眠多梦较甚者,加用夜交藤以养心安神;如兼见气滞血瘀、痹阻心脉,则加丹参、葛根、甘松、当归以加强行气活血之力;胸痛明显者,加延胡索以止痛;大便秘结者,加生大黄;若兼湿阻中焦、脘腹胀满不适者,合用石菖蒲以取化湿和胃之功。

(5)参术汤:太子参18g,玉竹30g,麦冬12g,苦参12g,生龙牡各15g,连翘15g,丹参18g,炒赤芍12g,佛手片6g,生甘草6g。

(6)补心丹:生地黄15～20g,麦冬、西洋参、当归、玉竹、茯苓各8～15g,丹参10～15g,五味子5～10g,远志、酸枣仁、柏子仁各8～10g,磁石10～30g。

加减:心火旺盛、心中烦热、口干苦较甚者加黄连2～3g,胸闷胸痛酌加红花、桃仁、郁金各10g,气滞者加香附10g。

(7)参松寄生汤:太子参12～20g,丹参15～30g,桑寄生15～20g,甘松12～30g。

加减:气虚明显者太子参改为党参12～15g;属气阴两虚者,加生脉散;胸阳不振者,加瓜蒌薤白半夏汤。

(8)柴胡三参饮:柴胡10g,法半夏10g,党参10g,丹参15g,苦参10g。

2.穴位贴敷　吴茱萸穴位贴敷法治疗缓慢性心律失常。给予吴茱萸内关、心俞贴敷,每日1次。

3.耳穴贴压　先用75%乙醇做耳郭局部消毒,再取麝香胶布剪成方形小块,中心粘经消毒处理后的生王不留行籽1粒。对准耳穴贴压后,再用手指按摩1～3分钟,其强度以患者能耐受即可,患者每日自行按压3～5次,每次3分钟。

4.三步针罐疗法　该法适用于颈胸综合征所引起的心律失常。第1步,用30号2.0寸毫针直刺双侧中平穴(系平衡针灸学穴名,位于外踝最高点与外膝眼连线的中点)1.5～1.8寸;双侧后溪穴直刺0.3～0.5寸;向鼻根方向斜刺整脊穴(系平衡针灸学穴名,前正中线上,位于印堂穴与前发际连线的中点)1.0～1.5寸;上述诸穴得气为度,嘱患者深呼吸,并作对抗性颈项活动2分钟。第2步,根据患者的证型,用30号1.5寸毫针针刺各配穴,采用平补平泻法,得气为度;然后针刺双侧颈夹脊穴,入针0.8～1.2寸,以得气并向肩部传导为度,再用KWDⅡ-808型电针仪,行双侧对称性疏密波脉冲刺激20分钟。第3步,取针后,在阿是穴(项背部压痛点、颈项条索状硬节处)行刺络拔罐,令出血 3～5mL,1 次/天,10 次为 1 个疗程,疗程间隔 2 天,治疗期间停用一切药物,治疗 3 个疗程。

5.单方验方　苦参 30g,水煎服,治疗快速型心悸有效;甘松 9～12g,水煎服,治疗心脉跳动节律不齐;补骨脂 30～60g,水煎服,治疗心脉跳动过缓;苦参、益母草各 30g,甘草 9g,水煎服,1 日 1 次,可以减慢心脉跳动过速。

6.中成药

(1)稳心颗粒:一次 9g(1 袋),一日 3 次。适用于气阳两虚,心脉瘀阻所致的心悸不安,气短乏力。

(2)参松养心胶囊:一次 3 粒,一日 3 次。

(3)芪参益气滴丸:一次 0.5g,一日 3 次。

(4)复方丹参滴丸:一次 10 粒,舌下含服,一日 3 次。

(5)参仙升麦口服液:一次 20mL,一日 2 次。

7.穴位注射　主穴取心俞、厥阴俞,气虚加足三里。先将红花注射液抽入注射器内,根据所取部位,选择 0.45×16 RWLB 型针头套于针管上。穴位处皮肤用 75% 乙醇消毒后,右手持针快速刺入,插到胸椎椎体时缓慢提插,患者有酸胀感且向胸前扩散后,回抽如无回血即可将药液慢慢注入,每穴注射 1mL。隔日 1 次,2 个月为 1 个疗程。

8.体外按摩

(1)压内关:以一手拇指指腹紧按另一前臂的内关穴位(手腕横纹上二指处,两筋之间),先向下按,再作向心性按压,位置不移动,两手可交替进行。在纠正心律不齐时,对心动过速者,手法要由轻渐重,同时可配合震颤及轻揉;对心动过缓者,需用强刺激手法。平时按摩,可采用按住穴位,左右旋转各 10 次,然后紧压 1 分钟。

(2)抹胸:以一手掌紧贴左胸部由上向下按抹,两手交替进行。每拍按抹一次,节拍 4×8。操作时不宜隔太多衣服按抹,以免影响效果。

(3)拍心:用右手掌或半握拳拍打心前区。每拍拍打 1 次,节拍 4×8。拍打时应注意拍打轻重,以患者感觉舒适为宜。在进行以上按摩时,要求腹式呼吸,不要憋气。思想集中,用意识引导按摩活动,并尽可能与呼吸相配合。每日按摩 1 次,1 个月为 1 个疗程,总疗程为 3 个月。

9.针刺

(1)穴位组方 1(内关、郄门、人中、足三里);2(内关、膻中、三阴交);3(心俞、膈俞、肾俞)。缓慢型病态窦房结综合征用 1、3 组穴;快慢交替性病态窦房结综合征用 2、3 组穴。手法要点:针刺 1、2 组穴时,患者仰卧位;针刺 3 组穴时,取俯卧位。用 1.0～2.0 寸毫针,采用捻转提插补法或平补泻法为主,要求徐徐得气,以弱或中等强度针感为主,各穴得气后持续施术守气 1 分钟,留针 15～20 分钟。具体操作:内关、郄门、足三里穴,直刺缓入 0.5～1.0 寸,施小幅度捻转提插补法,令针感向上传导;人中穴向鼻中脆斜刺 0.5 寸,并单向捻转 180°,施小幅度提插平补平泻法,频率为每分钟 120～150 次;膻中穴向下 30°斜刺 1.0 寸,施捻转泻法;三阴交穴直刺入针 0.8～1.0 寸,施捻转提插平补平泻法,令针感向上传导;心俞、膈俞、肾俞穴 75°斜刺 1.0～1.5 寸,心俞、肾俞穴用捻转补法,膈俞穴用捻转提插平补平泻法,均令针感向深部传导。

(2)主穴:心俞厥阴俞、内关、足三里。配穴:心阴虚加三阴交或太溪;心阳虚加关元或气海;心阴阳两虚加三阴交及关元穴;痰瘀闭阻型加膻中、丰隆、肺俞;心律失常用至阳配内关,神道配间使,心俞配至阳、内关穴;心律失常根据分型加用不同的配穴,以上三组交替使用。

10.食疗

(1)万年青茶。

组成:万年青 25g,红糖适量。

用法:将万年青加水 150mL,煎至 50mL,滤出汁。反复两次。将二汁混合,加入红糖,1 日内分 3 次服完。每日 1 剂,连用 1 周。

功效:活血化瘀止痛。

主治:心律失常,属心血瘀阻型,心悸不安,胸闷不舒,心痛时作,舌质紫暗有瘀点,脉涩或结代。

(2)枣仁粳米粥。

组成:酸枣仁 15g,粳米 100g。

用法:酸枣仁炒黄研成细末。将粳米煮粥,临熟下酸枣面,空腹食用。每日1～2次,1 周为1 个疗程,可连服数个疗程。

功效:养心安神,滋阴敛汗。

主治:心律失常,属阴虚火旺型,心悸不宁,心烦少寐,头晕目眩,手足心热,午后潮热,盗汗。

第二节 胸痹心痛

一、定义

胸痹心痛是由心气血不足,阴寒、痰浊、瘀血、毒热等邪气留踞胸中,郁阻脉络而致胸闷、膺、背、肩胛间痛,两臂内痛,短气等为特征的一种常见的心胸病证。轻者仅膻中或胸部憋闷、疼痛,可伴有心悸,称为厥心痛;重者心痛彻背,背痛彻心,疼痛剧烈而持续不能缓解,四肢厥逆,面色苍白,冷汗淋漓,脉微欲绝,且发夕死,夕发旦死,称为真心痛。

二、病因病机

《金匮要略·胸痹心痛短气病脉证并治》云:"阳微阴弦,即胸痹而痛。""阳微"即本虚,即是"阳虚知在上焦",为心之阴阳气血的虚损。"阴弦"即标实,为邪气郁阻脉络。兹将本病的病因病机叙述如下:

(一)病因

1.素体虚损 先天禀赋不足,或年迈体虚,或劳倦内伤,或久病耗损,脏腑功能失调,致使心之气、血、阴、阳不足,脉络受损,均易发生本病。

2.外邪侵袭　气候骤变,风、寒、暑、湿、燥、火六淫邪气均可首先犯肺,逆传心包诱发或加重心之脉络损伤,发生本病。然尤以风冷邪气最为常见,寒主收引,既可抑遏心阳,所谓暴寒折阳,又可使心之脉络血行瘀滞,从而发为本病。

3.饮食失节　过食肥甘,或饮食生冷,或饥饱无度,或嗜酒成癖,损伤脾胃,运化失司,气血生化乏源,心之脉络失养;水湿不运,聚湿生痰,上犯心胸清旷之区,清阳不展,气机不畅,心之脉络闭阻,遂致心痛;痰浊留恋日久,可致痰热互结,痰瘀交阻,蕴而化毒,毒损心络使病情缠绵难愈。

4.情志失调　指喜、怒、忧、思、悲、恐、惊七情致病因素。盖情志失调,气机失和,伤及脏腑,造成脏腑功能紊乱,而气机失和日久,又易产生瘀血痰浊停阻心之脉络,致心之脉络不畅,发为心痛。

本病之病因有以上几种,临床上常两个或两个以上病因同时存在,长期为患,终可导致本病的发生。此外素有旧疾之人,外邪侵袭,饮食不节,情志失调又常为本病重要的诱发因素。

(二)病机

1.发病　心主血脉的功能与人体的经络系统有非常密切的关系。经直行,主气,在里;络横行,主血,表里皆有。从经脉别出的络脉干线部分为大络,从大络别出的细小分支为孙络,浮现于体表的络脉为浮络,浮络显露于皮肤的微细脉络为血络,至络末亦有缠络之谓。络脉网络全身,无处不到。心主血脉即是指在心气的鼓动下,经脉气血通过络脉系统而营养人体组织器官、四肢百骸,从而维持人体的正常生理机能。反之经脉、络脉系统失常,亦能影响到心。大凡情志、劳逸、饮食、感邪、内虚等外有所触,内有所发,致使病邪郁阻心之经脉,深入其络脉,心之脉络受损,气血痹阻可发为本病。亦可邪客心之络脉,渐损其经脉,心之脉络受损,气血痹阻而发为本病。日久痰浊、血瘀、气结、热郁、寒凝等病邪蕴结成毒,内生毒邪,损耗脉络,败坏形体,从而使病情不断加深,缠绵难愈,反复发作。

2.病位　本病病位在心及心之脉络,并涉及肝、脾、肾三脏。

3.病性　属本虚标实,虚实夹杂之证。本虚常为心气、血、阴、阳不足;标实常为痰热、痰浊、毒热、阴寒、瘀血、瘀毒、气滞等病邪郁阻脉络。

4.病势　总的趋势是由标及本,由轻转剧。寒邪伤及阳气,痰亦耗气伤阳,留瘀日久,气阳痹遏,新血不生,气虚不复,阳亦衰微,心阴不复,阴损及阳。心肾阳伤,根本不固,心阳既脱,阴阳离决,危在旦夕。

5.病机转化　病之早期,多以邪实为主,病之后期多为本虚标实,虚实夹杂。痰浊痹阻胸阳,久郁不解可郁而化热,蕴而成毒,形成痰热瘀毒壅阻胸膈,或病延日久,耗气伤阳损阴,向心气不足或阴阳并损证转化;阴寒凝结,气失温煦,暴寒折阳,阳气受损,病向心肾阳微转化;瘀阻脉络,气血运行不畅,水停脉外,聚湿成痰,痰瘀互结,瘀血不去,新血不生,日久可转化为心气血不足;心气不足,鼓动无力,易致气滞血瘀,瘀血阻络;心气血不足,日久伤及阴阳,可致阴阳并损之证;心肾阳微,易为风冷阴寒邪气所伤,致阴寒凝结等。总之各证候之间在一定条件下,常可互相转化或兼夹,临证时必须细审。

三、诊断与鉴别诊断

（一）诊断依据

1.膻中或心前区憋闷疼痛,甚则痛彻左肩背、咽喉、左上臂内侧等部位。呈阵发性或持续不解,常伴有心悸气短,自汗,甚则喘息不得卧。

2.胸闷胸痛一般几秒到几十分钟而缓解。严重者可疼痛剧烈,持续不解,汗出肢冷,面色苍白,唇甲青紫,心跳加快,或心律失常等危象,可发生猝死。

3.多见于中年以上,常因操劳过度,抑郁恼怒或多饮暴食,感受寒冷而诱发。

4.查心电图,动态心电图,运动试验等以明确诊断。必要时作心肌酶测定,心电图动态观察。

（二）鉴别诊断

1.悬饮　悬饮、胸痹心痛均有胸痛。悬饮之痛,痛在胸胁,痛势持续,常因呼吸、咳嗽、体位改变而增剧,可伴有咳嗽等肺系症状,检查可见病侧肋间隙饱满。与胸痹心痛,痛在胸前,可向左肩或左臂内侧放射,常因受寒、饱餐、情绪激动、劳累而突然发作,经用药、休息可迅速缓解迥异。

2.胃脘痛　胸痹心痛之痛在胸前,呈发作性,常伴有胸闷、气短与胃脘痛不难鉴别。但胸痹心痛之不典型者,其疼痛可在胃脘部,而易与胃脘痛混淆。胃脘痛多伴有嗳气呃逆,泛吐酸水或清涎,疼痛剧烈而全身状况尚好,且常有饮食损伤和情志不遂史,必要时查心电图有助于鉴别。

3.类心胸痛　类心胸痛是指由于颈椎病压迫交感神经或副交感神经引起的类似心胸痛的病证。可因转颈等缓解或加重。心电图多正常,颈椎正侧位X线片可帮助诊断。

4.脾心痛　脾心痛是一种常见的急腹症,发病急骤,左上腹或整个上腹部剧烈疼痛,痛如刀割,可伴有恶心呕吐、发热等,多发于青壮年。与胸痹心痛以心胸、背、肩胛间痛,多见于中老年人有别。必要时心电图和血、尿淀粉酶动态检查有助于诊断。

四、辨证论治

（一）辨证要点

1.辨病位　病位在心及心之脉络,涉及肝、脾、肾三脏。胸闷,膺背肩胛间痛,短气,此病在心及心之脉络;病由暴怒、忧思而起,胸闷膺痛,尚有胸胁支满,胁下痛,此病位在心肝,以心为主;病因饮食无度而起,胸闷心痛,尚有形丰、脉滑、苔腻等症,此病位在心脾;病甚者,心痛彻背,喘不得卧,此心病及肺,病位在心肺,病情危急,汗出肢冷,脉微欲绝,此心肾元阳暴脱,病位在心肾。

2.辨病性　年壮初痛者多实证,胸闷心痛,脘闷纳差,形体偏胖,苔腻脉滑者,属痰浊;心痛彻背,形寒肢厥,唇青面白,脉弦紧者,属风冷;痛如针刺,入夜痛甚,舌黯紫有瘀斑瘀点,脉涩者,属瘀血甚瘀毒。久病年老者多虚证,胸闷心痛歇息稍瘥,气促自汗,脉濡弱或结代者,属气虚;胸闷膺痛,虚烦不寐,口干便难,舌红少苔或有剥裂,脉细数者,属阴虚;胸痛彻背,形寒肢冷,舌淡胖,苔白滑,脉沉细者,属阳虚。

(二)治疗原则

胸痹心痛之发病机理,以心之气血阴阳虚损为本,痰、瘀、风冷、毒热等邪气为标,临证每多虚实夹杂。初病年壮者,实证居多,治以豁痰、散寒、疏瘀、解毒等祛邪为主;久病年高者,虚证居多,治以益气、养阴、生血、温阳为主;虚实夹杂者,须权衡标本,分清孰轻孰重,孰急孰缓,或急者治标,缓者治本,或标本兼顾。

(三)应急措施

1.胸闷气促,心痛彻背,喘息不得卧者,可急选下列药物以止痛。

(1)心脉瘀阻者,可选用麝香保心丸,2粒,舌下含服;或速效救心丸,5~10粒,舌下含服。

(2)寒痰凝络者,可选冠心苏合丸,1丸含化,或嚼碎后咽服。

2.真心痛而面白唇青,汗出肢冷,脉微欲绝者,宜静脉滴注参附注射液,并以参附龙牡汤频频灌服。经治病情仍无好转者,宜积极中西医结合抢救,不得延误。

(四)分证论治

1.阴寒凝结证

症舌脉:心痛彻背,喘不得卧,遇寒痛剧,得暖痛减,面色苍白,四末欠温,舌淡,苔薄白,脉弦紧。

病机分析:诸阳受气于胸中而转行于背,寒邪内侵,郁遏心阳,胸阳不振,气机阻痹,故见心痛彻背,喘不得卧,遇寒痛剧,得暖痛减;阳气不能布达于外,则见面色苍白,四末欠温;舌淡,苔薄白,脉弦紧,亦为阴寒凝结之象。

治法:辛温散寒,温振心阳。

方药运用:

(1)常用方:枳实薤白桂枝汤合乌头赤石脂丸加减。药用薤白、枳实、桂枝、乌头、炮附片、细辛、干姜、赤石脂。

方中薤白辛温通阳,宽胸散结;枳实下气破结,消痞除满;桂枝通阳散寒,降逆平冲,三药合用则通阳散结之力益强,共为君药。臣以乌头、附片、细辛、干姜辛温雄烈,散凝寒而振心阳;赤石脂性温,《本草纲目》谓其有补心血之功,为佐药。全方重在辛温散寒,温振心阳,散结止痛。

(2)加减:兼见痰湿内盛,胸痛伴有咳唾痰涎,可加生姜、陈皮、茯苓、杏仁等以行气化痰;若兼见唇甲青紫,脉小涩者,加川芎、姜黄活血通脉;若症见心痛彻背,背痛彻心,痛剧而无休止,身寒肢冷,喘息不得卧,脉象沉紧,此为阴寒极盛之胸痹重证,宜合苏合香丸以开胸止痛,或合用冠心苏合丸治疗。

(3)临证参考:据现代药理分析,赤石脂含有丰富的镁离子,能启动钠-钾泵,从而加强心肌收缩力。中医认为它能补心血,养心气,可酌情辨证加量,以提高疗效。

2.瘀阻脉络证

症舌脉:胸部刺痛,固定不移,入夜更甚,甚则心痛彻背,或见心悸不宁,口唇发绀,舌质紫黯,或边有紫斑,脉象沉涩。

病机分析:瘀血内停,络脉不通,心脉瘀阻,不通则痛,故见胸部刺痛,固定不移;血属阴,夜亦属阴,故入夜痛甚;瘀血阻塞,心失所养,故心悸不宁;口唇发绀,舌质紫黯,或边有紫斑,脉象沉涩,均为一派瘀血内停之征。

治法:活血化瘀,通络止痛。

方药运用:

(1)常用方:血府逐瘀汤加减。药用当归、赤芍、川芎、桃仁、红花、北柴胡、枳壳。

方中当归、赤芍、川芎、桃仁、红花均为活血祛瘀之品,为治病之君药;臣以柴胡疏肝,枳壳理气,一升一降,调整气机,取气为血帅,气行则血行之意。

(2)加减:若胸痛甚者,可酌加降香、郁金、延胡索以活血理气止痛;若夹痰浊者,加薤白、石菖蒲。

(3)临证参考:若痛势剧烈,唇紫脉涩,可用通经逐瘀汤。若久病入络,一般活血化瘀治疗不效者,可加入全蝎、地龙、蜈蚣、水蛭、虻虫等虫类药,以搜剔经络瘀阻。本证可配合静脉滴注复方丹参注射液20~40mL,每日1次。

3.痰热壅塞证

症舌脉:胸闷如窒而痛,或痛引肩背,气短口苦,痰多而黏,形体偏胖,舌质红,舌苔黄腻,脉滑数。

病机分析:饮食不节,损伤脾胃,运化失司,聚湿生痰,郁而化热或情志不遂,气郁化火,炼液成痰,痰热壅塞心之脉络,脉络气血运行不畅,故胸闷如窒而痛,或痛引肩背;气机痹阻,则见气短;痰热内蕴,故见口苦,痰多而黏;舌红苔黄腻,脉滑数为痰热所致。

治法:清化痰热,宣通脉络。

方药运用:

(1)常用方:黄连温胆汤合瓜蒌薤白半夏汤加减。药用全瓜蒌、黄连、竹茹、胆南星、枳壳、天竺黄、清半夏、陈皮、茯苓、石菖蒲、郁金、薤白。

方中瓜蒌味甘微苦性寒,导痰热下行;黄连清热泻火,二药合用,清化痰热为君。竹茹、枳壳、胆南星、天竺黄清化痰热;清半夏、陈皮、茯苓涤痰化浊,共为臣药。石菖蒲、郁金化痰宣通;薤白味辛气温体滑,气辛则通,体滑则降,故能宣通心之经脉,宽胸下气,共为佐使药。

(2)加减:热盛大便秘结者,则重用全瓜蒌,可加生大黄;痰盛苔厚腻者,可去黄连,加薏苡仁、白蔻仁;若热不显而痰浊壅塞者,可用二陈汤合瓜蒌薤白半夏汤加减。

(3)临证参考:痰瘀同源,故临床常痰浊瘀血并见,且久蕴化热而成痰热瘀阻之证。治疗时需有所兼顾,若痰热夹瘀则清热化痰同时宜加入桃仁、琥珀、失笑散等活血散瘀通络之品。

4.心气不足证

症舌脉:胸痛隐隐,时作时休,动则气促,自汗心悸,面色㿠白,声息低微,舌边有齿痕,苔薄,脉濡弱或结代。

病机分析:心气不足,鼓动血液无力,心脉失养,故胸痛隐隐,时作时休,动则气促,心悸;汗为心液,心气不足则自汗出;面色㿠白,声息低微,舌边有齿痕,苔薄,脉濡弱或结代,均为一派气虚之象。

治法:补益心气,养心通脉。

方药运用：

(1)常用方：生脉散合保元汤加减。药用人参、麦冬、五味子、黄芪、桂枝、炙甘草。

方中人参甘温，益气养心怡神为君药。臣以麦冬甘寒，养心血而生脉；五味子收敛耗散之精气，引气归根；黄芪甘温，大补元气，更得人参、炙甘草之助，中气能鼓舞，心气能充沛，血脉自然流行。妙在桂枝一味，入血通脉，人参得桂枝之行导，心气能鼓舞，桂枝得甘草之和平，温心阳而和血脉。

(2)加减：兼见血瘀者，加失笑散；若气虚血少，血不养心所致，可合炙甘草汤以养血益气，滋阴复脉。

(3)临证参考：若药后痛势未见轻瘥，可予生脉注射液静脉滴注。实验证明，生脉注射液有正性肌力作用，可增加冠状动脉血流量，改善心肌缺血状况，减少心肌耗氧量。

5.心肾阴虚证

症舌脉：胸痹心痛日久，胸闷且痛，心悸盗汗，心烦不寐，腰膝酸软，耳鸣头晕，舌红，苔光或有剥裂，脉细数或结代。

病机分析：病延日久，耗伤心肾之阴，气血运行不畅，痹阻心脉，故见胸闷且痛；心阴虚，虚火扰神则见心悸盗汗，心烦不寐；肾阴虚，故见耳鸣，腰膝酸软；水不涵木，肝阳偏亢，则见头晕；舌红，苔光或脱剥，脉细数均为阴虚有热之象。

治法：育阴潜阳，养心安神。

方药运用：

(1)常用方：加减复脉汤加减。药用生地黄、麦冬、阿胶、生龙骨、生牡蛎、人参、火麻仁、炙甘草。

方中生地黄、麦冬、阿胶、生龙骨、生牡蛎育心肾之阴而潜摄浮阳，滋肾水而养心血，共为主药；辅以人参、火麻仁、炙甘草益心气养心血以安神；甘草又能调和诸药为使。

(2)加减：若少寐心悸者，加柏子仁、炒枣仁；血枯肠燥者，加当归、何首乌；若入夜痛甚，刺痛，痛处不移者，加赤芍、牡丹皮等凉血活血而不伤阴之品。

(3)临证参考：据报道，复脉汤有减低心脏异位起搏点兴奋性和调节心脏传导的作用，胸痹心痛而合并心律失常者，用之尤为合拍。

6.心肾阳微证

症舌脉：胸闷气短，甚则心痛彻背，心悸自汗，形寒肢厥，面色苍白，腰酸乏力，唇甲淡白或青紫，舌淡白或紫黯，脉沉细或沉微欲绝。

病机分析：阳气虚衰，胸阳不运，气机痹阻，血行瘀滞，故见胸闷气短，甚则胸痛彻背；心阳不振，则心悸汗出；肾阳虚衰，故见畏寒肢冷，腰酸乏力；面色苍白，唇甲淡白或青紫，舌淡白或紫黯，脉沉细或沉微欲绝，均为阳气虚衰，瘀血内阻之征。

治法：益气温阳，活血通络。

方药运用：

(1)常用方：轻者用冯氏全真一气汤加减。药用炮附片、人参、麦冬、五味子、熟地黄、当归、牛膝。

方中炮附片大辛大热，温振元阳为主药；辅以熟地黄、当归、牛膝滋阴养血活血，人参、麦冬、五味子益心气而养心脉,心肾兼顾。

重者有陶氏回阳救急汤。药用炮附片、肉桂、干姜、人参、麦冬、五味子、炙甘草、人工麝香。

方中附片、肉桂、干姜温振心肾阳气为君药;臣以人参、炙甘草益气生脉,麦冬养阴生脉,五味子收敛耗散之精气,引阳归根;人工麝香助参、桂、姜、附速建殊功,为佐使药。

(2)加减:舌苔浊腻者,加薤白、石菖蒲;大便秘结者,加肉苁蓉。

(3)临证参考:临床若见唇甲面色青紫,大汗出,四肢厥冷,脉沉欲绝者,乃心阳欲脱之危候,可重用红参、附片,并加用龙骨、牡蛎以回阳救逆固脱,不得延误,必要时中西医结合抢救。若肾阳虚衰,不能制水,水气凌心,症见心悸喘促,不得平卧,小便短少,肢体浮肿者,宜用真武汤加防己、猪苓、车前子以温阳行水。

(五)其他疗法

1.中成药

(1)地奥心血康胶囊:每次200mg,每日3次,连服2周后改为每次100mg,每日3次。主治瘀血内阻之胸痹、眩晕、胸闷、心悸、气短等症。

(2)复方丹参滴丸:每次3片,每日3次。主治冠心病胸闷、憋气、心悸气短等症。

(3)麝香保心丸:每次1～2粒,每日3次,或发作时服用。用于寒邪内犯,气血阻滞者。孕妇忌服。

(4)川芎嗪注射液:该药川芎嗪含量为40mg/mL,每次取80～120mg加入5%葡萄糖注射液250mL中,静脉滴注,每日1次,10天为1个疗程,休息1～2天后再进行第2个疗程。其副作用可引起谷丙转氨酶升高,停药后即可恢复。

(5)复方丹参注射液:取20～40mL加入5%葡萄糖注射液250mL中,静脉滴注,每日1次,10日为1个疗程,休息1～2天后再进行第2个疗程。

(6)补心气口服液:口服每次1支(10mL),每日3次,4周为1个疗程。主治心气虚损型冠心病。

(7)滋心阴口服液:口服每次1支(10mL),每日3次,4周为1个疗程。主治心阴不足型冠心病。

(8)速效救心丸:含服每次4～6粒,1日3次,急性发作时用10～15粒。用于冠心病胸闷憋气,心前区疼痛。

2.单验方

(1)阴邪壅滞:治宜辛温通阳,益气活血。药用瓜蒌30g,薤白9g,桂心5g,枳壳10g,丹参15g,太子参30g,白术15g,茯苓15g,干姜6g,白酒90g,炙甘草10g。

(2)气滞血瘀:治宜行气散结,活血化瘀,温通络脉。药用瓜蒌30g,薤白9g,桂枝4.5g,当归9g,丹参15g,枳壳9g,赤芍12g,川芎6g,檀香6g,桃仁9g,红花9g,鸡血藤30g,天仙藤12g,甘草4.5g。

(3)阴虚阳亢:治宜滋肾柔肝,育阴潜阳佐以通络。药用生石决明30g,珍珠母30g,钩藤15g,夏枯草15g,菊花12g,白蒺藜12g,瓜蒌30g,法半夏9g,生白芍15g,麦冬12g,女贞子15g,生地黄15g,旱莲草15g,地龙9g,桑寄生30g。

(4)气阴两虚:治宜益气养阴,辛温通阳。药用太子参30g,沙参15g,麦冬12g,五味子9g,

丹参 15g,远志 9g,生地黄 15g,柏子仁 9g,炙甘草 9g,鸡血藤 30g,丝瓜络 9g,桂心 5g。

(5)肾虚:治宜滋阴补肾,疏气通脉。药用黑桑葚 30g,瓜蒌 30g,薤白 12g,法半夏 9g,旱莲草 12g,肉苁蓉 12g,郁金 9g,降香 6g,丹参 15g,鸡血藤 30g,枸杞子 12g,石菖蒲 19g,远志 9g,柏子仁 12g。

3.针灸　(1)体针:取心俞、巨阙、膻中、内关、厥阴俞、神门、郄门等穴。以标实为主时行泻法,以本虚为主时行补法并可加灸。要求有酸、麻、胀、沉、走窜等得气感,并留针20分钟。每日1次,10~12 天为 1 个疗程。疗程间休息 3~5 天,一般观察 3 个疗程。

(2)耳针:取心、肾、小肠、交感、神门、皮质下、肾上腺等耳穴。任取其中 3~4 个穴,一般留针 1 小时左右,每日 1 次,两耳交替针刺,10 次为 1 个疗程。

(3)穴位注射:多选用背部俞穴为主,如心俞、厥阴俞、肾俞,或以阳性反应点为注射穴位,一般在四肢以经络之原、合、络、郄穴等而找到阳性反应穴位。每次取3~4 个穴,选 5%当归注射液、10%丹参注射液、10%玄参注射液、20%栀子注射液中任一种,每次注入 0.5~1mL,隔日1 次,10 次为 1 个疗程。

4.外敷法

(1)通心膏(徐长卿、当归、丹参、王不留行、鸡血藤、葛根、延胡索、红花、川芎、桃仁、姜黄、郁金、参三七、血竭、椿皮、穿山甲、乳香、没药、樟脑、冰片、木香、人工麝香、硫酸镁、透骨草),敷心俞、厥阴俞或膻中。

(2)取伤湿止痛膏,撒七厘散少许散其上,敷贴膻中、鸠尾穴。24 小时换 1 次,连续 2 周。

5.气功疗法　每日做 2~4 次内养功(坐功及卧功),1 周后多见效。

第三节　中风

一、定义

中风病是在人体气血内虚的基础上,多因劳倦内伤、忧思恼怒、嗜食厚味及烟酒等诱发,以脏腑阴阳失调,气血逆乱,直冲犯脑,致脑脉痹阻或血溢脑脉之外为基本病机,临床以突然昏仆,半身不遂,口舌㖞斜,言语謇涩或不语,偏身麻木为主症,具有起病急、变化快的特点,好发于中老年人的一种常见病、多发病。

二、病因病机

(一)病因

1.气血亏虚　高年之体,阴气自半,气血亏虚,或见消渴等大病久病之后,元气耗伤,脏腑阴阳失调,气虚则血运不畅,虚气流滞,脑脉瘀滞不通;阴血亏虚则阴不制阳,阳亢于上,阳化风动,夹痰湿、瘀血上扰清窍,致脑脉受损;或再遇诱因则气血逆乱,直冲犯脑,发为本病。

2.劳欲过度　烦劳过度,阳气升张,亢奋不敛,引动风阳,内风旋动;或纵欲伤精,水亏于下,火旺于上,肝阳亢奋发为本病。

3.情志所伤　七情失调,肝失调达,肝气郁结,气机郁滞,血行不畅,瘀结脑脉;五志过极,大怒伤肝,肝阳暴亢,或心火暴盛,风火相煽,血随气逆,上冲犯脑。临床以暴怒伤肝为多见。至于忧思悲恐、情绪紧张等常为本病的诱发原因。

4.饮食不节　嗜食肥甘醇酒,脾胃受损,脾失健运,聚湿生痰,郁久化热,引动肝风,夹痰上扰,可致病发。尤以酗酒诱发最烈。

5.气候变化　本病一年四季均可发生,但发病常与气候骤变有关。入冬骤冷,寒邪入侵,血遇寒则凝,易致血瘀于脑脉而发病;或早春骤然转暖之时,厥阴风木主令,内应于肝,风阳暗动,亦可导致本病发生。

(二)病机

1.发病　多呈急性发病,活动状态(尤在用力不当或情绪激动时)、安静或睡眠状态均可发病。发病后多病情变化迅速,在短期内病情发展至严重程度,亦有呈渐进性加重或阶段性加重。部分患者有头晕、头痛、手足麻木或无力、一过性言语不利等先兆症状。

2.病位　在脑髓血脉,与心、肝、脾、肾有密切关系,可引起全身多脏腑功能紊乱。

3.病性　为本虚标实,上盛下虚。急性期,多以标实为主,恢复期及后遗症期,多虚实夹杂,或以本虚为主。标实不外乎风、火、痰、气、血;本虚为气血阴阳不足,以阴虚、气虚较多见,肝肾阴虚为其根本。

4.病势　若初起时,仅见半身不遂、口舌㖞斜、舌强言謇,神志清醒,则清窍尚未蒙塞,病情尚轻,经治疗可好转或痊愈;若病情进一步发展渐至神昏,或初起即有神昏,清窍不开,则病情危笃,经有效治疗,有可能好转或痊愈;若随病情自然进展,神昏日重,甚或合并呕血、便血、厥脱、高热、抽搐等变证、坏证,多难救治。

5.病机转化　在疾病的发展过程中,病机转化迅速是中风病的主要特点。其病机转化决定于内风、邪热、痰浊、瘀血等病邪与人体正气相争及其消长变化的结果。急性期,邪气盛,脑脉痹阻或血溢于脑脉之外,清窍蒙塞,如果正气不衰,经辨证论治,内风息、邪热清、痰浊化、瘀血祛,神明逐渐恢复,半身不遂诸症亦可逐渐减轻。如平素体弱,正气先衰,或邪气过盛,气血逆乱,窍闭不开,脏腑功能紊乱,则正气耗伤,终至元气败脱,阴阳离绝。恢复期,虽然病邪大减,但正气亦大伤,已无神昏窍闭,但由于正气虚衰,其半身不遂诸症仍然存在,尤其是年老体衰、肾精大伤、髓海空虚之人,易见呆痴之症。

中风初起时,内热征象多不明显,但内风煽动,痰浊、瘀血内蕴,阳气郁积,多有化热趋势。内热既盛,一则灼伤正气,二则炼液为痰,三则化风迫血,从而加重气血逆乱上冲之势。这在中风的病机转化中是值得重视的问题。

在中风病的发病和演变过程中,风和火是体现中风病疾病层面的证候要素,其发展变化与疾病的变化密切相关,而痰、瘀是体现证候层面的证候要素。

三、诊断与鉴别诊断

（一）诊断标准

1.病名诊断　主症：偏瘫、神识昏蒙、言语謇涩或不语、偏身感觉异常、口舌㖞斜。

次症：头痛、眩晕、瞳神变化、饮水发呛、目偏不瞬、共济失调。

急性起病，发病前多有诱因，常有先兆症状。

发病年龄多在 40 岁以上。

具备两个主症以上，或一个主症两个次症，结合起病、诱因、先兆症状、年龄即可确诊；不具备上述条件，结合影像学检查结果亦可确诊。

根据中风病的病理特点，中风分为缺血性中风和出血性中风，前者主要指缺血性脑血管病；后者主要指出血性脑血管病。

2.病类诊断

（1）中络：偏身麻木或一侧手足麻木，或有一侧肢体力弱，口舌㖞斜，言语不利者。

（2）中经：半身不遂，口舌㖞，舌强言謇或不语，偏身麻木，而无神志昏蒙者。

（3）中腑：半身不遂，口舌㖞，舌强言謇或不语，偏身麻木，神志恍惚或迷蒙者。

（4）中脏：神昏或昏愦，半身不遂，口舌㖞。神志清醒后，多有舌强言謇或不语。

临床多按有无神志昏蒙而分为中经络和中脏腑两大类证候辨证论治。

3.分期分级

（1）分期

①急性期：发病后 2 周以内，中脏腑者最长至 1 个月。

②恢复期：发病 2 周或 1 个月至半年以内。

③后遗症期：发病半年以上。

（2）分级

①轻度：中络、中经。

②中度：中腑。

③重度：中脏。

4.证候诊断

（1）证候分类标准

①风痰火亢证

主症：半身不遂，口舌㖞，言语謇涩或不语，感觉减退或消失，发病突然。

次症：头晕目眩，心烦易怒，肢体强急，痰多而黏，舌红，苔黄腻，脉弦滑。

②风火上扰证

主症：半身不遂，口舌㖞，言语謇涩或不语，感觉减退或消失，病势突变，神识迷蒙。

次症：颈项强急，呼吸气粗，便干便秘，尿短赤，舌质红绛，舌苔黄腻而干，脉弦数。

③痰热腑实证

主症：半身不遂，口舌㖞，言语謇涩或不语，感觉减退或消失。

次症:头痛目眩,咳痰或痰多,腹胀便干便秘,舌质黯红,苔黄腻,脉弦滑或偏瘫侧弦滑而大。

④风痰瘀阻证

主症:半身不遂,口舌㖞,言语謇涩或不语,感觉减退或消失。

次症:头晕目眩,痰多而黏,舌质黯淡,舌苔薄白或白腻,脉弦滑。

⑤痰湿蒙神证

主症:半身不遂,口舌㖞,言语謇涩或不语,感觉减退或消失,神昏痰鸣。

次症:二便自遗,周身湿冷,舌质紫黯,苔白腻,脉沉缓滑。

⑥气虚血瘀证

主症:半身不遂,口舌㖞,言语謇涩或不语,感觉减退或消失。

次症:面色㿠白,气短乏力,自汗出,舌质黯淡,舌苔白腻或有齿痕,脉沉细。

⑦阴虚风动证

主症:半身不遂,口舌㖞,言语謇涩或不语,感觉减退或消失。

次症:眩晕耳鸣,手足心热,咽干口燥,舌质红瘦,少苔或无苔,脉弦细数。

(2)证候量化诊断标准

①风证

a.起病:48小时达到高峰(2分);24小时达到高峰(6分);病情数变(6分);发病即达高峰(8分)。

b.肢体:两手握固或口噤不开(3分);肢体抽动(5分);肢体拘急或颈项强急(7分)。

c.舌体:舌体颤抖(5分);舌体㖞且颤抖(7分)。

d.目珠:目珠游动或目偏不瞬(3分);正常(0分)。

e.脉弦:是(3分);否(0分)。

f.头晕头痛:头晕或头痛如掣(1分);头晕目眩(2分)。

②火热证

a.舌质:舌红(5分);舌红绛(6分)。

b.舌苔:薄黄(2分);黄厚(3分);干燥(4分);灰黑干燥(5分)。

c.大便:便干便难(2分);便干三日未解(3分);便干三日以上未解(5分)。

d.神情:心烦易怒(2分);躁扰不宁(3分);神昏谵语(4分)。

e.面目呼吸气味:声高气粗或口唇干红(2分);面红目赤或气促口臭(3分)。

f.发热:有(3分);无(0分)。

g.脉象:数大有力或弦数或滑数(2分)。

h.口中感觉:口苦咽干(1分);渴喜冷饮(2分)。

i.尿短赤:有(1分);无(0分)。

③痰证

a.痰:口多黏涎(2分);咳痰或呕吐痰涎(4分);痰多而黏(6分);鼻鼾痰鸣(8分)。

b.舌苔:腻或水滑(6分);厚腻(8分)。

c.舌体:胖大(4分);胖大多齿痕(6分)。

d.神情:表情淡漠或寡言少语(2分);表情呆滞或反应迟钝或嗜睡(3分)。

e.脉象:滑或濡(3分)。

f.头昏沉:有(1分);无(0分)。

g.体胖臃肿:是(1分);否(0分)。

④血瘀证

a.舌质:舌背脉络瘀张青紫(4分);舌紫黯(5分);有瘀点(6分);有瘀斑(8分);青紫(9分)。

b.头痛:头痛而痛处不移(5分);头痛如针刺或如炸裂(7分)。

c.肢体:肢痛不移(5分);爪甲青紫(6分)。

d.面色:脸下青黑(2分);口唇紫黯(3分);口唇紫黯且面色晦黯(5分)。

e.脉象:沉弦细(1分);沉弦迟(2分);涩或结代(3分)。

[附加分]:高黏滞血症(5分)

⑤气虚证

a.舌质舌体:舌淡(3分);舌胖大(4分);胖大边多齿痕或舌痿(5分)。

b.体态声音:神疲乏力或少气懒言(1分);语声低怯或咳声无力(2分);倦怠嗜卧(3分);鼻鼾息微(4分)。

c.汗:稍动则汗出(2分);安静时汗出(3分);冷汗不止(4分)。

d.二便:大便溏或初硬后溏(1分);小便自遗(2分);二便自遗(4分)。

e.肢体:手足肿胀(2分);肢体瘫软(3分);手撒肢冷(4分)。

f.心悸:活动较多时心悸(1分);轻微活动即心悸(2分);安静时常心悸(3分)。

g.面色:面白(1分);面白且面色虚浮(3分)。

h.脉象:沉细或迟缓或脉虚(1分);结代(2分);脉微(3分)。

⑥阴虚阳亢证

a.舌质舌体:舌体瘦(3分);舌瘦而红(4分);舌瘦而红干(7分);舌瘦而红干多裂(9分)。

b.舌苔:苔少或剥脱苔(5分);光红无苔(7分)。

c.神情:心烦易怒(1分);心烦不得眠(2分);躁扰不宁(3分)。

d.热象:午后颧红或面部烘热或手足心热(2分)。

e.头晕目眩:有(2分);无(0分)。

f.盗汗:有(2分);无(0分)。

g.耳鸣:有(2分);无(0分)。

h.干燥:咽干口燥或两目干涩或便干尿少(2分)。

i.脉象:弦细或细微(1分)。

评分:每一证候的得分是将诊断这一证候的各项所得最高分相加而成,满分均为30分。得分≥7分为证候诊断成立。7~14分为轻度,15~22分为中度,≥23分为重度。

(二)鉴别诊断

1.痫病 起病急骤,突然昏仆倒地,但痫病之神昏多为时短暂,移时自行苏醒,醒后如常人,多伴有肢体抽搐,口吐白沫,四肢僵直,两手握拳,双目上视,小便失禁,而一般无半身不遂,口舌㖞斜等后遗症,发病者以儿童、青少年居多,且有多次相似发作的病史可寻。中风昏仆倒地,其神昏症状重,持续时间长,多难以自行苏醒,多遗留明显后遗症。但应注意的是少数中风先兆发作的患者,与痫病的发作表现相似,如年龄在 40 岁以上,首次发作者,应注意观察,并进行脑电图、头颅 CT 等必要的检查,以资鉴别。

2.厥病　突然昏仆,不省人事,但厥病之神昏时间短暂,同时常伴有四肢逆冷,一般移时苏醒,醒后无半身不遂,口舌㖞斜,言语不利等后遗症。中风神昏症状重,持续时间长,多难以自行苏醒,醒后多遗留后遗症。

3.痉病　四肢抽搐,项背强直,甚至角弓反张为主症,病发中亦可伴有神昏,但痉病之神昏多出现在抽搐之后,中风病多病起即有神昏,而后出现抽搐;痉病者抽搐时间长,中风病抽搐时间短,痉病者无半身不遂、口舌㖞斜等中风特有的症状。

4.痿病　肢体瘫痪,活动无力,但痿病之瘫痪多起病缓慢,以双下肢瘫或四肢瘫多见,或见有患肢肌肉萎缩,或见筋惕肉瞤,中风病的肢体瘫痪起病急骤,且以偏瘫不遂为多见;痿病起病无神昏,中风病常有不同程度的神昏。

5.口僻　口眼㖞斜、目不能闭、口角流涎为主要临床表现,起病突然,一年四季均可发生,春秋两季多见,青壮年多发,发病前多有明显的局部受凉、风吹等诱因。与中风的发病年龄、病因、临床表现等明显有别。中风也有以口眼㖞斜为主要表现者,但多以中老年人为主,且多伴言语謇涩或不语、偏身麻木或神昏等症。

四、辨证论治

(一)辨证要点

1.辨病期　发病后一个月内为急性期;发病一个月以上至半年以内为恢复期;发病半年以上为后遗症期。

2.辨轻重　偏身或一侧手足麻木,或兼有一侧肢体力弱,或兼有口舌㖞斜者为中络证;以半身不遂,口舌㖞斜,舌强言謇不语,偏身麻木为主症,而无神识昏蒙者为中经证,中络证、中经证病情均属轻度。以半身不遂,口舌㖞斜,舌强言謇或不语,偏身麻木,神识恍惚或迷蒙为主症者为中腑证,病情属中度。以半身不遂,口舌㖞斜,舌强言謇或不语,偏身麻木,神昏或昏愦者为中脏证,病情严重。

3.辨闭脱　凡见神昏或恍惚,牙关紧闭,口噤不开,两手握固,大小便闭,肢体拘紧属闭证。闭证而见面赤身热,气粗口臭,躁扰不宁,舌苔黄腻,舌质红绛,脉弦滑数,属阳闭;闭证而见面白唇黯,静卧不烦,四肢不温,痰涎壅盛,舌苔白腻,舌质淡黯,脉滑缓,属阴闭。凡见昏愦,目合口张,鼻鼾息微,手撒遗尿,脉象虚弱无力或脉微欲绝,属脱证。

4.辨病性　急性期多以标实证候为主。若素有头痛、眩晕等症,突然出现半身不遂,甚或神昏,抽搐,肢体强痉拘急,属内风动越;若病后咳痰较多,或神昏而喉中痰鸣,舌苔厚腻,属痰浊壅盛;若面红目赤,口干口苦,甚或项强身热,躁扰不宁,大便秘结,小便黄赤,则以邪热为主;若见肢体拘挛疼痛,痛处不移,舌质紫黯,有瘀斑瘀点,面色黧黑,多属血瘀。恢复期及后遗症期多属本虚标实、虚实夹杂,若见肢体瘫软,手足肿胀,气短自汗多属气虚;若兼有畏寒肢冷,多为阳气衰微的表现,若心烦少寐,口干咽干,手足心热,舌红少苔,多属阴虚内热。

(二)治疗原则

中风急性期标实突出,急则治其标,当以祛邪为主。常用醒神开窍、平肝息风、清化痰热、化痰通腑、活血通络等治疗方法。闭证当以祛邪开窍醒神法治疗;脱证则以扶正固脱为法;内闭外脱者,醒神开窍与扶正固脱可以兼用。恢复期与后遗症期多为虚实夹杂,治宜扶正祛邪,常用育阴息风、益气活血等法。

(三)分证论治

1.风痰火亢证　症舌脉:半身不遂,口舌喝斜,言语謇涩或不语,感觉减退或消失,头晕目眩,发病突然,心烦易怒,肢体强急,痰多而黏,舌红,苔黄腻,脉弦滑。

病机分析:由于肝肾阴虚,肝阳偏亢,阴阳失衡,上盛下虚,平素出现头晕头痛、耳鸣眼花、少眠多梦、腰腿酸软等症,或表现为面部烘热、心中烦躁、易怒、走路脚步不稳等,若遇诱因触动即使肝阳暴张,内风动越,风盛化火,风火上扰清窍,横窜经络。风火相煽,上扰清窍,可见眩晕头痛、面红耳赤、口苦咽干、心烦易怒等症;邪热充斥三焦,可见尿赤便干;风火内窜经络,气血逆乱,可见半身不遂、口舌喝斜、舌强言謇或不语、偏身麻木等症。舌质红或红绛是阴液不足的表现,舌苔薄黄系风阳化热,脉弦有力则为肝风内盛的象征。

治法:平肝泻火通络。

方药运用:

(1)常用方:

清开灵注射液:40mL加入0.9%氯化钠注射液250mL中,静脉滴注,每日1～2次,10～14天为1个疗程。适用缺血性、出血性中风病急性期有风痰火亢表现者。

苦碟子注射液:40mL加入5%葡萄糖注射液或0.9%氯化钠注射液250mL中,静脉滴注,每日1～2次,10～14天为1个疗程,用于缺血性中风病急性期有风痰火亢表现者。

天麻钩藤饮加减。药用天麻,钩藤,石决明,夏枯草,黄芩,栀子,川牛膝,杜仲,桑寄生,甘草。

方中天麻、钩藤平肝息风为君药,石决明镇肝潜阳助君药以平息肝风,为臣药;栀子、黄芩、夏枯草清肝泻火,杜仲、桑寄生补益肝肾,以滋水涵木,僵蚕息风通络,川牛膝引亢逆之血下行,共为佐药;甘草调和药性,为使药。

(2)加减:头痛头晕者,加菊花、桑叶;心烦易怒者,加牡丹皮、赤芍;便干、便秘者加大黄。一般可根据病情调整其用量,于急性期可每日1剂,分2次服,或每日2剂,分4次服用。

(3)临证参考:本证以邪热、痰浊、瘀血等邪实为主,故以祛邪为先。病情重者,多需采用综合措施积极抢救。患者窍闭神昏、口噤不开者,口服汤剂困难,则需用静脉滴注、鼻饲、灌肠等多途径给药,进行救治。

2.风火上扰证　症舌脉:半身不遂,口舌喝斜,言语謇涩或不语,感觉减退或消失,病势突变,神识迷蒙,颈项强急,呼吸气粗,便干便秘,尿短赤,舌质红绛,舌苔黄腻而干,脉弦数。

病机分析:本证多表现为阳闭轻证。平素多有眩晕、麻木之症,是由肝肾阴虚,风火上扰,风痰阻络而成,本证在阴虚阳亢的基础上,遇激烈的情绪变化,风火相煽上扰清窍,即见神识恍惚、迷蒙;风火炽盛夹痰浊、血瘀窜扰经脉故见半身不遂而肢体强痉拘急;风火上攻而清浊升降失常,以致胃肠腑气不畅故见便干便秘。舌质红绛是阴虚火旺的表现,舌苔黄腻而干可知风火痰浊亢盛,脉弦滑大数是邪实病重、风火痰瘀猖獗之征象。

治法:清热息风,开窍醒神。

方药运用:

(1)常用方:

清开灵注射液:40mL加入0.9％氯化钠注射液或5％的葡萄糖注射液250mL中,静脉滴注,每日1～2次,10～14天为1个疗程。适用于缺血性、出血性中风病急性期有风火上扰表现者。

苦碟子注射液:40mL加入5％葡萄糖注射液或0.9％氯化钠注射液250mL中,静脉滴注,每日1～2次,10～14天为1个疗程,用于缺血性中风病急性期有风火上扰表现者。

羚羊角汤合天麻钩藤饮加减。药用羚羊角,天麻,钩藤,石决明(先下),黄芩,栀子,天竺黄,川牛膝,丹参,生大黄(后下)。

方中羚羊角为清肝息风之要药,是为君药;天麻、钩藤平肝息风,石决明镇肝潜阳,助君药以平息肝风,为臣药;栀子、黄芩、天竺黄清肝泻火,川牛膝引亢逆之血下行,丹参凉血活血,共为佐药;甘草调和药性,为使药。诸药清热息风,使风降火息,气血下归,清窍得开,病情转稳。

(2)加减:夹有痰浊者,加石菖蒲、远志、郁金;头痛甚者,加菊花、夏枯草;呕吐者,加姜半夏、旋覆花、代赭石。

(3)临证参考:风阳火邪上扰神明是本证的基本病机。邪热上扰神明,进一步发展有邪闭心窍之趋势。因此,祛邪以防闭窍是治疗的关键。待病情稳定,神志恢复,治疗重点则当调理气血,以促进半身不遂等症的好转。风火之邪易夹血上逆,每用加凉血降逆之品,以引血下行。

3.风痰瘀阻证 症舌脉:半身不遂,口舌㖞斜,言语謇涩或不语,感觉减退或消失,头痛目眩,咳痰或痰多,腹胀便干便秘,舌质黯红,苔黄腻,脉弦滑或偏瘫侧弦滑而大。

病机分析:中年以后,阴虚则内风易动,气虚则痰湿内生,风痰相搏,进而壅滞经脉,致使血行不畅而生血瘀,此属风痰瘀血痹阻脉络发为中风,头晕目眩之症,可于未发之前即有,发病之后加重,或发病以半身不遂为主,自觉症状较少。舌质黯乃血瘀之象。舌苔黄腻为内蕴痰湿,脉弦为肝阳亢肝风动的表现,脉弦滑为中风常见的脉象。

治法:活血祛瘀,化痰通络。

方药运用:

(1)常用方:

醒脑静注射液:20mL加入0.9％氯化钠注射液或5％葡萄糖注射液250mL中,静脉滴注,每日1次,10～14天为1个疗程。适用于缺血性、出血性中风病急性期有风痰瘀阻表现者。

化痰通络汤加减。药用茯苓,清半夏,天竺黄,胆南星,天麻,丹参,香附,酒大黄。

方中天麻平肝息风,清半夏、茯苓、天竺黄、胆南星清化痰热,丹参活血化瘀,共为主药,辅以香附疏肝理气,调畅气机,行气活血,助脾化湿,大黄通腑泄热,以防腑实形成而加重病情。

(2)加减:若半身不遂重者可加天仙藤、伸筋草、鸡血藤以增强活血通络之力;或言语謇涩明显者可酌加石菖蒲、玉蝴蝶。痰多质黏者加浙贝母、黄芩等;瘀血重,舌质紫黯或有瘀斑者,加桃仁、红花、赤芍以活血祛瘀;舌苔黄腻、烦躁不安等有热象者,加黄芩、栀子以清热泻火;头痛、眩晕者,加菊花、夏枯草以平肝泻火。

(3)临证参考:可据症、舌、脉,以分辨内风、痰浊、瘀血的轻重程度,决定平肝息风、化痰通络、活血化瘀等药物的使用,一般以化痰、活血化瘀为主。风痰互结,瘀血阻滞,日久易从阳化热,故临证时用药不宜过于燥烈,以免助热生火。如病久体虚者,又当佐以扶正之品。

4.痰热腑实证　症舌脉:半身不遂,口舌㖞斜,言语謇涩或不语,感觉减退或消失,头痛目眩,咳痰或痰多,腹胀便干便秘,舌质黯红,苔黄腻,脉弦滑或偏瘫侧弦滑而大。

病机分析:本证以突然半身不遂为主症,兼症、舌苔、脉象对判别证候的属性极为重要。素有血瘀又蕴痰湿、气血不足,遇情志劳累等诱因使气机逆乱于心胸,进而痰湿郁积中焦而化热,痰热阻滞,升降失职渐致腑气不通;或见于肝阳素盛又兼饮食不节、嗜酒过度或劳倦内伤致使脾失健运,聚湿生痰,痰郁化热,内蓄痰热,遇到情志火极,内风动越,则内风夹痰夹火窜扰经脉,痰热阻滞使胃肠气机失于顺降而成腑实,进而影响气血的运行布达。风夹痰浊、瘀血窜扰经络,而引起半身不遂,偏身麻木,口舌㖞斜;痰热夹滞阻滞中焦,传导失职,升清降浊受阻,腑气不通而便干便秘;脾运力薄、清阳不升可见头晕、眩晕,并见痰多等症。舌苔黄、黄腻、脉弦滑均属痰热。偏瘫侧脉弦滑而大,说明偏瘫侧痰湿阻络,正邪交争。

治法:化痰通腑。

方药运用:

(1)常用方:

清开灵注射液:40mL加入0.9%氯化钠注射液250mL中,静脉滴注,每日1~2次,10~14天为1个疗程。适用于缺血性、出血性中风病急性期有痰热内盛表现者。

苦碟子注射液:40mL加入5%葡萄糖注射液或0.9%氯化钠注射液250mL中,静脉滴注,每日1~2次,10~14天为1个疗程,用于缺血性中风病急性期有痰热内盛表现者。

星蒌承气汤加减。药用大黄(后下),芒硝,胆南星,全瓜蒌,天竺黄,丹参。

方中大黄泻热通腑,荡涤肠胃,为君药;芒硝软坚通便,助君药急下通腑之功,为臣药;瓜蒌化痰通便,胆南星、天竺黄清热涤痰,丹参活血通络为佐药。

(2)加减:热象明显者,加栀子、黄芩;年老体弱津亏者,加生地黄、麦冬、玄参。

(3)临证参考:正确掌握和运用通下法是治疗本证的关键。针对本证腑气不通而采用化痰通腑法,一可通畅腑气,祛瘀通络,敷布气血,使半身不遂等症进一步好转;二可清除阻滞于胃肠的痰热积滞,使浊邪不得上扰神明,气血逆乱得以纠正,达到防闭入脱之目的;三可急下存阴,以防阴竭于内,阳脱于外。掌握通下的时机,也是很重要的,一般认为,腑气不通即可使用本法治疗,不必等到痰热腑实已成,痞、满、燥、实、坚诸症悉备才用。舌苔黄腻、脉弦滑、便秘是本证的三大主要特征。芒硝、大黄剂量一般以10~15g为宜,以大便通泻、涤除痰热积滞为度,不宜过量,待腑气得通,再改用其他治疗方法。

5.痰湿蒙神证　症舌脉:半身不遂,口舌㖞斜,言语謇涩或不语,感觉减退或消失,神昏痰鸣,二便自遗,周身湿冷,舌质紫黯,苔白腻,脉沉缓滑。

病机分析:本证患者多素体阳虚阴盛,正气不足内蕴湿痰,再遇肝风触动,导致风夹湿痰上壅清窍而成内闭之证。因湿痰属阴,邪从阴化故成阴闭,症见痰涎壅盛、面白唇黯、四肢不温、半身不遂而肢体松懈瘫软,舌质黯淡是血瘀滞涩,正气不足的象征。

治法:温阳化痰,醒神开窍。

方药运用:

(1)常用方

参麦注射液:40mL 加入 25%葡萄糖注射液 40mL 中,静脉推注,15 分钟 1 次,直至厥脱恢复。可同时灌服参附汤。

涤痰汤加减。药用石菖蒲,远志,清半夏,陈皮,枳实,茯苓,竹茹,胆南星。

方中石菖蒲辛苦而温,芳香而散,豁痰辟秽,开窍醒神为君药;清半夏、陈皮、茯苓健脾燥湿化痰,助君药豁痰开窍之功,远志豁痰利窍。辅助君药共为臣药,枳实、胆南星、竹茹行气化痰清热,可防痰浊郁而化热为佐药;甘草调和诸药为使药。

(2)加减:寒象明显者,加桂枝以温阳化痰;若汗出不止者,加山萸肉、黄芪、龙骨、牡蛎以敛汗固脱;兼有瘀滞者,加丹参。

(3)临证参考:中风若发病急、病情重,或治疗不当,表现为元气败脱,神明散乱的脱证,属中风危候,当采用综合治疗措施进行抢救。痰湿属阴邪,非温阳通达不能除之,治疗多选辛开温化之剂,但不可过用温燥及辛香走窜之品。如有化热倾向者,当佐清泄之剂。脱证常由闭证转化而来,若治疗及时,正气渐渐恢复,正邪交争也能使脱证转化为闭证。在闭、脱转化的过程中,常可见到闭、脱互见的证候。若闭证中出现了汗出、遗尿等脱证症状,是病情有转重的趋势。若脱证经急救出现肢体强痉、脉转弦滑,是正气渐复正邪相争的征象。

6.气虚血瘀证 症舌脉:半身不遂,口舌㖞斜,言语謇涩或不语,感觉减退或消失,面色㿠白,气短乏力,自汗出,口角流涎,心悸,便溏,手足肿胀,舌质黯淡,舌苔白腻或有齿痕,脉沉细。

病机分析:本证所见气短、乏力、自汗出,通常被称为气虚的三大主症。面色㿠白是中气不足,不能荣华于颜面的表现;口角流涎,既因脾虚湿盛,又有气弱唇缓的缘故;心悸为心气虚,便溏为脾气虚;手足肿胀多在中风 2 周后出现,此因气虚血阻,手足筋脉、肌肤失于气血的温煦、濡养。舌质黯淡为气虚血瘀之象,脉沉为阳气不足的征象。

治法:益气活血。

方药运用:

(1)常用方

参麦注射液合丹参注射液:参麦注射液 40mL 加入 5%葡萄糖注射液或 0.9%氯化钠注射液 250mL 中,静脉滴注;灯盏花素 50mg 加入 5%葡萄糖注射液或0.9%氯化钠注射液 250mL 中,静脉滴注,每日 1 次,14 天为 1 个疗程。适用于缺血性中风病急性期有气虚血瘀表现者,也适用于缺血性、出血性中风病恢复期有气虚血瘀表现者。

补阳还五汤加减。药用炙黄芪、当归、红花、川芎、桃仁、赤芍、地龙。

方中重用黄芪补益元气为君药;当归养血和血,取血为气母之意,助君药补益气血为臣药;红花、桃仁、川芎、赤芍活血化瘀通络,赤芍性寒,亦可防诸药甘温太过而伤血,地龙搜剔经络之邪共为佐药。

(2)加减:气虚明显者,加党参、太子参;言语不利者,加远志、石菖蒲、郁金以祛痰利窍;心悸喘息,加桂枝、炙甘草;肢体麻木者,加木瓜、伸筋草、防己以舒筋通络;肢体瘫软无力者,加续断、桑寄生、杜仲、牛膝;小便失禁者,加桑螵蛸、益智仁;血瘀重者,加莪术、水蛭等破血通络之品。

(3)临证参考:本证多见于恢复期和后遗症期。根据气虚的程度决定黄芪的用量,一般用量在15~45g,重者可用至75g。如急性期仅有气短乏力之症,而血瘀络阻突出,且有血瘀化热之趋,暂不宜重用黄芪,可改用太子参、生山药、茯苓等甘平益气之品。本方尤多用于风痰瘀血、痹阻脉络证经调治转化为气虚血瘀证,此类证的治疗除服用益气活血方药外,应配合针灸、推拿疗法和加强肢体功能锻炼,以促进偏瘫恢复。

7.阴虚风动证　症舌脉:半身不遂,口舌㖞斜,言语謇涩或不语,感觉减退或消失,眩晕耳鸣,手足心热,咽干口燥,舌质红瘦,少苔或无苔,脉弦细数。

病机分析:本证是由肝肾阴虚,肝阳偏亢形成上实下虚之证,又因情志刺激,化火灼阴,进而内风旋动,夹痰窜扰脉络而致半身不遂诸症。头晕耳鸣、失眠烦躁、手足心热是心、肝、肾阴液不足,虚火妄亢所致。舌质红绛少苔、无苔当属阴虚,黯红者属阴虚血虚,脉弦主肝风,脉细主血少,数脉为里热。

治法:育阴息风。

方药运用:

(1)常用方:

生脉注射液:60mL加入0.9%氯化钠注射液或5%葡萄糖注射液250mL中,静脉滴注,每日1次,14天为1个疗程。适用于缺血性、出血性中风病急性期或恢复期有气阴虚表现者。

镇肝熄风汤加减。药用川牛膝、代赭石、生龙骨、牡蛎、龟甲、白芍、玄参、天冬、明天麻、钩藤、白菊花、甘草。

方中重用川牛膝引血下行,折其亢阳,并能补益肝肾,是为君药;代赭石、龙骨、牡蛎皆质重性降之品,善降逆潜阳,镇息肝风,与君药合用,则镇肝潜阳息风作用更强,故为臣药;佐以龟甲、玄参、天冬、白芍滋养阴液,养阴配阳,使阴能治阳而肝风平息,天麻、钩藤、菊花平肝息风,甘草调和诸药为使药。

(2)加减:夹有痰热者,加天竺黄、竹沥、川贝母以清化痰热;心烦失眠者,加黄芩、山栀子以清心除烦,加夜交藤、珍珠母以镇心安神;头痛重者,加生石决明、夏枯草以清肝息风;口角抽动,手足拘挛抽搐,或恢复期有肢体强痉拘急者,加全蝎、天麻、僵蚕息风止痉。

(3)临证参考:风动之因在于阴液不足,故急当治其标,待标实一去即当扶正,滋阴敛阳以固其本。还需注意肝为刚脏,性喜条达而恶抑郁,故临证时宜加麦芽、茵陈以顺应肝胆升发之性。因滋阴潜镇之品易碍胃气,故宜适当选用健脾养胃之品。本证可见于急性期,也可见于恢复期。在急性期若及时给予滋阴息风之剂,迅速平息内风,于1~2周后即可进入恢复期,并且预后较好。恢复期见阴虚风动证多由肝阳暴亢,风火上扰证转变而来,也有少数病例由痰热腑实证经治腑气已通,痰浊渐消,而邪热更炽,灼伤阴液,致使内风旋动转化为阴虚风动证。恢复期的阴虚风动证,精神护理最为重要,遇有情志刺激,心肝火旺即可触动内风,发为复中,若反复中风2次以上,预后不佳,致残率高。

(四)其他治疗

1.中成药

(1)神昏:中脏腑属痰热内闭清窍者,用清开灵注射液40~80mL加入5%葡萄糖注射液或 0.9％氯化钠注射液 250mL 中静脉滴注,或用醒脑静注射液 10～20mL 加入 5％葡萄糖或 0.9％氯化钠注射液 250mL 中,静脉滴注,或用安宫牛黄丸、局方至宝丹鼻饲,每次 1～2 丸,每 6～8 小时 1 次。中脏腑属痰湿蒙塞清窍者,以苏合香丸 1～2 丸鼻饲,每 6～8 小时 1 次。中脏腑属元气败脱,神明散乱证者,急以参附汤灌服,或用参麦注射液 40mL 加入 5％葡萄糖注射液或 0.9％氯化钠注射液 250mL 中静脉点滴。必要时需结合西医学手段积极抢救。

(2)痰多:用竹沥水,每次 10～100mL,每日 2～3 次。清热镇惊,润燥涤痰。用于咳嗽痰多,脑卒中舌强,气喘胸闷,以及小儿痰热惊风等症。

(3)腑实

新清宁片:每次 3～5 片,每日 3 次。清热解毒,活血化瘀,缓下。用于内结实热,喉肿,牙痛,目赤,便秘,下利,感染性炎症,发热等症。

复方芦荟胶囊:每次 1～2 粒,每日 1～2 次。清肝泻热,润肠通便,宁心安神。用于心肝火盛,大便秘结,腹胀腹痛,烦躁失眠。

(4)高血压:用牛黄清心丸,每次 1 丸,每日 1 次。清心化痰,镇惊祛风。用于神志混乱,言语不清,痰涎壅盛,头晕目眩,癫痫惊风,痰迷心窍,痰火痰厥。

(5)半身不遂、肢体麻木、语謇、口歪。

①属血瘀证者

血栓心脉宁胶囊:每次 4 粒,每日 3 次。芳香开窍,活血散瘀。用于中风属气滞血瘀证者。

灯盏花素注射液:50mg 加入 5％葡萄糖注射液 250mL 中,静脉滴注,每日 1 次。活血祛瘀,通络止痛。用于瘀血阻滞,脑卒中偏瘫,肢体麻木,口眼㖞斜,言语謇涩等。

脉络宁注射液:10～20mL 加入 0.9％氯化钠或 5％葡萄糖注射液 250mL 中,静脉滴注,每日 1 次,10～14 天为 1 个疗程。清热养阴,活血化瘀。用于中风及后遗症等。

②属痰热证者

清开灵注射液:40～80mL 加入葡萄糖 250～500mL 静脉滴注。清热解毒,化痰通络,醒神开窍。用于热病神昏,脑卒中偏瘫,神志不清。

苦碟子注射液:40mL 加入 5％葡萄糖注射液或 0.9％氯化钠注射液 250mL 中,静脉滴注,每日 1～2 次,10～14 天为 1 个疗程,活血止痛,清热祛瘀。用于治疗中风痰热、风火、瘀热证。

③属气虚血瘀证者

生脉注射液:60mL 加入 0.9％氯化钠或 5％葡萄糖注射液 250mL 中,静脉滴注,每日 1 次,14 天为 1 个疗程。益气养阴固脱。用于中风急性期气阴亏虚,阴气欲脱之证。

参麦注射液:40mL 加入 0.9％氯化钠或 5％葡萄糖注射液 250mL 中,静脉滴注,每天 1 次。补气生津,止渴固脱。用于各种原因所致的气虚、津亏,表现为眩晕、晕厥、自汗、心悸、口渴、脉微等厥证、虚证。

消栓再造丸:水蜜丸每次 5.5g,大蜜丸每次 1～2 丸,每日 2 次。活血化瘀,息风通络,补气养血,消血栓。用于气虚血滞,风痰阻络引起的中风后遗症。

2.针灸

(1)神昏:属闭证可针人中,或十宣放血;属脱证可灸关元、气海、神阙 20 分钟。

(2)半身不遂:上肢:针肩髎、曲池、外关、合谷等;下肢:针环跳、委中、阳陵泉、足三里、太冲等,亦可针头部运动区的相应部位。

(3)言语謇涩或不语:针刺廉泉、哑门等。

(4)口歪:针刺迎香。

3.推拿　推拿适用于中风急性期或恢复期的半身不遂,尤其是半身不遂的重证。其手法为推、擦、按、捻、搓、拿、擦。取穴有风池、肩井、天宗、肩髃、曲池、手三里、合谷、环跳、阳陵泉、委中、承山。以患侧颜面、背、四肢为重点。

4.外治法　中药煎汤熏洗,直接作用于患侧肢体,有舒筋活络、缓解疼痛、减轻肿胀等多种作用,对缓解痉挛同样有很好的效果。

(1)适应证及方药:熏洗疗法主要适用于中风偏瘫的恢复期和后遗症期。根据患肢肌张力的不同选用不同的药物。对于肌张力增高手足拘挛者,选用伸筋草、透骨草、豨莶草、白芍、生甘草、木瓜、萆薢、汉防己、桑桂枝、红花、川乌、川椒等;而肌张力低下手足弛缓者,选用生黄芪、小茴香、鸡血藤、紫石英、苍术、红花、透骨草等。

(2)熏洗方法:对于中风偏瘫的患者主要以熏洗患侧局部为主,分上肢熏洗和下肢熏洗。在药液温度较高时,先以蒸气熏患肢,或以药液浸湿毛巾敷于患肢,主要是肩、肘、腕、手及髋、膝、踝关节等处。当药液温度下降到能浸浴时(一般为37~44℃),再将患侧主要是手足浸浴。浸浴的时间为20~30分钟。一剂药液可反复加热使用5~6次。

5.功能锻炼

(1)肢体训练:急性期即应把患者的肢体置于功能位,并定期翻身,做被动运动。随着恢复,应循序渐进地进行综合训练。

(2)语言训练:应当鼓励患者讲话,按照语言发育的顺序依次耐心的练习,要持之以恒,循序渐进。

(3)唇角流涎者,应每日坚持鼓腮、示齿等动作,并自我或由他人按摩患侧面颊。

6.脐疗

(1)药物组成

阳气不足型:黄芪10g,巴戟天10g,鹿茸3g,淫羊藿10g,附子10g,丁香6g,花椒6g。

痰阻经络型:芥子15g,细辛6g,延胡索10g,甘遂3g。

瘀阻经络型:麝香3g,冰片6g,丹参10g,血竭10g,水蛭10g,乳香10g,花椒6g,豆蔻10g。

(2)制作方法:将上述中药按照以上剂量配齐,粉碎过80目筛,按1份药、4份凡士林比例制成软膏。

(3)临床技法

①常规针刺及西药治疗。

②以75%乙醇消毒肚脐。

③将药膏贴在神阙上,用纱布固定。

④每天不少于4小时,隔天更换1次,1个月为1个疗程。

7.耳穴治疗

(1)取穴

主穴:脑、脑干、心血管皮质下、神经系统皮质下、心、耳大神经点、枕小神经点、相应部位。

配穴:三焦、脾、肝。

(2)取穴依据

心、脑:心脑关系密切,心有强心活血,醒脑开窍,缓解脑血管痉挛,调整脑血管功能。

心血管及神经系统皮质下:调节血管的舒缩功能和兴奋抑制功能,扩张脑血管,纠正脑组织血流量的供应。

耳大神经点、枕小神经点:来自颈2、颈3脊神经控制机体的骨骼肌肉四肢的运动,帮助肢体恢复。

三焦:是气穴,能量穴,三焦穴位含有三对脑神经,即迷走神经、面神经、舌咽神经,刺激三焦,可以改善增加脑神经的活动,若语言不利亦取三焦。

肝、脾:肝主筋,脾主肌,脾主四肢,取肝、脾两穴,促进经络感传达全身肌肉,改善肢体运动。

相应部位:依脑血管意外损伤的部位取穴。

8.中药封包 选用活血安痛酒(组成:红花、桃仁、延胡索、赤芍、丹参、羌活、桂枝、秦艽、乌梢蛇、木瓜、桑寄生、杜仲等),利用中低频治疗仪进行离子定向导入,针对肢体麻木发生的部位和中风后痉挛性瘫痪的特点遵医嘱辨证的选取穴位(患侧上肢操作穴位为曲池穴,患侧下肢操作穴位为风市穴),从而可以借助穴位的作用进一步促进药物的吸收,达到更好的治疗效果。

9.离子导入 选用水蛭10g、桃仁15g、红花15g、乳香10g、没药10g、川芎10g、地龙20g、葛根30g、桑枝30g等,加水2000mL,煎至1000mL,浓缩至500mL备用,用4cm×4cm衬垫2块,浸湿药液。接正负两极分别置于颈椎两侧,通以直流电,使局部产生刺麻感,以病人能耐受的最大量为治疗量,治疗30min,每日一次。

第四节 痴呆

一、定义

老年期痴呆,是指在衰老过程中因肾精亏虚、髓减脑消,或痰瘀阻窍、毒损脑络所致神机失用而出现的一类以呆、傻、愚、笨为主要临床特点的疾病。本病病程较长,早期轻度认知障碍阶段不易被发觉,多呈波动性或阶梯样发展加重。

二、病因病机

(一)病因

1.年老精气虚衰 年老体衰,肝肾精血日亏,久病气血不调或脾胃功能减退,气血生化乏源,脾肾不足,髓海空虚,脑神失养而致痴呆。或由于脏腑功能失调,气血津液运化失常,气血瘀滞,痰浊内阻,蒙蔽清窍,亦可发为痴呆。

2.中风或他病　中风后或癫病、痫病反复发作,由于脑络为风痰瘀血痹阻,气血津液难以上输,或正气大虚,清窍失养,脑髓消减,神机失用,亦可发为痴呆。

3.感受疫疠毒邪　暑湿、湿温、湿热疫毒之邪袭入,毒热痰瘀内陷心包,经治疗后热退阴伤,痰毒瘀滞包络脑窍,灵机失用,发为痴呆。

4.外伤与中毒　头部外伤,血脉瘀阻,清窍失养,及中毒后痰瘀阻滞,血行不畅,痰浊瘀血壅塞脑络,清窍失养,灵机失用而发为痴呆。

5.情志失调　若郁怒愤恚隐含不泄;或久思积虑;或多疑善猜;或惊恐志意怯懦,气机郁结,久必风痰瘀血阻于脑络,或兼肾精亏耗,脑髓不足,发为痴呆。

(二)病机

1.发病　本病的发病急缓有别。因于头部外伤、感受疫疠毒邪及中毒、中风所致者,可在遭受伤害后,较快出现痴呆;因于年高体衰,精气亏虚,或久生他病、情志失调所致者,发病较缓。

2.病位　病位在脑,与心、肝、脾、肾密切相关。

3.病性　病性为本虚标实,虚实夹杂。虚者多为肝肾精亏,脾肾俱虚,髓海不足;实者以痰浊、瘀血、气滞为主,蕴积日久则酿化成毒,毒损脑络。

4.病势　一般多较徐缓,渐进加重,病程较长。因于中风所致者,病情活动变化,可呈阶梯样进展,根据病情可将痴呆分为平台期、波动期和下滑期。因于年高体衰,病情缓慢进展,终致髓海空虚,呆傻而废。

5.病机转化　初期常由肝肾阴亏,脾肾不足,心肾不交,精气亏虚,髓海失充,或兼风火痰瘀郁所致,若调摄不适,或失治误治,进一步可出现因虚致实,而邪盛壅积,蕴化浊毒,又更耗伤气血阴精,出现虚虚实实、虚实夹杂之变,进而导致心肝脾肾功能俱损,阴阳气血失调,痰瘀浊毒壅塞脑络,脑髓消减之势更甚,终可致五脏形神俱损,气衰魄离,髓海空虚,神机失用而为难治之候。

三、诊断与鉴别诊断

(一)诊断依据

1.主症

(1)记忆:记忆近事及远事的能力减弱。

(2)判定:认知人物、物品、时间、地点等的能力减退。

(3)计算:计算数字、倒述数字的能力减退。

(4)识别:识别空间位置和结构的能力减退。

(5)语言:理解别人语言和有条理地回答问题的能力障碍;文化程度较高者阅读、书写能力障碍。

(6)个性:性情孤僻,表情淡漠,语言啰唆重复,自私狭隘,顽固固执,或无理由的欣快,易于激动或暴怒,或拾破烂视珍品等。

(7)思维:抽象思维能力下降,例如不能解释谚语,不能区别词语的相同点和不同点,不能给事物下定义等。

(8)人格:性格特征改变,道德伦理缺乏,不知羞耻。

(9)年龄:60 岁以上,亦可在 50～59 岁。

(10)病程:起病隐袭,渐进加重,病程较长。

上述前 8 项中有记忆、判定、计算和另 5 项中的 1 项者,在 6 个月内功能有明显减退或明显缺损者,参考年龄、病程即可诊断。在诊断检查时应排除患者的意识障碍和注意力不集中情况。可以结合神经心理学检测,存在智能障碍及社会生活能力减退;脑电图及头颅 CT、MRI 等影像学及相应辅助检查确定有关疾病存在,作为诊断参考依据。

2.或有证　近 6 个月内性格脾气有明显改变者,或有眩晕、消渴、真心痛、胸痹、小中风、中风等病史者。

(二)鉴别诊断

1.健忘　健忘是以记忆力减退、遇事善忘为主症,患者神识如常,明晓事理,告知可晓其事,且不伴其他智能因素减退。而痴呆轻者以遇事善忘为主症,但多同时可见神情呆滞,反应迟钝,不明事理,告之不晓其事,且伴有计算力、定向力等智能减退。

2.郁证　两者均有记忆力的下降。郁证是以心情抑郁,情绪不宁,胸闷太息,胁肋胀痛或咽中如有异物,咽之不下,吐之不出等为主症,重者可见神情淡漠、反应迟钝,但无智能障碍,会随着郁病的恢复而减轻,多见于中青年女性。痴呆初期常伴有抑郁的表现,和郁证有相似之处,但是痴呆以智力障碍为主,常伴有情志障碍,多见于老年人。

3.癫病　两者皆可表现为情志障碍或性格异常。癫病以精神抑郁、情感淡漠、呆愣少语或喃喃自语、静而少动、妄见妄闻、哭笑无常等为主症,常由所求不得、过思不解、肝气不舒而致病,多见于青壮年。痴呆则以呆傻愚笨等智力障碍为主症,见于老年人。

四、辨证论治

(一)辨证要点

1.辨病位　痴呆病位在脑,与心肾肝脾密切相关,其中与肾的关系尤为密切。临床常累及多个脏腑。病位不同,其证候特征各异,当根据主症及兼次症辨明病位。

2.辨病性及虚实缓急　本虚是痴呆发病的内在因素,以肾之精气阴阳、肝阴、脾阳之虚衰为主,标实是导致病情波动下滑加重的重要因素,以痰、瘀、火、郁、毒为主,除见智能减退外,还可见痰浊、瘀血、风火、气郁、浊毒等诸实邪引起的相应证候。虚实常互相夹杂,在不同发展阶段又各有偏重。

(二)治疗原则

当根据标本之缓急轻重,予以祛邪通络降浊,或补肾精气血,或通络降浊、补虚扶正并用之治。治疗时应把握通降祛浊不伤正,滋补养正不致邪壅。

(三)分证论治

1.髓海不足证　症舌脉:智能减退,头晕耳鸣,懈惰思卧,齿枯发焦,腰酸腿软,步行艰难,舌瘦色淡,苔白,脉沉细弱;或仅有遇事多忘,近记忆力减退,舌脉兼症无异者。

病机分析:脑为元神之府,灵机记性皆出于脑。脑为髓海,肾主骨生髓而上通于脑,若年老体衰,肾元精血不足,亏乏耗损,则髓海失养,神机失用,记性皆失而为痴呆;齿枯发焦,腰酸腿软,步行艰难,皆为肾精不足,不能主骨生髓固齿荣发之征;舌脉亦为肾精气虚之象。

治法:补肾填精,益髓增智。

方药运用:

(1)常用方:补肾益髓汤加减。药用熟地黄、山萸肉、紫河车、龟甲胶、续断、骨碎补、补骨脂、远志、石菖蒲。

方中熟地黄、山萸肉甘微温补益肝肾之阴精,用以为君;伍以紫河车、龟甲胶血肉有情之品补益肝肾精血,补骨脂补肾助阳,续断、骨碎补补益肝肾,强骨益髓,活血通脉,上药共用为臣;远志益心气,助心阳,可使肾气上济于心,功擅安神益智,石菖蒲有开心窍、增智慧之功,两药合用,共起涤痰开窍,益智醒神之效,共用为佐。方中诸药以补肾填精益髓为主,但补中有通,补而不滞,且补阴剂中伍以助阳之品,有阳中求阴之义,全方共奏补肾填精,益髓增智之功。

(2)加减:若兼言行不经,心烦溲赤者,可于上方减熟地黄、紫河车,加丹参、莲子心、知母、黄柏等;若舌红,苔黄腻者,宜减熟地黄、紫河车、龟甲胶、山药等,加黄芩、瓜蒌、胆南星等。

(3)临证参考:此证多见于高龄老年患者或老年呆病中晚期,但病情可在一定时期仍保持相对平稳,在辨证用药基础上,可加重血肉有情之品,除紫河车外,还可加用海龙、海马、阿胶、鹿角胶等补益亏损之精血。但也应注意寒热偏重,不可过于滋补,以防有碍脾胃、酿生痰浊或化火生风而加重病情。本证型虚可受补者效佳。

2.肝肾亏虚证 症舌脉:神情呆滞,反应迟钝,静默寡言,记忆力减退,理解、计算力差,头晕目眩或耳鸣,或肢麻、举动不灵,腰膝酸软,舌质黯红,苔薄白或少苔,或舌体瘦小,脉沉细弱或脉沉细弦。

病机分析:年高体衰,肝肾阴精渐亏,或长期精神抑郁或性情暴躁,郁火暗耗肝阴,肝肾阴精亏损,或邪气久羁,劫伤肝肾之阴,肝肾阴精亏虚,不能上通于髓海,荣于脑窍,则灵机、记性渐失;阴精亏虚,水不涵木,则阳亢易化风上扰清窍致头晕目眩,耳鸣;肝主筋脉,腰为肾府,精血亏乏不能荣润,则腰膝酸软;若阳亢化风,风夹痰瘀痹阻经脉,则见肢麻、举动不灵,风痰瘀血阻于脑络,可使记忆力、理解力等智能减退加重;舌体瘦小,舌红少苔,脉沉细为肝肾阴精亏虚之征。

治法:补益肝肾,佐以潜阳息风。

方药运用:

(1)常用方:左归饮加减。药用何首乌、山萸肉、枸杞子、山药、牛膝、天麻、钩藤、赤芍、白芍、郁金。

方中何首乌性温,苦甘微涩,入肝肾二经,有补益精血,强脑髓之功;山萸肉甘温,亦为补益肝肾精血之佳品,上药共用为君。枸杞子甘平入肝肾经,功专滋肾补肝明目。山药入脾肾肝经,既可填精益髓,又可健脾益阴,有补土生金,金助水生之义。牛膝可补益肝肾精血,又可活血通络,引瘀浊下行,三者共用为臣,助君药滋水涵木之功。天麻、钩藤平肝潜阳息风;赤、白芍、郁金有养血和血通络及理血中气滞之功,共用为佐药。上药同用,滋水益髓兼以潜阳息风,并柔肝理气以防郁火伤阴,有防其未病,既病防变之意,务使水滋木涵,精髓得养以收功。

(2)加减:夜眠梦多或失眠者,加珍珠母、生龙齿;肢麻或举动不灵者,加丹参、鸡血藤;眩晕头痛,肢麻或肢体强痉者,加珍珠母、生龙牡、龟甲等;心烦不寐,手足心热,舌红少苔者,加远志、酸枣仁、柏子仁、五味子、麦冬、石菖蒲;若兼见急躁易怒,心烦失眠,胸脘满闷,痰多色黄,口苦纳呆,苔黄腻者,宜去山萸肉、山药、赤白芍,加黄芩、瓜蒌、胆南星、石菖蒲、柴胡;阴虚明显者,加玄参、麦冬、五味子;注意力不集中伴心悸易惊者,加百合、远志。

(3)临证参考:此证多见于发病早期或痴呆前轻度认知障碍阶段,多数患者未给予重视或积极治疗。也可见于病情波动期,多兼见痰瘀,病情明显不稳。

据临床表现又可细辨为肝之阴血不足为主及肾精不足为主两型。治疗亦有以六味、杞菊地黄丸加减及以左归饮加减之不同。也可选用具有益智养肝,活血化浊作用的复方苁蓉益智胶囊,多用于脑血管病后出现的智能减退,思维迟滞,善忘记差,以及老年期血管性痴呆治疗。同时,肝肾阴亏易致阳亢火旺,临床上可见心肝虚火旺盛及心肝火盛两种,当据舌脉症(注意大小便)辨之。虚火治以知母、黄柏、牡丹皮、生地黄、黄连、鸡子黄等;而实火则以黄连解毒汤加减,必须注意此所谓心肝实火亦为本虚患者之标实表现,服药宜中病即止,勿过用伤正。此外,阴虚阳亢,水不涵木常有阴虚风动之势,故在滋养同时,常须酌加潜镇、息风之品,如天麻、钩藤、石决明、生龙骨、生牡蛎、川牛膝之类。

3.脾肾不足证 症舌脉:表情呆滞,沉默缄言,记忆力减退,失认失算,口齿含糊,伴腰膝酸软,肌肉萎缩,倦怠流涎,四肢欠温,纳呆乏力,腹胀便溏,舌淡体胖,苔白或白滑,脉沉细弱,双尺尤甚。

病机分析:久病体弱,气血不调,后天脾胃功能衰减,不能化精微生气血,不能充养先天之本致使肾之精气渐亏损,进而脑髓失荣,清窍失养,元神失用,灵机记性衰减,故症见表情呆滞,沉默缄言,记忆减退,失认失算,口齿含糊;肾之精气亏虚不能温脾阳,助脾运,脾之气虚阳微,运化水谷之力衰减,气化温煦四肢百骸不力,则见纳呆乏力,倦怠流涎,四肢欠温,腹胀便溏;肾主骨,腰为肾之府,脾主肌肉,脾肾不足不能强腰膝、健肌肉,则见腰膝酸软,肌肉萎缩;舌淡体胖,苔白滑,脉沉细弱,双尺尤甚,均为脾肾不足,气弱阳微之征。

治法:补益脾肾,生精益智。

方药运用:

(1)常用方:还少丹加减。药用熟地黄、枸杞子、肉苁蓉、巴戟天、杜仲、牛膝、益智仁、山药、远志、石菖蒲。

方中熟地黄、枸杞子甘微温,甘平,功擅补肾填髓益精增智,用以为君;肉苁蓉、巴戟天助命火补肾气而不燥,且可益肝肾之精血,与杜仲、牛膝同用补肾益肝,强腰膝壮筋骨力强,共用为臣;益智仁与山药同用有补脾肾,摄津液,助阳益气,收涩固津之功,远志、石菖蒲交通心肾,化痰开窍,共用为佐。诸药合用,补脾益肾,温而不燥,滋阴填精补髓而不腻脾碍胃,补不呆滞,温运之中有开有合,务使浊痰祛而津液精微留。实为双补脾肾,益精增智,延缓衰老之良方。

(2)加减:食少纳呆,苔腻者,可减熟地黄用量,加炒白术、炒薏苡仁、陈皮;若肌肉萎缩,气短乏力较甚者,可加紫河车、阿胶、续断、何首乌、生黄芪等;若纳呆食少,脘痞少苔者,可减肉苁蓉、巴戟天、益智仁用量,加天花粉、玉竹、石斛、生谷芽、生麦芽;若四肢不温,腹痛喜按,鸡鸣泄泻者,加干姜、伏龙肝、肉豆蔻等;若头沉如裹,时吐痰涎,头晕时作,舌苔腻者,可减熟地黄、山药,加天麻、法半夏、白术、泽泻、党参、陈皮。

(3)临证参考:此证既可见于发病早期,也可见于病情波动期,多兼见痰瘀,病情明显不稳。常以气弱阳微或有湿痰浊邪蒙窍内阻为特征,临床用药在补益脾肾同时常酌情加用温阳助运、化湿利水之品。如以脾肾阳虚为主者,可选《金匮》肾气丸加减,并酌情加入干姜、黄芪、伏龙肝、白豆蔻、砂仁或与五苓散合方加减。此外配伍用藿香、佩兰、石菖蒲等芳香化湿、醒脑开窍常可收到满意效果。必须注意,本证虽以阳虚气弱为主,但气弱阳微输布水津之职失健,水津不能四布,而反停为湿浊痰饮,故阴津亦显不足,因而温燥之品中病即止,勿过用伤阴耗正。

4.心肝火盛证　症舌脉:神情恍惚,记忆、判断错乱,急躁易怒,焦虑不安,心烦不寐,伴眩晕头痛,面红目赤,咽干舌燥,尿赤便干,舌红苔黄,脉弦数。

病机分析:年老之人肾阴亏虚,一方面肾水不能上奉于心,心火独旺,神明被扰,表现为神情恍惚,记忆错乱,心烦不寐;另一方面水不涵木,肝失调达,气郁化火,表现为急躁易怒,焦虑不安,眩晕头痛;火性炎上,故面红目赤;热灼津伤,故咽干舌燥,尿赤便干;舌红苔黄脉弦数亦为心肝火盛之征。

治法:清热泻火,安神定志。

方药运用:

(1)常用方:黄连解毒汤加减。药用黄连、黄芩、黄柏、栀子、大黄、生地黄、夏枯草、醋柴胡、酸枣仁、合欢皮、石菖蒲、远志。

方中以大苦大寒之黄连清泻心火,为君药;黄芩苦寒清肺热泻上焦之火为臣药;黄柏苦寒泻下焦之火为佐药,栀子苦寒通泄三焦之火导热下行为佐使药;其余药物共促清热泻火,安神定志之功。

(2)加减:偏心火旺者可用牛黄清心丸加减;偏肝火旺者可用龙胆泻肝汤加减。头痛者可加川芎、赤芍以祛风活血、清热凉血;眩晕者可加天麻、钩藤以平肝熄风。

(3)临证参考:此证多因情绪波动或感冒、感染以及小中风为诱因,在近期内出现原有症状时有加重,病情明显不稳定,呈波动状态,甚或呈急性下滑趋势,多因痰瘀内蕴,化火生风,诸邪壅滞,蕴积体内日久而成毒,直接败坏脑络脑髓,导致痴呆加重,病情严重。此证常是本虚患者的标实表现,周期较短,而苦寒之品的应用以驱邪为目的,属权宜之计,及病即可,不宜久服,以防伤阴。

5.痰瘀阻窍证　症舌脉:表情呆钝,智力低减,或哭笑无常,喃喃自语或终日无语,呆若木鸡,伴有不思饮食,倦怠嗜卧,脘腹胀痛或痞满,口多涎沫,头重如裹或头痛如刺,肌肤甲错,双目晦暗,肢体麻木,舌质黯紫有瘀斑(点),苔白腻,脉细滑或细涩。

病机分析:肝郁脾虚,气滞气虚而血瘀,气郁气虚又可生痰涎,血瘀则气壅,气壅复聚液成痰,痰瘀郁结留为邪气,痹壅于五脏,影响心神则哭笑无常,喃喃自语或终日无语,呆若木鸡;痰浊中阻,气机不畅,清阳不升,浊阴不降,脾胃受纳运化失常则见头重如裹,口多涎沫,倦怠嗜卧,脘腹胀痛或痞满,不思饮食;气血运行不畅,肌肤失养则肌肤甲错;瘀血阻于脉络,则头痛如刺或肢体麻木不遂;舌质黯紫有瘀斑(点),苔白腻,脉细滑或细涩亦为痰瘀内阻之征。

治法:健脾化痰,活血开窍。

方药运用：

(1)常用方：指迷汤合通窍活血汤加减。药用党参、生白术、清半夏、陈皮、白豆蔻、赤芍、川芎、桃仁、红花、当归、胆南星、石菖蒲、炒枳壳、生姜、老葱。

方中以甘温之党参、白术培补中气，健脾化湿，共用为君；半夏、陈皮、白豆蔻理气祛痰，化湿畅中，赤芍、川芎、桃仁、红花、当归可活血祛瘀，通达脉络，共用为臣；胆南星清热涤痰开窍，石菖蒲宣窍祛痰，二者与清半夏、陈皮、白豆蔻共用祛痰降浊宣窍力胜，可使痰浊中阻、蒙窍诸症减除，且胆南星性寒可佐清半夏、白豆蔻之温燥太过，炒枳壳与陈皮均可理气消胀助运，与君臣相伍增强补中助运、健脾气、化湿浊之功，上药共用为佐药。诸药相伍，健脾胃，化痰浊，活血瘀，浊散窍清，脑髓得养。

(2)加减：体丰腹胀，口多痰涎者，可加厚朴、川贝母；健忘失眠者，加远志、枣仁；脾虚明显者，重用党参，并加黄芪、茯苓、山药、麦芽等；若伴肝郁化火，灼伤肝血心液，症见心烦躁动，言语颠倒，歌笑不休，甚至反喜污秽，或喜食炭，宜用转呆丸加味；若口苦口臭，便干烦躁者，加生大黄、瓜蒌等；若四肢不温，口中流涎，舌淡紫胖，苔腻或滑者，可于补阳还五汤中加益智仁、补骨脂、山药；若瘀血内阻较著，症见肢麻，面色晦暗，舌黯紫或有瘀斑者，加桑枝、乌梢蛇、豨莶草等。

(3)临证参考：痰瘀等标实因素，既是脏腑功能失调产物，又可作为痴呆致病的基础。应该说气血失调，肝脾肾虚损等本虚因素，决定了病情的轻重程度。而痰瘀等因素蓄积蕴化，胶结难解，日久变生浊毒，是导致痴呆波动下滑，病情加重的重要原因。因此治疗时应注意扶正、化痰、活血乃至解毒并用。

(四)其他疗法

1.中成药

(1)复方苁蓉益智胶囊：每服4粒，每日3次。益智养肝，活血化浊。健脑增智。用于脑血管病后出现的智能减退，思维迟滞，善忘记差，言语紊乱，兼有腰膝酸软，头晕耳鸣，目涩咽干，少寐多梦等肝肾亏虚，痰浊瘀血，闭阻脑络的老年期血管性痴呆。

(2)安神补脑液：每次1支，每日2次。健脑安神，生精补髓，益气养血。用于肾精心血不足之健忘、失眠等症。

(3)天王补心丸：水蜜丸每次1丸，小蜜丸每次9g，大蜜丸每次1丸，浓缩丸每次8丸，每日2次。滋阴养血，补心安神。用于心阴不足，心悸健忘，失眠多梦，大便干燥。

(4)六味地黄丸：水蜜丸每次6g，小蜜丸每次9g，大蜜丸每次1丸，每日2次。滋阴补肾，用于肾阴亏损，头晕耳鸣，腰膝酸软，骨蒸潮热，盗汗遗精，消渴。

(5)清开灵注射液：40mL加入0.9%氯化钠注射液250mL中静脉滴注，每日1次，7～14天为一疗程。清热解毒，化痰通络，醒神开窍。适用于血管性痴呆属心肝火盛、痰浊阻窍、气滞血瘀等实证者。

(6)银杏叶片：每次2片，每日3次。或银杏叶胶囊每次1粒，每日3次。或银杏叶口服液每次10mL，每日3次。活血化瘀，通脉舒络。用于脑血管病及血管性痴呆的防治。

2.食疗方

(1)核桃芝麻莲子粥：核桃仁30g，黑芝麻30g，莲子15g，大米适量。加水煮粥服食。适用于髓海不足。

（2）小麦大枣粥：小麦 100g（浸软压片），大枣 10 枚，加适量水。共煮粥食。用于气血虚弱者。

（3）山药核桃粥：山药 100g，核桃 30g，大米适量，加水煮粥服食。用于脾肾不足者。

（4）鳖鱼骨髓汤：鳖 1 只，猪脊髓 150g，调料适量。将鳖宰杀洗净，与猪脊髓放入锅内，入调料，加适量清水煮至肉烂熟为止，吃肉饮汤。

（5）猪脑炖怀杞：猪脑 1 个，怀山药 15g，枸杞子 10g，加适量水炖熟服食。

（6）羊肉炖栗枸：羊肉 90g，枸杞子 15g，栗子 15g，调料适量，将羊肉洗净切块，与其他一起炖熟服食。

（7）鹌鹑蛋炖核桃枸杞子：鹌鹑蛋 5 个，核桃肉 15g，枸杞子 10g，将鹌鹑蛋用文火煮熟去壳，再一起炖熟服食。

（8）女贞子煎：女贞子 15g，黑芝麻、草决明、枸杞子各 10g。水煎服，每日 1 剂。用于肝肾阴虚者。

（9）增智益肾糕：核桃仁 30g，莲子肉 20g，黑芝麻、枸杞子各 10g，玉米、山药粉各 200g，加红糖适量做糕。用于脾肾俱虚者。

3.针灸　适用于老年期痴呆患者

（1）百会、强间、脑户、水沟、神门、通里、三阴交，针刺并留针20分钟。

（2）神庭，百会、风池、神门、丰隆、太冲、太溪、足三里、三阴交，针刺并留针20分钟。

4.穴位注射

（1）以哑门、肝俞、肾俞为主，注射乙酰谷胺，每穴 0.5mL。

（2）以大椎、风池、足三里为主，注射乙酰谷胺，每穴 0.5mL。

（3）两组穴位交替使用，治 15 次为 1 疗程。

第五节　癫痫

痫病即癫痫，癫痫的典型临床表现为突然摔倒在地，意识不清，四肢抽搐，口吐白沫，二便失禁，常能自行缓解。具有短暂性、重复性、发作性、刻板性的特点。每一次发作称为痫样发作，反复多次发作所引起的慢性神经系统病症称为癫痫。

癫痫是一常见病，国内流行病学调查显示其患病率为 5‰，全国有 600 万～700 万患者，可见于各个年龄段，青少年和老年是癫痫发病的两个高峰阶段。

一、病因病机

癫痫中医称"痫证"，民间称"羊角风"。并总结出定痫丸等治疗癫痫的有效方剂。小儿脏腑娇嫩，元气未充，神气怯弱，或素蕴风痰，更易因惊恐而发生本证。情志不遂、郁怒忧思之人，突受惊恐，气机逆乱，导致肝肾亏虚，容易导致阴不敛阳而生热生风，风火交炽，引动痰浊气逆，蒙蔽清窍,扰及神明而至癫痫发作。先天因素:母亲怀孕后,由于各种原因使胎气受损,胎儿发育异常,出生后易发生癫痫。

各种病因导致气机逆乱而触动积痰,痰浊上扰,闭塞脑窍,壅塞经络,发为痫证。本病初期发作多为实证,日久损伤正气,形成虚实夹杂。

病位在脑,与心、肝、脾、肾关系密切。病性为本虚标实,五脏虚损为本,风、痰、瘀、火为标。发作期以风火痰瘀标实为主,发作间期为五脏虚损。本病是一慢性病,症状反复发作,病程初期多表现为实证,逐渐转化为虚实夹杂,病程越久,虚相越明显。

二、临床表现及诊断

(一)临床表现

癫痫的临床发作形式繁多,常见的有如下类型。

1.全身性发作　按其发展过程可分如下三期。

(1)强直期:表现突然尖叫一声,跌倒在地,全身肌肉强直,上肢伸直或屈曲,手握拳,下肢伸直,头转向一侧或后仰,眼球向上凝视。呼吸肌强直致呼吸暂停,面唇发绀。瞳孔散大,对光反应消失。唇、舌或口腔黏膜有咬伤,约持续 20 秒。

(2)阵挛期:进入阵挛期,全身肌肉呈节律性抽搐,频率开始较快,随之逐渐减慢,随最后一次痉挛后抽搐停止。

(3)发作后期:抽搐停止后患者进入昏睡,自主呼吸恢复,面、唇发绀逐渐减轻,口腔内分泌物增多,口吐白沫或血沫。还可伴尿失禁、全身大汗。然后逐渐清醒,部分患者在清醒过程中有精神行为异常,表现为挣扎、抗拒、躁动不安。醒后除先兆外,对发作过程不能回忆,并可感到头痛、全身乏力、疼痛、呕吐等。

2.失神发作

(1)典型失神发作:突发突止的意识障碍是失神发作的特征。可在工作、活动、进食和步行等情况下发生。患者突然动作中顿、呆立(坐)不动,手中持物跌落,呼之不应,但从不跌倒。每次发作持续数秒钟,对发作过程不能回忆。一日发作数次至上百次不等。多见于 6～12 岁儿童。脑电图呈爆发性、两侧对称同步性 3Hz 棘慢波发放,容易受深呼吸诱发。

(2)不典型失神发作:起始和终止均较典型失神缓慢,除意识丧失,常伴肌张力降低,偶有肌阵挛。

3.肌阵挛性发作　表现为快速、短暂、触电样肌肉收缩,可遍及全身,也可限于某个肌群,常成簇发生。

4.失张力性发作　突然出现肌张力丧失,姿势不能维持而跌倒。

5.部分发作

(1)单纯部分性发作

①单纯运动性发作:常见于一侧肢体远端如手指、足趾或一侧口角或眼部,持续数秒至十数秒后自然终止。若发作按大脑皮质运动区排列顺序扩展,发作可从某一局部扩及整个一侧头面及肢体,此时不伴有意识障碍,称 Jackson 发作。当发作扩及皮质下的丘脑、中脑网状结构并扩及

对侧大脑皮质时可引起意识障碍及全身强直阵挛性发作,称继发性全身性发作。若部分性运动发作持续时间长或较严重时,发作停止后可使原有瘫痪暂时加重或出现暂时性局限性瘫痪者称Todd麻痹。

②单纯感觉性发作:多表现为手指、足趾、口角或舌部的发作性麻木感、针刺感、触电感等。亦可与简单运动性发作一样,神经元异常放电沿大脑皮质感觉区顺序扩散,成为Jachson发作;自主神经性发作表现为上腹部不适、恶心、呕吐、面色苍白、出汗、竖毛、瞳孔散大;精神症状性发作可表现为各类型的遗忘症,情感异常,错觉,复杂幻觉等。

(2)复杂部分性发作

①自动症:发作期间意识混浊,做出一些简单或复杂的动作,分别称为简单自动症和复杂自动症。前者可表现为咂嘴、咀嚼、吞咽、流涎等(称摄食或口咽自动症),或为反复搓手、拍手、解开衣扣、掏摸衣袋等症状(称行为或习惯性自动症);后者可分为梦游症和漫游症两种。

②仅有意识障碍。

③先有单纯部分性发作,继之出现意识障碍。

④先有单纯部分性发作,后出现自动症。

6.其他类型

(1)婴儿痉挛:以短暂、激剧和强烈的多发性肌强直或阵挛性收缩发作为其主要表现。以"折刀样"或"鞠躬样""点头样"发作最多,亦可呈Moro反射(拥抱反射)样痉挛发作。常在婴儿期(4~6个月)起病,多伴有智力发育迟滞,脑电图呈高度失律,West综合征。可由胎儿期、围产期及出生后多种原因引起。

(2)热性惊厥:小儿急性发热性疾病常伴有的一种痉挛发作。以3岁以前婴幼儿多见,多呈全身强直阵挛性发作。与热度高低不呈正相关,有的低热即可引起,与遗传因素有一定关系。预后多良好,多数不需服用预防性抗癫痫药物,在学童期自愈。亦有一部分患儿在反复出现热性痉挛后转变为无热惊厥。

(二)诊断

癫痫诊断应包括:首先确定是否为癫痫、是哪一型癫痫和查明引起癫痫的病因三个方面的内容。

1.确定是否为癫痫发作

(1)依据病史资料:是诊断癫痫的主要手段之一,因患者就诊时大多数患者癫痫发作已经停止,病史尤为重要。

(2)辅助检查

①脑电图检查:这是诊断癫痫极为有价值的辅助手段。间歇期检查其阳性率可达50%以上。若重复检查,并适当选用过度换气、闪光刺激、睡眠及药物等诱发试验,其异常率可增加到90%。新近开发的长时间脑电图监测和电视录像能进一步提高其阳率。主要的癫痫波为棘波、尖波、棘(尖)慢波、高度失律和其他发作性节律波等。

②头颅CT或MRI:该项检查为癫痫诊断的必要检查手段,能发现颅内的异常病灶,便于临床分型及治疗方案的选择。

(3)诊断性治疗若经上述诊断程序仍不能确诊而又有癫痫可疑者,可试投抗癫痫药物治疗,若为癫痫可减少或完全控制发作。

2.区分癫痫的发作类型 主要依据详细的病史资料、脑电图常规检查、长时间监测和录像结果进行判断。失神发作为双侧对称、同步 3Hz 的棘慢波放电,肌阵挛性癫痫为多棘波慢波发放,部分性发作为局限性棘波、尖波、棘慢波,婴儿痉挛为高度失律脑电图。

三、治疗

(一)中药内治

1.辨证论治

(1)风痰闭阻

证候:发作前常有眩晕,胸闷,乏力等症状(亦有无明显先兆症状者)。发病时突然倒地,意识不清,抽搐,口吐白沫,伴或不伴尖叫和大小便失禁。也可有短暂神志不清,或精神恍惚而无抽搐者。舌苔白腻,脉弦滑。

治法:涤痰息风,开窍定痫。

方药:定痫丸化裁。姜半夏 10g,天麻 10g,川贝母 10g,胆南星 10g,石菖蒲 15g,全蝎 6g,僵蚕 10g,远志 6g。

(2)痰火扰神

证候:突然跌倒,神志不清,四肢抽搐,口吐白沫,口中有异声,平素性情急躁,心烦失眠,咳痰不利,口苦口干,便秘,舌质红,苔黄腻,脉弦滑。

治法:清泄肝火,化痰开窍。

方药:龙胆泻肝汤合涤痰汤化裁。龙胆草 9g,黄芩 9g,栀子 12g,泽泻 12g,通草 9g,车前子(包煎)15g,柴胡 12g,清半夏 10g,胆南星 10g,橘红 12g,枳实 12g,石菖蒲 15g,炙甘草 6g,全蝎 6g,竹茹 12g。

(3)痰瘀阻窍

证候:外伤之后或老年发病,突然昏倒,肢体抽搐,喉中痰鸣,或单一口角、眼角、部分肢体抽搐,颜面口唇发紫,舌质暗淡或舌下有瘀点,脉弦或涩。

治法:涤痰活血,定痫开窍。

方药:通窍活血汤合温胆汤化裁。丹参 15g,半夏 15g,竹茹 12g,茯苓 15g,陈皮 12g,石菖蒲 15g,当归 12g,川芎 10g,全蝎 6g,僵蚕 10g,冰片 0.1g。

(4)心肾亏虚

证候:癫痫反复发作,日久,健忘,心悸,头晕目眩,腰膝酸软,神疲乏力。舌淡苔薄腻,脉细弱。

治法:补益肝肾,健脾化痰。

方药:大补元煎合六味地黄汤化裁。熟地黄 15g,山药 10g,山茱萸 10g,枸杞子 15g,当归 12g,杜仲 12g,人参 10g,炙甘草 6g,茯苓 15g,丹皮 12g,石菖蒲 15g,全蝎 6g。

2.中成药

(1)癫痫康胶囊:每次 3 粒,每日 3 次。用于癫痫风痰闭阻证。

(2)六味地黄丸:每次 8 丸,每日 3 次。适于肝肾阴虚证。

(3)华佗再造丸:每次 8 丸,每日 2～3 次。适于痰浊血瘀证。

(4)安宫牛黄丸:每次 1 粒,每日 2 次。适于痰火扰神证。

(二)针灸治疗

1.体针

(1)发作期

治法:醒脑开窍。以手厥阴、督脉及足少阴经穴为主。

主穴:内关、水沟、百会、后溪、涌泉。

操作:毫针泻法。水沟用雀啄手法,以眼球充泪为度。

(2)间歇期

治法:豁痰开窍,息风定痫。以督脉、任脉和手、足厥阴经穴为主。

主穴:印堂、鸠尾、间使、太冲、丰隆。

辨证配穴:风痰闭阻者,加合谷、阴陵泉、风池,毫针泻法。

痰火扰神者,加曲池、神门、内庭,毫针泻法。

痰瘀阻脑络者,加膈俞、内关,毫针平补平泻法。

肝肾阴虚者,加肝俞、肾俞、太溪、三阴交,毫针补法。

2.头针

(1)取穴

常用穴:运动区。病灶相应区(依据脑电图表现,确定其病灶部位,在相应的头皮区域取穴,常分额、顶、枕、颞等区)。

备用穴:感觉区、晕听区、舞蹈震颤区。

(2)操作

常用穴每次只取一区,据症状或疗效情况酌配备用穴 1～2 区,以 28 号毫针,进针达到所需深度,快速捻转 1 分钟,频率 200 次/分钟以上,留针 30 分钟,每隔 10 分钟以同法运针 1 次,亦可接通 G6805 电针仪,频率 240～360 次/分钟,强度以患者能耐受为度,时间 15～30 分钟,每日 1 次,10 次为 1 疗程。

3.耳针

取穴:胃、皮质下、神门、心、枕、脑点。

刺法:强刺激。每次选 2～3 穴,留针 30 分钟,间歇捻针。隔日 1 次,10 次为1疗程。

4.穴位注射法

取穴:间使、丰隆、太冲、鸠尾、大椎。

操作:用维生素 B_1 和维生素 B_{12} 注射液,每穴注射 0.5～1.0mL,每日 1 次。

(三)脐疗

1.方一

取穴:神阙穴。

用药:生南星 15g,郁金 10g,醋芫花 5g,蜈蚣 5 条。

药物制备:上药共研细末备用。

操作规程:取药末 4g 左右,用醋调成糊状,敷于脐部,用胶布固定。每 3 天换药 1 次,10 次为 1 个疗程。

主治:用于癫痫风痰闭窍型。

2.方二

取穴:神阙穴。

用药:生川乌 10g,生半夏 10g,全蝎 10g,铁粉 10g,甘遂 6g。

药物制备:上药共研成细末备用。

操作规程:取药末 6g,用生姜汁调敷脐部,胶布固定。2 日 1 次,每天用热水袋热敷 10～20 分钟。

主治:用于癫痫风痰闭窍型。

3.方三

取穴:神阙穴。

用药:青黛 2g,芦荟 1g,硼砂 3g,生半夏 2g,生南星 2g,竹沥水适量。

药物制备:前 5 味药共研细末备用。

操作规程:每次取药末 6g,竹沥水调敷脐部,胶布固定,2～3 天换药 1 次。

主治:用于癫痫痰火扰神型。

4.方四

取穴:神阙穴。

用药:芫花 50g(陈醋浸泡 1 日),明雄 6g,胆南星 10g,白胡椒 10g。

药物制备:上药共研细末备用。

操作规程:取药末 10～15g,填入患者脐内,盖以纱布,胶布固定。一般 3～5 天换药 1 次,连续 3 个月为 1 个疗程。通常坚持 1～2 个疗程后基本控制发作。

主治:治疗期间禁食辛辣、油腻食品及猪、羊、狗肉、鸡、鲤鱼等。用于癫痫痰火内盛型。

5.方五

取穴:神阙穴。

用药:明矾、胆南星、胡椒、硼砂、丹参各 1g,苯妥英钠 0.5g。

药物制备:将上药共研细末备用。

操作规程:每次取药末 5～10g,填入患者脐部,盖以纱布,胶布固定,每天换药 1 次,连续用药,直到控制发作为止。

主治:用于癫痫风痰闭窍型。

四、预后与调摄

未经治疗的癫痫患者,5 年自发缓解率在 25％以上,最终缓解率约为 39％。80％左右的患者用目前抗癫痫药能完全控制发作,正规减量后,50％以上的患者终身不再发病。特发性全身性癫痫复发机会少。青年期失神发作发展成全面性强直-阵挛发作的可能性较大,青年期肌阵挛癫痫易被丙戊酸钠控制,但停药后易复发。

癫痫病的预防非常重要。预防癫痫不仅涉及医学领域,而且与全社会有关。预防癫痫应着眼于三个层次:一是着眼于病因,预防癫痫的发生;二是对已有发作者,防止癫痫症状的出现;三是减少癫痫对患者躯体、心理和社会的不良影响。

第六节　眩晕

【概说】

眩晕是指因脾肾亏虚,风火痰上扰所致的以头晕目眩为主症的病证。"眩"为目眩,即视物昏花,模糊不清;"晕"为头晕,即感觉自身或周围景物旋转不定。二者并见,合称"眩晕"。

本病首载于《黄帝内经》,其论述病因病机虽繁,如"上气不足"、"髓海不足"、"木郁之发"、"邪中于项"等,却有"诸风掉眩,皆属于肝"的论断。汉代张仲景论治本病,颇重视痰饮为患。金元四大家中,刘河间主"火",张子和、李东垣、朱丹溪主"痰"。明代张景岳则主虚。诸家见解均具有部分真理,惜乎各造其偏!惟清代陈修园能荟萃诸家,提要钩玄,指出:风、火、痰为眩晕之"病象",即病之标;脾肾亏虚则为其"病根",即病之本。"理本一贯",何须各执一端?斯说补偏救弊,价值不菲,最能启迪临证思维。

【病因病理】

"诸风掉眩,皆属于肝"。因肝为风木之脏,肝旺气逆,不特风升火动,且必恃强乘脾,并消耗肾精。恃强乘脾,则脾虚而聚液成痰;消耗肾精,则肝失涵养而风火更易升腾。故而眩晕之发作,原是风、火、痰、虚相因综合为患,而以肝为病变之中心。

1.肝阳　肝阳上亢,风升火动而致眩晕。

2.痰浊　痰浊内蕴,上蒙清窍而致眩晕。

3.气虚　气虚下陷,清阳不升而致眩晕。

4.肾虚　肾精亏虚,髓海不足而致眩晕。

【类证鉴别】

1.中风　中风又称"卒中",多指"类中风"。临床以突然昏仆、不省人事、口眼㖞斜、半身不遂、语言不利为主要特征,类似于西医学的"脑卒中"(脑血管意外)。眩晕可为中风之渐。

2.厥证　厥证简称"厥",指昏厥,临床以突然昏仆、不省人事,但移时即醒(醒后无口眼㖞斜、半身不遂、语言不利等后遗症)为主要特征。厥发后多有眩晕后遗症。

3.痫证　痫证又称"癫痫",俗称"羊痫风"。临床以短暂的耳鸣、眩晕在先,旋即突然昏仆、不省人事、两目上视、肢体抽搐、口吐涎沫或发出猪羊叫声为主要特征,西医学亦称"癫痫"。发作后多后遗短时眩晕。

【证治枢要】

1.辨病知真假　即辨别真性眩晕与假性眩晕。真性眩晕系内耳迷路或前庭神经病变所致,患者感觉自身或周围景物旋转,伴恶心、呕吐、眼球震颤、共济失调等;假性眩晕系其他病变(如神经症、贫血、高血压等)所致,患者仅感头晕或站立不稳,而无真性眩晕的典型症状。

2.辨证识标本　眩晕一症,本虚标实者居多。其本虚即脾、肾之虚,当辨识孰者为主;其标实即风、火、痰上扰,虽系相因综合为患,亦须辨识孰者为害最烈:如风盛则头身动摇、震颤,火盛则头胀且痛、面红目赤,痰盛则呕吐痰涎等。

3.施治分缓急 眩晕发作之时,风火痰上扰之标象明显,急须息风清火化痰,而兼顾其虚根;眩晕缓解之后,则培补其本,补脾为主,或补肾为主,或脾肾双补,以绝其病根。

4.阳亢防中风 眩晕之由于肝阳上亢,肝风内动者,最易诱发中风。中老年人患此,犹须提高警惕,平时即应采用综合疗法,包括陶冶情操、劳逸适度、锻炼身体以及食疗、药疗等,以防患于未然。

【辨证施治】

(一)肝阳

主症:眩晕,头胀痛,怒则增剧,可伴耳鸣,面红,烦躁,口干苦。舌红,苔黄,脉弦数。

治法:平肝潜阳。

处方:天麻钩藤饮加减。

天麻12g 钩藤15～30g 石决明15～30g 栀子10g 黄芩10g 怀牛膝15g 杜仲10g 夜交藤30g 白芍15g 生地30g 甘草5g

阐述:本方适用于肝阳上亢并夹肝火上冲之证。若头胀痛甚者,方中怀牛膝加至30g,再加夏枯草30g,反佐川芎3g;便秘者加芦荟3g(轧细吞服);呕吐痰涎者,去白芍、甘草,加旋覆花、胆星各10g,鲜竹沥100ml(兑服)。

若肝肾阴亏较著,其人眩晕耳鸣,腰膝酸软,四肢麻木,肌肉𥆧动者,改用叶天士"潜阳息风法",药用:熟地24g、龟甲12g、生牡蛎12g、灵磁石12g、山萸肉6g、山药12g、茯神9g、怀牛膝9g、五味子4.5g、青盐2.4g。或加服二至丸。

若肝阳上亢太过,而夹冲气、胃气上逆,脉象弦长有力,或上盛下虚,其人眩晕益甚,时常噫气,或肢体渐觉不利者,改用镇肝熄风汤,以防中风。

(二)痰浊

主症:眩晕,头重如蒙,伴胸闷呕恶,或心悸怔忡。苔白厚或浊腻,脉濡滑。

治法:化痰降浊。

处方:半夏白术天麻汤加减。

法夏15g 白术12g 天麻12g 陈皮10g 茯苓15g 泽泻30g 枳壳10g 白芥子10g 生姜10g

阐述:若呕恶较频或呕吐者,本方加旋覆花10g、赭石30g,生姜改用生姜汁;口苦者,加柴胡、黄芩各10g;口甜者,加佩兰、藿香各15g;口咸者,白术、茯苓各增至30g,加干姜10g;心悸怔忡者,加桂枝12g、甘草3g;耳有闭塞感者,加石菖蒲、远志、郁金各10g;纳差,乏力者,加党参、黄芪各15g,甘草3g。

若脾失转输不利,水湿停聚,舌苔水滑,或白厚如霜雪者,改用五苓散(重用桂枝15～30g通阳化气)。

若肾阳虚衰,水气上泛,其人眩晕,畏寒,心下悸,身𥆧动,振颤欲倒者,改用真武汤。

若痰郁日久,化热而上扰,伴有虚烦不寐,惊悸,口苦吐涎,舌苔黄腻,脉弦滑者,改用黄连温胆汤加冬桑叶、杭菊花、白蒺藜、黄芩。

（三）气虚

主症：眩晕，头倾喜卧，站立加重，劳累易发，伴少气乏力，倦怠懒言。舌淡，脉弱。

治法：补气升清。

处方：补中益气汤加减。

黄芪 30g　党参 15g　白术 15g　甘草 6g　陈皮 10g　茯苓 15g　法夏 12g　升麻 6g　柴胡 6g

阐述：若畏寒、便溏者，加桂枝、干姜各 6～10g；腰脊酸痛者，加巴戟、续断各 12g。服本方数剂，无显效者，加红参 10g（另炖）、仙鹤草 100g（煮汤代水煎药）。或改用益气聪明汤。

若气血两虚、面色无华，唇舌淡白，心悸神疲者，改用归脾汤。服数剂，无显效者，重加熟地 60～90g。

若眩晕因于失血者，须明察其出血原因及全身症状，谨守病机，按法治之。若系急证，一般可遵循"有形之血不能速生，无形之气所当急固"的原则，急用大剂当归补血汤加红参、三七；若因失血日久，而致血虚，其人"风动而眩，火动而晕"者，唐宗海主以四物汤酌加玄参、枸杞、肉苁蓉、玉竹、天麻、细辛、知母、黄柏、山茱萸、牛膝等（《血证论》），可供参考。

（四）肾虚

主症：眩晕经久不愈，精神委靡，腰膝酸软，可伴面色㿠白或黧黑，耳鸣，遗精，阳痿。舌淡嫩，尺脉细弱。

治法：益肾填精。

处方：河车大造丸加味。

紫河车粉 10g（分次冲服）　红参 10g　熟地 30g　杜仲 15g　天冬 15g　龟甲 12g　黄柏 6g　麦冬 12g　茯苓 10g　怀牛膝 12g　山黄肉 15g　菟丝子 15g

阐述：若遗精较频，可配服金锁固精丸。若偏于肾阴虚，伴有夜热，咽干，发落，便秘，舌红少津，脉细数者，改用杞菊地黄汤加草决明、肉苁蓉、生首乌、桑椹等；偏于肾阳虚，伴有怯寒，足冷，脐腹拘急，舌淡，脉沉弱者，改用金匮肾气丸加鹿角胶、巴戟、仙茅、仙灵脾等。

此外，尚有瘀血阻络，脑失所养而致的眩晕，审其唇舌紫黯，舌有瘀斑或瘀点，脉带涩象者，宜化瘀通络，可用血府逐瘀汤；气虚血瘀者，可用补阳还五汤。

第七节　不寐

【定义】

不寐是指外邪扰动，或正虚失养，导致神不安舍，临床以经常性不能获得正常睡眠为特征的一种病证。

【病因病机】

人的寤寐，由心神控制，而营卫阴阳的正常运行是保证心神调节寤寐的基础。《灵枢·营卫生会》云："阴阳相贯，如环无端……营卫之行不失其常，故昼精而夜瞑"。凡影响营卫气血阴阳的正常运行，使神不安舍，都会成为不寐的病因病机。

(一)病因

1.**感受外邪** 《灵枢·邪客》云:"邪气之客人也,或令人目不瞑,不卧出"。外邪中以火热为直接原因较多,其他如阴寒、水湿、风寒等多是形成不寐的间接原因。

2.**情志失常** 喜怒忧思悲恐惊等情志过极是不寐常见的直接病因,而思虑劳倦是长期不寐的重要原因。

3.**饮食不节** 暴饮暴食是不寐的原发病因。《素问·逆调论》:"阳明者胃脉也……胃不和则卧不安"。有些饮料如酒、咖啡、浓茶也是造成不寐的直接原因,长期嗜食肥甘厚味亦可成为不寐的间接原因。

4.**体虚不足** 或因禀赋不足,心胆虚怯;或因年老体衰,阴阳亏虚。如明代《证治准绳·杂病·不得卧》云:"年高人,阳衰不寐"。

5.**久病之人** 不寐常继发于各种疾病过程中或疾病之后。病久或因耗伤正气而致体虚不足,或因痰火内扰,致心神失舍而不寐。

(二)病机

1.**发病** 凡因外感火热之邪,或饮浓茶,或大喜大悲大惊大恐等因素直接影响心神者,发病多较急;凡因体虚不足,或他病之后等以内伤为主者,发病一般较缓。

2.**病位** 本病病位在心,总因心神失舍而成。但与肝(胆)、脾(胃)、肾有关。

3.**病性** 总属营卫失和,阴阳不交,心神失守,虚多实少之证。因饮食、火热、痰饮所致者为实,但实中有虚;因气血阴阳亏虚,心神失养,或阴虚火扰所致者为虚,但时有虚中夹实。

4.**病势** 本病为心不藏神,神不安其宅,其病势总是由外向内,由其他脏腑向心主发展。

5.**病机转化** 本病的根本病机在于外邪侵袭、饮食不节、情志所伤、体虚劳倦等因素所致,造成脏腑功能失调,产生火(实火、虚火)、湿、痰等病邪及气、血、阴阳亏虚,互相联系,相互转化,最终形成邪气扰动心神,或心神失其濡养温煦,致使神不安宅而成为不寐。

【诊断与鉴别诊断】

(一)诊断依据

1.轻者入寐困难或寐而易醒,醒后不寐,重者彻夜难眠。

2.常伴有头痛,头昏,心悸,健忘,多梦等症。

3.经各系统和实验室检查未发现异常。

(二)鉴别诊断

喘息不得卧《伤寒论·辨少阴病脉证并治》曰:"少阴病,得之二三日以上,心中烦,不得卧"中的"不得卧",是指烦躁不眠,辗转反侧的病证。《素问·评热病论》"诸水病者,故不得卧,卧则惊,惊则咳甚也"、《金匮要略·痰饮咳嗽病脉证治》"咳逆倚息不得卧"、《金匮要略·胸痹心痛短气病脉证治》"胸痹不得卧"等虽病不同,亦或出现不寐,但所指的"不得卧",均是因其病出现气息不匀,呼吸困难,不能平卧的症象,与不寐的"不得卧"有别。

【辨证论治】

(一)辨证要点

1.**辨中心证候** 本病的证候特征为经常不能获得正常睡眠,表现为睡眠时间的减少或睡眠质量不高,或不易入睡,或睡眠不实,睡后易醒,醒后不能再睡,或时寐时醒,甚至彻夜不寐。

2.辨虚实 一般病程较短,舌苔腻,脉弦、滑、数者多以实为主;而病程较长,反复发作,舌苔较薄,脉细、沉、弱或数而无力者,多以虚为主。

(二)治疗原则

不寐病证有虚实之分及有邪无邪之别,治疗上总以祛邪扶下,补虚泻实,调其阴阳以安心神为大法。虚者宜补其不足,益气养血,滋补肝肾;实者宜泻其有余,疏肝泻热,消导和中,清火化痰。实证日久,气血耗伤,亦可转为虚证。虚实夹杂者,应补泻兼顾为治。

(三)分证论治

1.肝郁化火证

(1)症舌脉:心烦不寐,性情急躁易怒,不思饮食,口渴喜饮,目赤口苦,小便黄赤,大便秘结,舌红,苔黄,脉弦而数。

(2)病机分析:本证多因恼怒伤肝,肝失条达,气郁化火,上扰心神,则心烦不寐。肝气犯胃,则不思饮食;肝郁化火,肝火乘胃,胃热则口渴喜饮;肝火偏旺则急躁易怒;火热上扰,故目赤口苦;小便黄赤,大便秘结,舌红,苔黄,脉弦而数,均为热象。

(3)治法:疏肝泻热,佐以安神。

(4)方药运用

1)常用方:龙胆泻肝汤加减。药用龙胆草、黄芩、栀子、泽泻、车前子、当归、生地、柴胡、茯神、龙骨、牡蛎、甘草。

方中龙胆草能清肝胆实火而除湿热,以防肝旺克脾,脾虚而生湿热,为本方君药;黄芩、栀子助龙胆草清泻肝火,车前子、泽泻协助龙胆草利水渗湿,使湿热从小便而去,共为臣药,与君药共奏清热除湿之效;木郁达之,火郁发之,气郁化火,故用柴胡达之发之,肝为藏血之脏,火郁须防损伤肝血,故生地、当归以顾护其阴血,肝火扰心,心神不安则以茯神、龙骨、牡蛎以镇心安神,共为佐药;诸药苦难下咽,寒凉害胃,故用甘草调和诸药,为使药。

2)加减:如胸闷胁胀,善太息者,加郁金、香附之类以疏肝开郁;如大便秘结,二三日不解者,加大黄、芒硝之类通便泻热;如心烦甚者,加朱砂安神丸。

3)临证参考:本证重点在肝郁化火,肝郁较甚者可与柴胡疏肝散合用。

2.痰热内扰证

(1)症舌脉:不寐心烦,多梦易醒,痰多胸闷,头重目眩,口苦恶食,嗳气吞酸,舌质偏红,舌苔黄腻,脉滑数。

(2)病机分析:本证多因宿食停滞,积湿生痰,因痰生热,痰热上扰,则不寐心烦,多寐易醒。因宿食痰湿壅遏于中,故而胸闷;清阳被蒙,故头重目眩;痰食停滞则气机不畅,胃失和降,故见恶食、嗳气;痰郁化火则见口苦、吞酸;痰盛则见痰多;舌偏红、苔黄腻、脉滑数,均为痰热内扰,宿食内停之征。

(3)治法:清化痰热,宁心安神。

(4)方药运用

1)常用方:温肝汤加味。药用黄连、栀子、陈皮、半夏、茯苓、竹茹、枳壳、琥珀粉、丹参、远志、神曲、甘草、大枣。

方中黄连、栀子清热降火,陈皮、半夏、茯苓、竹茹、枳壳理气燥湿化痰除烦,共奏清化痰热除烦之功为主药;辅以琥珀粉宁心安神,丹参养心安神,远志祛痰宁心安神,神曲消食和中;大枣和胃养心,甘草调和诸药,共为使药。

2)加减:心悸惊悸不安者,加入珍珠母、朱砂之类;痰热较甚者,加黄芩、瓜蒌、胆南星、贝母;若痰热重而大便不通者,加大黄或与礞石滚痰丸并用;若食积重者,加鸡内金、焦山楂等。

3)临证参考:本证痰热内扰,应以清热化痰为主,一般不选用五味子、酸枣仁、夜交藤之类养心安神药物,因这类药具有酸收敛邪之功,不利于化痰清热。

3.胃气不和证

(1)症舌脉:睡卧不安,胃脘不适,纳呆嗳气,腹胀肠鸣,大便不爽或便秘,苔黄腻,脉沉滑。

(2)病机分析:本证多因饮食痰浊壅滞胃中,妨碍阴阳上下交通,浊气循胃络上逆扰心而致睡卧不安;痰食停滞,中焦气机升降失和,则见胃脘不适,纳呆嗳气,腹胀肠鸣,大便不爽或便秘;苔黄腻、脉沉滑均为痰食停滞之象。

(3)治法:消食导滞,和胃安神。

(4)方药运用

1)常用方:保和丸合越鞠丸加减。药用神曲、莱菔子、焦山楂、香附、苍术、陈皮、清半夏、栀子、连翘、茯神木、远志、合欢花、炙甘草。

方中山楂消肉食油腻,神曲消酒食陈腐,莱菔子消谷面之积,共奏消食导滞之功为君药;半夏、陈皮、苍术理气和胃化痰,除湿消痞,香附疏肝理气,调和肝胃,共为臣药;连翘、栀子清热解郁除烦以安神,茯神木、远志、合欢花化痰宁心以安神,共为佐药;炙甘草亦能和中,且调和诸药,是为使药。

2)加减:食滞较甚者,加焦麦芽、焦谷芽;脘腹胀满者,选加厚朴、枳壳、槟榔;腹胀便秘者,可与调胃承气汤合用,亦可用枳实导滞丸。

3)临证参考:如积滞已消而胃气未和,仍不能入睡者,用半夏秫米汤以和胃气。本证为食滞痰浊壅塞,治疗重点在消食导滞以决渎壅塞,调和阴阳,故应慎食肥甘厚味以免助邪。因暴饮暴食所致者,应节制饮食,其对治疗尤为重要。

4.心脾两虚证

(1)症舌脉:不易入睡,或多梦易醒,醒后难于入睡,心悸健忘,头晕目眩,肢倦神疲,饮食无味,食少腹胀或便溏,面色少华,舌淡苔白,脉细弱。

(2)病机分析:本证因心脾气血亏虚,心神失养,神不安舍所致,故不易入睡,或多梦易醒,醒后难于入睡;血不养心则心悸健忘;气血亏虚,不能上奉于脑,清阳不升,则头晕目眩;血虚不能上荣于面,故面色少华;脾失健运,则饮食无味,食少腹胀或便溏,血少气虚,故肢倦神疲;舌淡、苔白、脉细弱均为气血两虚之象。

(3)治法:补益心脾,养血安神。

(4)方药运用

1)常用方:归脾汤加减。药用炙黄芪、党参、白术、当归身、茯神、远志、酸枣仁、龙眼肉、炙甘草。

本证是由于脾胃虚弱,气血生化乏源,致心脾气血亏虚,心神失养,神不安舍所致,故当益气健脾,补益气血生化之源为治病之本。方中炙黄芪、党参、白术健脾益气,补益后天之本为君药;当归助君药益气生血为臣药;龙眼肉、酸枣仁、茯神、远志养血安神为佐药;炙甘草既能和中,又能调和诸药,为使药。

2)加减:心悸,倦怠,脉沉细无力,气虚甚者,应重用参、芪;纳呆,便溏,苔厚腻,脾虚有湿者,重用白术加苍术、茯苓燥湿健脾;心悸,头昏,面色少华,此为心血不足,重用黄芪、当归,加阿胶以补血养心。

3)临证参考:本证重点在补益气血以养心。若气血亏虚较甚者,可与八珍汤、人参养营汤等合用。脾虚健运能力差,运用补益药时不要碍脾,应在处方中佐以少量醒脾运脾药,如归脾汤原方中的木香之类。煎煮方药时宜文火久煎。

5.心肾不交证

(1)症舌脉:心烦不寐,入睡困难,睡梦纷纭,心悸不安,头晕耳鸣,腰膝酸软,潮热盗汗,五心烦热,口舌生疮,或梦遗滑精,月经不调,舌红少苔,脉细数。

(2)病机分析:本证因肾阴不足,不能上交于心,心肝火旺,火性炎上,虚热扰神,心神不安则心烦不寐,入睡困难,睡梦纷纭,心悸不安;肾精亏耗,髓海空虚,故头晕耳鸣;腰府失养则腰膝酸软;精关不固则梦遗滑精;精亏血少则月经不调;口舌生疮,五心烦热,潮热盗汗,舌红少苔,脉细数,均为阴虚火旺之象。

(3)治法:滋阴清热,交通心肾。

(4)方药运用

1)常用方:天王补心丹合黄连阿胶汤加减。药用生地黄、黄连、阿胶、白芍、天冬、麦冬、玄参、丹参、当归、茯神木、五味子、远志、柏子仁、酸枣仁。

本证是由于水亏火炽,肾水不能上济,心火不能下交,阴阳失调而成,故治当滋阴清热,壮水制火,交通心肾,协调阴阳。方中生地黄滋阴壮水以制火,黄连清心泻火,防心火亢盛而不下交于肾,二药使心肾交通,共为君药;玄参、麦冬、阿胶、白芍、天冬滋阴养血,助君药壮水制火,为臣药;丹参、当归补血活血,使诸药补而不滞,茯神木、五味子、远志、柏子仁、酸枣仁养心以安神,共为佐药。

2)加减:心火甚者,加连翘、竹叶;便秘口干阴伤较甚者,加知母、何首乌、夜交藤;心烦不寐,彻夜不眠者,加朱砂、磁石、龙骨、牡蛎重镇安神。

3)临证参考:本病重者水亏火炽,心肾不交,应合交泰丸滋阴清热为重点,佐以养心安神,其引火归元的肉桂用量宜轻,一般3~6g,且该用上肉桂.可以为末冲服。用重镇之朱砂安神,只可暂用,不宜久服。本类方药宜文火久煎。

6.心胆气虚证

(1)症舌脉:虚烦不眠,胆怯易惊,惕惕然不可终日,心悸善太息,或面色不华,胸胁不适,呕恶,舌淡胖,脉细弱。

(2)病机分析:本证因心胆气虚,谋虑不决,触事易惊,神魂不安,故虚烦不眠,胆怯易惊,惕惕然不可终日,心悸不适;肝气不舒,则善太息,胸胁不适;肝胃不和则呕恶;舌淡胖,脉细弱,均为气血不足的表现。

(3)治法:益气镇惊,安神定志。

（4）方药运用

1）常用方：安神定志丸加减。药用人参、茯苓、茯神木、远志、石菖蒲、酸枣仁、五味子、生龙齿、生牡蛎。

方中人参、茯苓益心胆之气，使心胆气旺，神有所养，魂有所依，共为主药；再辅以茯神木、远志、石菖蒲、酸枣仁、五味子养心安神；生龙齿、生牡蛎镇惊以定志。

2）加减：心肝血虚，惊悸汗出者，重用人参，加白芍、当归；胆虚不疏土，胸闷善太息，纳呆腹胀，加柴胡、陈皮、吴茱萸、山药、白术。

3）临证参考：本证为心胆气虚，益气常须健脾，故非气阴两虚者，滋阴之药应慎用，以免腻脾。

（四）其他疗法

1.中成药

（1）天王补心丹：每次 1 丸，每日 2 次。适用于心阴不足，心肾不交所致不寐。

（2）朱砂安神丸：每次 1 丸，每日 2 次，不宜久服。适用于心血不足，心火亢盛，心肾不交所致不寐。

（3）柏子养心丸：每次 6g，每日 2 次。适用于心脾两虚不寐。

2.单验方

（1）酸枣仁 15g，炒香，捣为末，每晚临睡前服，温开水或竹叶煎汤调服。

（2）炒酸枣仁 10g，麦冬 6g，远志 3g，水煎后，晚上临睡前顿服。

（3）酸枣树根（连皮）30g，丹参 12g，水煎 1～2 小时，分 2 次，在午休及晚上临睡前各服 1 次，每日 1 剂。

3.针灸

（1）体针：神门、三阴交平补平泻，留针 30 分钟，每日 1 次。

（2）耳针：取心、神门、脑、交感、肝、脾、肾、皮质下等，交替使用。

4.按摩　每晚睡前温水泡脚 30 分钟，揉双侧涌泉穴各 36 次。

【转归与预后】

不寐病证除部分病程短、病情单纯者治疗收效快外，大多病程较长，病情复杂，治疗难以速效。且病因不除或治疗失当，又易产生变证和坏证，使病情更加复杂，治疗更加困难。心脾两虚证者，如饮食不当或过用滋腻之品，易致脾虚加重，化源不足，气血更虚，食滞内停，往往致虚实错杂，如温燥太过，易致阴虚火旺。心肾不交证，如病因不除或失治易致心肾阴虚，心火更盛，如过用寒凉则易伤阳，致阴阳两虚；亦可因治疗不当，阴损及阳而致阴阳俱损。痰热扰心证者，如病情加重有成狂或癫之势。肝郁化火证治疗不当，病情加重，火热伤津耗气，由实转虚，病程迁延。心胆气虚日久不愈，亦有成癫之虑。

本病证的预后因病情不一，结果有别。但一般无严重不良后果，病情单纯，病程短者多易治愈。而病程长且虚实夹杂者，多难以短期治愈，且与病因是否祛除关系密切。

第四章　脾胃病症

第一节　胃脘痛

一、概述

　　慢性胃炎是胃黏膜在各种致病因素作用下所发生的慢性炎症性病变或萎缩性病变。目前对其命名和分类尚缺乏统一认识，一般分为慢性非萎缩性胃炎和慢性萎缩性胃炎，慢性胃炎无典型及特异的临床症状，大多数患者表现为消化不良的症状，如进食后觉上腹部饱胀或疼痛、嗳气、泛酸等，尤其是萎缩性胃炎患者，主要表现为胃部似有物堵塞感，但按之虚软。本病属于中医学"胃脘痛"、"胃痞证"的范畴。

　　本病发病率极高，在各种胃病中居于首位，占接受胃镜检查患者的 $80\%\sim90\%$，男性多于女性，且其发病率有随年龄增长而有所升高的趋势。其病因迄今尚未完全明确。一般认为物理性、化学性及生物性有害因素持续反复作用于易感人体即可引起胃黏膜慢性炎症。已明确的病因包括胃黏膜损伤因子、Hp 感染、免疫因素、十二指肠液反流、胃窦内容物潴留、细菌病毒和其毒素、年龄因素和遗传因素。

二、病因病机

　　胃脘痛发生的常见原因有寒邪客胃、饮食伤胃、肝气犯胃和脾胃虚弱等。胃主受纳腐熟水谷，若寒邪客于胃中，寒凝不散，阻滞气机，可致胃气不和而疼痛；或因饮食不节，饥饱无度，或过食肥甘，食滞不化，气机受阻，胃失和降引起胃脘痛；肝对脾胃有疏泄作用，如因恼怒抑郁，气郁伤肝，肝失条达，横逆犯胃，亦可发生胃脘痛；若劳倦内伤，久病脾胃虚弱，或禀赋不足，中阳亏虚，胃失温养，内寒滋生，中焦虚寒而痛；亦有气郁日久，瘀血内结，气滞血瘀，阻碍中焦气机，而致胃脘痛发作。总之，胃脘痛发生的病机分为虚实两端，实证为气机阻滞，不通则痛；虚证为胃腑失于温煦或濡养，失养则痛。

（一）实证
主症：上腹胃脘部暴痛，痛势较剧，痛处拒按，饥时痛减，纳后痛增。

兼见胃脘痛暴作,脘腹得温痛减,遇寒则痛增,恶寒喜暖,口不渴,喜热饮,或伴恶寒,苔薄白,脉弦紧者,为寒邪犯胃;胃脘胀满疼痛,嗳腐吞酸,嘈杂不舒,呕吐或矢气后痛减,大便不爽,苔厚腻,脉滑者,为饮食停滞;胃脘胀满,脘痛连胁,嗳气频频,吞酸,大便不畅,每因情志因素而诱发,心烦易怒,喜太息,苔薄白,脉弦者,为肝气犯胃;胃脘痛拒按,痛有定处,食后痛甚,或有呕血便黑,舌质紫暗或有瘀斑,脉细涩者,为气滞血瘀。

(二)虚证

主症上腹胃脘部疼痛隐隐,痛处喜按,空腹痛甚,纳后痛减。

兼见泛吐清水,喜暖,大便溏薄,神疲乏力,或手足不温,舌淡苔薄,脉虚弱或迟缓,为脾胃虚寒;胃脘灼热隐痛,似饥而不欲食,咽干口燥,大便干结,舌红少津,脉弦细或细数,为胃阴不足。

三、辨病

(一)症状

慢性非萎缩性胃炎缺乏特异性症状,症状的轻重与胃黏膜的病变程度并非一致。大多数患者常无症状或有程度不同的消化不良症状,如上腹隐痛、食欲减退、餐后饱胀、反酸等。萎缩性胃炎患者可有贫血、消瘦、舌炎、腹泻等,个别患者伴黏膜糜烂者上腹痛较明显,并可有出血。本病进展缓慢,常反复发作,中年以上好发病,并有随着年龄增长而发病率增加的倾向。部分患者可无任何症状,多数患者可有不同程度的消化不良症状,体征不明显。各型胃炎其表现不尽相同。

1.慢性非萎缩性胃炎 可有慢性不规则的上腹隐痛、腹胀、嗳气等,尤以饮食不当时明显,部分患者可有反酸,上消化道出血,此类患者胃镜证实糜烂性及疣状胃炎居多。

2.萎缩性胃炎 不同类型、不同部位其症状亦不相。胃体胃炎一般消化道症状较少,有时可出现明显厌食、体重减轻,舌炎、舌乳头萎缩。萎缩性胃炎影响胃窦时胃肠道症状较明显,特别有胆汁反流时,常表现为持续性上中腹部疼痛,于进食后即出,可伴有含胆汁的呕吐物和胸骨后疼痛及烧灼感,有时可有反复小量上消化道出血,甚至出现呕血。

(二)体征

慢性胃炎大多无明显体征,有时可有上腹部轻压痛。

四、类病鉴别

1.胃癌 慢性胃炎之症状如食欲不振、上腹不适、贫血等少数胃窦胃炎的X线征与胃癌颇相似,需特别注意鉴别。绝大多数患者纤维胃镜检查及活检有助于鉴别。

2.消化性溃疡 两者均有慢性上腹痛,但消化性溃疡以上腹部规律性、周期性疼痛为主,而慢性胃炎疼痛很少有规律性并以消化不良为主。鉴别依靠X线钡餐透视及胃镜检查。

3.慢性胆道疾病 如慢性胆囊炎、胆石症常有慢性右上腹、腹胀、嗳气等消化不良的症状,易误诊为慢性胃炎。但该病胃肠检查无异常发现,胆囊造影及B超异常可最后确诊。

4.其他　如肝炎、肝癌及胰腺疾病亦可因出现食欲不振、消化不良等症状而延误诊治全面细微的查体及有关检查可防止误诊。

五、治疗

（一）论治原则
本病以疏肝健脾、和胃止痛为论治原则。

（二）分证论治
1.脾胃虚弱（虚寒）证
主症：胃脘部隐隐作痛，得温痛减，口中和，喜热饮，或伴恶寒，舌淡胖边有齿痕，苔薄白，脉弦紧。

治法：温中健脾，和胃止痛。

主方：香砂六君子汤（《医方集解》）或黄芪建中汤加减。

药物：党参、炒白术、茯苓、法半夏、陈皮、木香、砂仁（后下）、干姜、炙甘草。

2.肝胃不和（或肝胃气滞）证
主症：上腹胃脘部暴痛，痛势较剧，痛处拒按，饥时痛减，口干口苦，苔薄白，脉弦紧。

治法：疏肝和胃，理气止痛。

主方：柴胡疏肝散（《景岳全书》）。

药物：柴胡、香附、川芎、陈皮、枳壳、白芍、甘草。

3.脾胃湿热证
主症：胃脘疼痛、嘈杂，痛势绵绵，纳后痛增，口干而不欲饮，苔白厚腻或黄腻，脉弦滑。

治法：清热除湿、理气和中。

主方：连朴饮（《霍乱论》）加减。

药物：黄连、厚朴、石菖蒲、制半夏、炒栀子、芦根、茵陈、生薏苡仁、炒莱菔子。

4.胃阴不足证
主症：胃脘疼痛、嘈杂，口干而不欲饮或饮而口渴不减，苔白少津或少苔，脉细。

治法：养阴益胃，和中止痛。

主方：益胃汤（《温病条辨》）加减。

药物：北沙参、生地、麦冬、白芍、川楝子、石斛、当归、甘草。

5.胃络瘀阻证
主症：胃脘部刺痛，痛势较剧，痛处不移，痛而拒按，舌边夹瘀斑瘀点，苔白，脉弦细涩。

治法：活血通络止痛。

方药：丹参饮合失笑散加减。

药物：丹参、砂仁（后下）、蒲黄、莪术、五灵脂、三七粉（兑服）、玄胡索、川芎、当归。

（三）中医特色治疗
1.中药内服疗法
药物：黄芪 9g，白芍 18g，桂枝 9g，炙甘草 6g，生姜 9g，大枣 9g，饴糖 30g。

用法:上药煎成 200mL,口服,每日 2 次,100mL/次。

2.针灸疗法

取穴:取气海、关元、足三里(双)、三阴交(双)、天枢(双)。

操作:患者取仰卧位,采用 0.25mm×40mm 毫针,诸穴均直刺,每次留针 30 分钟。然后将点燃的艾条放入适当大小灸盒于中脘穴施灸,以患者自觉温热无烫灼感为度,每次 30 分钟。每日 1 次。

3.腹针配合艾灸神阙疗法

取穴:中脘、下脘、气海、关元、天枢(双)、大横(双)、滑肉门(双)。

操作:①患者排空膀胱,仰卧位,采用 0.25mm×40mm 不锈钢毫针,诸穴均直刺,施术轻缓,得气后行小幅度捻转补法不提插,每次留针 30 分钟。②艾灸神阙:将点燃的艾条放入适当大小灸盒于神阙穴施灸,以患者自觉温热无烫灼感为度,每次 30 分钟。以上治疗均隔日 1 次。

4.穴位按摩疗法

取穴:内关、足三里、中脘。

操作:以拇指指腹采用点按与按揉的方式,力度以患者感到酸、胀、麻、困为准,每穴按摩 5 分钟。每天 1 次,两侧穴位交替进行,连续治疗 10 天。

5.雷火灸疗法

取穴:巨阙、上脘、中脘、建里、下脘、水分及背部督俞、膈俞、脾俞、胃俞、三焦。

操作:将点燃的雷火灸条放入 3 个恒温雷火灸盒,置于患者腹部巨阙、上脘、中脘、建里、下脘、水分及背部督俞、膈俞、脾俞、胃俞、三焦(腹部、背部交替),用一条大浴巾围灸盒的底部后,再用一条大浴巾盖在灸盒顶部并注意用浴巾固定灸盒,火头距施灸部位 3～5cm 进行大面积恒温灸,以患者感到皮肤温热舒适而不灼痛为度,无须刮灰,30 分钟后取下,每日 1 次,14 天为1 个疗程。单日采用背部雷火灸,双日采用腹部雷火灸。

6.隔姜灸疗法

取穴:中脘、双侧天枢、关元、神阙。

操作:将新鲜生姜切成约 0.5cm 厚的薄片,姜片中心处用针刺数孔,上置艾炷,置于相应腧穴。艾绒燃尽之后待余热散尽再换 1 炷,一般每次灸 10 壮,以局部潮红为度。每天隔姜灸 1 次,10 天为 1 个疗程,疗程间休息 1 天,共治疗 2 个疗程。

7.隔盐灸疗法

操作:患者仰卧位,取神阙穴,先用 75%乙醇消毒,然后取柴胡疏肝散数十粒,研碎,水适量调泥,填神阙穴,再外敷食盐少许,铺平成圆形,直径 2～3cm,再用 8cm×8cm 胶布贴紧。每隔 3 天换药末 1 次,每天艾灸 1 次,每次酌灸 3～6 壮。灸后个别皮肤若起水疱,可用消毒针头刺破,外涂甲紫,防止感染。7 天为 1 个疗程,治疗 2～3 个疗程。

8.温针灸疗法

取穴:主穴:中脘、天枢(双)、气海、关元、足三里(双)。配穴:梁门、脾俞、胃俞、内关、上巨虚、下巨虚、三阴交、公孙,以上穴位均为双侧。主穴每次必取,配穴随症选取。

操作:从主穴中每次选取 2～3 个穴位,直刺进针后中强度刺激,得气后将高约 1.8cm 的艾条段置于针柄上,每次灸 2～3 壮,约 30 分钟。温针灸时严防艾火脱落灼伤皮肤,预先用中心有一小缺口的圆形硬纸片置于针下穴位区。隔日治疗 1 次,10 次为 1 个疗程,共治疗 3 个疗程。

9.穴位埋线疗法

取穴:主穴:胃俞、中脘、足三里。配穴:肝胃不和证加肝俞;脾胃虚弱证加脾俞;脾胃湿热证加三焦俞;胃阴不足证加三阴交;胃络瘀血证加膈俞。除中脘穴外均用双侧取穴。

操作:穴位皮肤常规消毒,以利多卡因在穴位处分别作浸润麻醉,将 00 号羊肠线装入经消毒的 9 号腰穿针前端内,使羊肠线埋入穴位皮下,线头不得外露,消毒针孔,外敷无菌敷料,胶布固定 24 小时。每 2 周治疗 1 次,共治疗 3 个月。

10.穴位贴敷疗法

取穴:双脾俞、双胃俞、双肾俞、双足三里、中脘、神阙。

药物:干姜、花椒、肉桂、公丁香、大茴香、肉豆蔻、补骨脂、五味子、桂枝各 30g,另加吴茱萸、制附子各 10g。

操作:上药打粉,混合调匀,加生姜汁调成糊状,分成 60 等份。上述外敷中药每份胶布固定贴敷于上述穴位,每穴贴 3 小时后取下,每日 1 次,2 周为 1 个疗程。

11.穴位注射疗法

取穴:肝俞、胃俞、足三里。

药物:黄芪注射液、当归注射液 2mL/支。

操作:用一次性注射器吸取上述药液各 4mL 摇匀,取穴进针,回抽无血后,即缓慢推入药液,每穴 2~3mL,左右交替,隔日 1 次。

12.拔罐疗法

取穴:大椎穴、足太阳膀胱经两侧背俞穴。

操作:患者取侧卧位,用真空抽气负压罐,于上述穴位拔罐 10~15 分钟,起罐后休息 3~5 分钟后,再次重复操作,隔日 1 次。

13.耳穴贴压疗法

取穴:胃、肝、脾、交感、神门、内分泌。

操作:使用乙醇消毒耳廓,并在各个穴位上粘贴一枚王不留行子,分别在耳廓正面和背面垂直按压耳穴,力度由轻到重,以耳部感受到酸、胀、麻、发热为主,两耳交替按压,每次 30s,每日 2 次,3 个月为 1 个疗程。

第二节 痞满

一、概念

1.主症:自觉胃脘痞塞、胸膈满闷为主要临床特征的病证。

2.病机要点:中焦气机壅滞、脾胃升降失司所致。

3.痞者闷塞之感,满者胀满之意,痞满按部位分为胸痞、胃痞等,胃痞古称"心下痞",多见于胃脘部。

二、病因病机

痞满的主要病变在胃,与肝、脾有关,其致病原因有感受湿热,内伤饮食,情志失调,脾胃虚弱等。

1.感受湿热　感受外邪,邪气入里,或误下伤中,邪气内陷,皆可导致中焦气机阻塞。因阳明胃土,阳气隆盛,感邪易湿从热化,湿热蕴结中焦,气机为之阻塞,遂成痞满。

2.内伤饮食　胃主纳降,脾主升运,饮食不节,恣食生冷,过食肥甘,酗酒嗜烟,皆可滞胃碍脾,使胃纳脾运受阻,食气滞壅胃脘发生痞满。

3.情志失调　抑郁恼怒则伤肝,使肝失疏泄,横逆乘脾犯胃,脾胃气机滞于中焦则发痞满;忧思多虑则伤脾,使脾气郁结,升运失常,胃气遂之壅滞,亦可发为痞满。

4.脾胃虚弱　脾胃气虚,中焦气机不能斡旋升降,气机阻滞于中焦,则发生痞满,脾虚失于健运,水谷不能化精微,凝聚成湿,痰湿困脾滞胃,可发生痞满。

三、诊断

1.以自觉胃脘部痞塞胀满为诊断主要依据,并有按之柔软,压之不痛,望无胀形的特点。

2.发病缓慢,时轻时重,反复发作。多由饮食不节、情志抑郁、感受外邪,过度劳累等因素诱发。

3.常伴有饱胀、食少、嗳气,病延日久可见气血亏损症状。

四、鉴别诊断

痞满须与鼓胀相鉴别

表 4-1　痞满与鼓胀鉴别表

	痞满	鼓胀
病因	感受湿热,内伤饮食,情志失调,脾胃虚弱	酒食不节,情志所伤,血吸虫感染等
病机要点	中焦气机壅滞、脾胃升降失司	肝脾肾三脏受损,气、血、水瘀积腹内
主症	胃脘痞塞、胸膈满闷	腹部胀大如鼓、皮色苍黄、腹壁脉络暴露
治则	调理中焦气机	理气消胀,活血化瘀,利尿逐水,扶正培本

五、辨证论治

（一）辨证要点

辨实痞与虚痞

表 4-2　实痞与虚痞辨别表

	实痞	虚痞
病程	痞证初发或复发期	病程较长,反复发作
病因病机	湿热、食滞、湿阻、气滞	脾气虚弱、胃阴不足
症状特征	痞满较甚,食后明显,嗳气频作,口干口苦	痞满不甚,神疲乏力,饥不欲食
舌脉	苔腻,脉濡滑弦	舌淡或舌红少津,脉虚

（二）治则治法

1.痞满的基本病机是中焦气机壅阻,脾胃升降失司,故治疗的原则为调理中焦气机为主。

2.气机阻滞病因有虚实之别,因邪实气滞成痞满者,应着重祛除邪气,开泄气机。根据湿热、食积、痰浊、肝郁等不同,分别采用开泄湿热,消食和胃,除湿化痰,疏肝和胃诸法,结合健运脾胃。

3.因脾胃亏虚,邪气留滞成痞满者,当标本兼治为要,培本着重补气养阴,脾气虚者补气健脾以治本;胃阴不足者滋养胃阴以治本,治标则根据气、湿、食、瘀的不同采用相应治法。

4.此外,寒热错杂证当辛苦开泄,寒热并用,平调寒热,开泄气机。

（三）分证论治

1.实痞

(1)湿热蕴胃

【主症】　胃脘痞闷,嘈杂不适,口苦或黏,口干不欲饮。

【兼次症及舌脉】　吞酸,恶心,胃脘灼热,纳呆食少,舌红苔黄或黄腻,脉濡数。

【病机要点】　湿热蕴结中焦,气机升降受阻。

【治法】　清热化湿。

【主方】　黄连温胆汤。

(2)寒热错杂

【主症】　胃脘痞满,但满不痛,胃有凉感,泛酸、嘈杂。

【兼次症及舌脉】　嗳气,恶心呕吐,肠鸣腹胀,不思饮食,倦怠乏力,舌淡苔腻或微黄,脉弦细数。

【病机要点】　寒热错杂,气机中阻。

【治法】　平调寒热。

【主方】　半夏泻心汤。

（3）饮食内停

【主症】　胃脘痞闷,按之尤甚,饱胀厌食,嗳腐吞酸。

【兼次症及舌脉】　恶心呕吐,大便干稀不调,舌苔厚腻,脉滑或实。

【病机要点】　宿食停滞于内,胃纳脾运受阻。

【治法】　消食和胃。

【主方】　保和丸。

（4）痰湿中阻

【主症】　胃脘痞满,胸膈满闷,呕恶纳呆,口淡不渴。

【兼次症及舌脉】　身重困倦,小便不利,舌苔白厚腻,脉濡或沉滑。

【病机要点】　痰湿中阻,中焦气机壅滞。

【治法】　燥湿化痰。

【主方】　二术二陈汤。

（5）肝胃郁热

【主症】　胃脘痞闷,胸胁胀满,泛酸,嘈杂。

【兼次症及舌脉】　嗳气,善长叹息,口干口苦,大便不爽,常因情志因素而加重,舌红苔薄黄,脉弦或数。

【病机要点】　肝胃郁热,胃气壅滞。

【治法】　疏肝清热和胃。

【主方】　越鞠丸。

2.虚痞

（1）脾胃虚弱

【主症】　胃脘痞闷,时轻时重,喜温喜按,食少不饥,困倦乏力。

【兼次症及舌脉】　大便溏薄,脘腹胀满,少气懒言,舌质淡,苔薄白,脉沉细弱。

【病机要点】　脾胃升降乏力,气机滞于中焦。

【治法】　补脾和胃。

【主方】　六君子汤。

（2）胃阴不足

【主症】　胃脘痞闷,嘈杂不适,似饥不欲食,口干咽燥而不欲饮。

【兼次症及舌脉】　胃脘灼热不适,嗳气,恶心,大便秘结,舌红少苔,脉沉细数。

【病机要点】　胃阴亏损,胃失润降,气滞于中则胃脘痞闷。虚气上逆则嗳气、恶心。阴虚则生热,虚热扰胃故嘈杂、灼热。津亏胃燥则似饥不欲食。津不上乘则口干咽燥,津不下濡,故肠燥大便秘结。

【治法】　养阴益胃。

【主方】　益胃汤。

第三节 呕吐

一、概述

中医呕吐是指胃失和降,气逆于上,胃内容物经食管和口腔吐出的一种病症。有物有声为呕,有物无声为吐,无物无声为干呕,临床上呕与吐常同时发生,难于截然分开,故合称为呕吐。西医呕吐是指胃内容物,甚至胆汁、肠液通过食管反流到口腔,并吐出的反射性动作。

呕吐是临床常见的消化道症状,可发生于多种疾病,涉及各系统,需要认真鉴别。西医呕吐一般分反射性、中枢性、前庭障碍性、神经性四大类。中医呕吐主要包括反射性呕吐中的胃十二指肠疾病(急性胃肠炎或慢性胃炎急性发作等)所导致的呕吐。急性胃肠炎或慢性胃炎是临床常见的消化道疾病,临床可出现呕吐,可兼见胃痛、嗳气、反酸、腹泻等。

二、病因病机

呕吐发生的常见原因有外邪犯胃、饮食停滞、肝气犯胃、痰饮内停、脾胃虚寒、胃阴不足等。胃主受纳腐熟水谷,若风、寒、暑、湿之邪及秽浊之气,侵犯胃腑,以致胃失和降,水谷反而上逆而发生呕吐;或由于饮食不节、暴饮暴食、多食生冷、醇酒辛辣、甘肥及不洁主食物,皆可伤胃滞脾,每易引起食滞不化,胃气不降,上逆而为呕吐;或因恼怒伤肝,肝失条达,横逆犯胃,胃气上逆,忧思伤脾,脾失健运,食停难化,胃失和降,而发生呕吐;或因脾运失司,痰饮内停而导致呕吐;或因病后胃弱、劳倦过度,耗伤中气,脾虚不能承受水谷,水谷精微不能化生气血,寒浊中阻而致呕吐;或因素体胃阴偏虚、久呕不愈或热病之后,或因肝郁化火,耗伤胃阴,致胃失濡润,不得润降而引起呕吐。总之,胃失和降,胃气上逆是呕吐的基本病机。临床上可分为虚实两类,实证可因外邪、饮食、肝气、痰饮等邪气犯胃,以致胃气痞塞,升降失调,气逆而呕;虚证可因脾胃虚寒或胃阴不足所致,两者均可导致脾胃运化失常,以致胃失和降,气逆于上而发生呕吐。

1.外邪犯胃　症状以突然呕吐,伴有恶寒发热,头身疼痛等表证为特点。

2.饮食停滞　症状以呕吐酸腐、嗳气厌食为特点,兼见得食吐甚,吐后反快,脘腹胀满,大便秽臭或秘结,苔厚腻,脉滑实。

3.肝气犯胃　症状以呕吐吞酸、嗳气频作为主证,兼见胸胁胀痛,舌边红,苔薄腻,脉弦。

4.痰饮内停　症状以呕吐痰涎或清水,脘闷食少,便溏为特点。

5.脾胃虚寒　症状以饮食稍有不慎即可呕吐,大便溏薄,时作时止为特点。

6.胃阴不足　症状以呕吐反复发作,有时为干呕,似饥而不欲食,口燥咽干,舌红少津,脉细数为特点。

三、辨病

（一）症状

急性胃肠炎或慢性胃炎急性发作均可出现呕吐，急性肠胃炎是发生在胃肠黏膜的急性炎症，本病常见于夏秋季，其发生多因饮食不当，暴饮暴食；或食入生冷腐馊、秽浊不洁的食品，临床表现主要为恶心、呕吐、腹痛、腹泻、发热等。慢性胃炎急性发作也可出现恶心呕吐，并可伴有胃痛、嗳气、反酸等症状。

（二）体征

呕吐大多无明显体征，有时可有上腹部轻压痛。

（三）辅助检查

1.大便常规、大便培养　有助于急性胃肠炎的诊断。

2.胃镜　有助于反流性食管炎、慢性胃炎、消化性溃疡、胃癌、食管癌等疾病的诊断。

四、类病辨别

1.脑肿瘤或脑炎　突然发生的喷射性呕吐，伴有头痛恶心感，这种呕吐因肿瘤生长使颅内压升高引起，且常伴有头痛、视觉障碍等表现。如果在冬春季节出现喷射性呕吐，并伴有高热、剧烈头痛等，可能是患有流行性脑脊髓膜炎（简称流脑），应及时去医院就诊。

2.肾功能不全　可在多种慢性肾脏疾病的基础上（常见慢性肾小球肾炎、高血压肾病、糖尿病肾病等）出现恶性呕吐，可伴有颜面及双下肢浮肿、蛋白尿、低蛋白血症、高脂血症、消瘦、贫血等症状，化验肾功能肌酐和（或）尿素氮增高，内生肌酐清除率降低等。

3.肝病　急性病毒性肝炎、酒精性肝炎等均可出现恶心呕吐；通过询问有无病毒性肝炎病史、饮酒史等可初步鉴别，进一步可做病毒学指标检测等有关检查可确诊。另外，肝硬化也可出现恶心呕吐，此类患者多伴有腹水、脾大等，做腹部B超或腹部CT可确诊。

4.肠梗阻　主要症状是呕吐、腹痛与停止排气排便。做腹部平片有助于确诊。

5.急性心梗　多有心绞痛病史，可在劳累或休息状态下出现恶心呕吐，多伴有大汗淋漓、面色苍白、血压下降等症状，心电图可有特征性表现，化验心肌酶及肌钙蛋白升高。

6.妊娠呕吐　育龄妇女，停经后晨起出现恶性呕吐，多伴有困倦思睡、嗜食酸或甜的食物，尿HCG试验阳性有助于早孕反应的诊断。

7.中暑　长时间处于烈日及高温环境中，突然出现面白、恶心呕吐、胸闷、口渴等症状。可伴有多汗、面色潮红、呼吸及脉搏加快等。

8.梅尼埃病　病因尚不很明确，多与内耳迷路水肿有关。突然出现眩晕、恶心呕吐、神志清楚，发作时闭目不敢睁眼，可伴有耳鸣、耳部胀满感等不适。

9.颈椎病　多由椎动脉型颈椎病引起。椎动脉受刺激或压迫，以致血管狭窄而出现椎基底动脉供血不足，出现持续性头痛，晨起、头部活动时加重，并伴有眩晕、恶心呕吐等症状；有时患者可突然感到四肢麻木、软弱无力而跌倒，但神志清楚，多能自己起来。本病做颈椎摄片可确诊。

10.其他　泌尿系结石、卵巢囊肿蒂扭转、青光眼、肠系膜上动脉综合征等也可引起呕吐。

五、治疗

（一）论治原则
该病以和胃降逆止呕为论治原则。

（二）分证论治
1.外邪犯胃证　呕吐，伴有恶寒发热，头身疼痛等表证为特点，兼见胸腹满闷，苔白腻，脉濡缓。

治法：解表祛邪，和胃降逆。

主方：藿香正气散（《太平惠民和剂局方》）加减。

药物：藿香、紫苏、白芷、大腹皮、茯苓、白术、陈皮、厚朴、半夏、桔梗、甘草、生姜、大枣。

2.饮食停滞证　呕吐吞酸、嗳气频作为主证，兼见胸胁胀痛，舌边红，苔薄腻，脉弦。

治法：消食导滞，和胃降逆。

主方：保和丸（《丹溪心法》）加减。

药物：山楂、神曲、半夏、茯苓、陈皮、连翘、莱菔子。

3.肝气犯胃证　呕吐吞酸、嗳气频作为主证，兼见胸胁胀痛，舌边红，苔薄腻，脉弦。

治法：疏肝理气，和胃降逆。

主方：半夏厚朴汤（《金匮要略》）和左金丸（《丹溪心法》）加减。

药物：半夏、厚朴、茯苓、生姜、苏叶、黄连、吴茱萸。

4.痰饮内停证　呕吐痰涎或清水，脘闷食少，便溏，头晕心悸，舌苔白腻，脉滑。

治法：温化痰饮，和胃降逆。

主方：苓桂术甘汤（《金匮要略》）合小半夏汤（《金匮要略》）加减。

药物：茯苓、桂枝、白术、甘草、半夏、生姜。

5.脾胃虚寒证　饮食稍有不慎即可呕吐，大便溏薄，时作时止为特点，可伴有面色不华，肢冷乏力，脘腹痞闷，纳呆，舌淡苔白，脉濡弱。

治法：温中健脾，和胃降逆。

主方：理中丸（《伤寒论》）加减。

药物：党参、干姜、甘草、白术。

6.胃阴不足证　呕吐反复发作，有时为干呕，似饥而不欲食，口燥咽干，舌红少津，脉细数。

治法：滋养胃阴，和胃降逆。

主方：麦门冬汤（《金匮要略》）加减。

药物：麦门冬、半夏、党参、甘草、粳米、大枣。

（三）中医特色治疗
1.中药内服疗法

药物：枳实12g，厚朴12g，党参20g，白术12g，茯苓12g，半夏12g，麦芽12g，黄连6g，干姜10g，炙甘草3g。加减：肝气郁滞者，加柴胡10g，川芎8g，香附8g，延胡索8g；脾胃气虚者，加黄芪15g，太子参12g，陈皮9g；胃灼热反酸甚者，加乌贼骨及瓦楞子各15g。

用法:每日 1 剂,分 3 次服用,每次 200mL。治疗 7 天,间隔 3 天,为 1 个疗程,共治疗 3 个疗程。

2.毫针刺法

取穴:主穴:中脘、天枢(双侧)、足三里(双侧)。配穴:肝气郁结证,配膻中、章门;脾胃气虚证,配脾俞、胃俞;肝气犯胃证,配期门、太冲;湿热滞胃证,配阴陵泉、内庭。

操作:患者取卧位或坐位,常规消毒后,针身与皮肤成 15°～90°,进针深度 0.5～1.5 寸。针刺后提插捻转至得气,频率约每分钟 80 次,捻转幅度为 90°～120°,提插幅度为 2～3mm。留针 30 分钟。每天针刺 1 次,6 天为 1 个疗程,疗程间休息 1 天,共治疗 2 个疗程。

3.腹针疗法

取穴:中脘、下脘、气海、关元、双大横、双天枢。

操作:患者取平卧位,暴露腹部,准确取穴后常规消毒,尽量避开毛孔、血管,将毫针通过套管迅速进入腧穴皮下,针尖抵达预计的深度后,用塑料筐盖在腹部(不能碰到针具),再盖上毛巾,留针 30 分钟,每日 1 次,连续治疗 2 周。

4.芒针疗法

取穴:主穴:中脘;配穴:双侧内关、足三里。

操作:患者取仰卧位,均匀浅呼吸,双下肢稍屈曲,选 0.40mm×150mm 华佗牌芒针,中脘穴常规消毒后,用夹持进针法,垂直于皮肤,押手与刺手默契配合,徐徐捻转进针,当患者自觉有酸胀感向两胁肋或下腹部走窜时即为得气,得气后不予留针,徐徐捻转出针。内关穴直刺 0.5～1寸,足三里穴直刺 1～1.5 寸,两穴均施平补平泻捻转手法,得气后留针 30 分钟,留针期间不施行任何手法。每日治疗 1 次,连续治疗 2 周。

注意事项:①患者近乎空腹状态下接受治疗,全程保持均匀浅呼吸。②进针过程中医者与患者尤应注意守神,如针下阻力较大或患者感觉痛苦时不可强行进针。③不管得气与否,医者若觉针下有动脉搏动感,应停止进针,以免损伤动脉,针刺入较深后切不可做大幅度提插动作。

5.俞募指针疗法

取穴:脾俞、胃俞、肝俞、胆俞、章门、中脘、期门、日月。

操作:充分暴露治疗部位,操作医生立于患者的侧面或背面,自上而下施以按压法、捏掐法及揉搓法等手法点按穴位,频率为每分钟 120～160 次,力度以患者耐受为度。每日 1 次,每次 20 分钟。

6.温针灸疗法

取穴:中脘、足三里、内关、三阴交。

操作:患者仰卧,穴位常规消毒,提插捻转补法使之得气。其中中脘、足三里、三阴交三穴得气后,取 1.5～2cm 长的一段艾条,插在针柄上,从下端点燃,共灸两壮,直到艾条烧完为止,然后出针。足三里与三阴交交替施灸。每日 1 次,10 次为 1 个疗程,间隔 2～3 天,进入下 1 个疗程。共治疗 3 个疗程。

7.艾灸疗法

取穴:中脘、神阙、天枢(双)、足三里(双)、肝俞(双)、脾俞(双)、膈俞(双)、三阴交(双)。

操作:除神阙采用隔盐灸外,其余诸穴均采用温和灸。年轻体胖及背部穴位灸 30 分钟左右,老年人及形体消瘦者灸 20 分钟左右,每日 1 次,疗程为 4 周。

8.雷火灸疗法

取穴:中脘、足三里。

操作:扭开灸盒,点燃艾炷顶端,将火头对准应灸部位,距离皮肤 2~3cm,放入灸盒内,随时根据患者反应调节灸盒距离,灸至皮肤发红,深部组织发热为度;每日治疗 1 次,每次灸 25 分钟。7 次为 1 个疗程,共 2 个疗程。

9.隔姜灸疗法

取穴:中脘、神阙。

操作:患者仰卧位,在中脘和神阙穴各切厚约 2 分许的生姜 1 片,在中心处回针穿刺数孔,上置艾炷(将艾绒搓紧,捻成麦粒状或上尖下大的圆锥状),施灸时如感觉灼热不可忍受时,可将姜片向上提起,衬一些纸片或干棉花,放下再灸,直到局部皮肤潮红为止。每日 1 次,10 天为 1 个疗程。

10.穴位注射疗法

取穴:中脘、双侧足三里。

药物:黄芪注射液。

操作:用 5mL 注射器,5 号针头,吸取上述药液 4mL,常规消毒穴位,用注射器快速进针刺入穴位,进针后回抽无血,即可缓缓推入药液,每次注入 2mL,隔天 1 次,双侧轮流取穴,每周 3 次。2 周为 1 个疗程,共治疗 2 个疗程。

11.穴位埋线疗法

取穴:中脘、天枢、足三里。配穴:肝胃不和证,加肝俞;脾胃虚弱证,加脾俞;脾胃湿热证,加三焦俞;胃阴不足证,加三阴交;胃络瘀血证,加膈俞(除中脘穴外均用双侧)。

操作:穴位皮肤常规消毒,以 1% 利多卡因在穴位处分别做浸润麻醉。将 00 号铬制羊肠线装入经消毒的 9 号腰穿针前端内,腹部及背部的穴位在局部下方向上平刺,下肢穴位直刺,每个穴位进针 1.0~1.2 寸(膈俞斜刺 0.5~0.8 寸),行提插捻转得气后,边推针芯边退针管,使羊肠线埋入穴位皮下,线头不得外露,消毒针孔,外敷无菌敷料,胶布固定 24 小时。每周治疗 1 次,共治疗 3 个月。

12.穴位贴敷疗法

操作:将莱菔子、焦山楂、焦神曲、焦麦芽、佛手、干姜,按 3∶2∶2∶2∶2∶2 比例研磨为粉,烘干后加用适量蜂蜜调制成每丸重 7g 左右的深褐色药丸,压扁贴于中脘穴,以防脱敏胶布固定,6 小时后揭下。隔日贴 1 次,每周治疗 3 次,2 周为 1 个疗程。

13.刮痧疗法

部位:取背俞功能带,即胸 1 棘突到骶 4 棘突下缘之间脊柱旁开 3 寸范围内的带状区域(包括督脉、夹脊穴及膀胱经第一、第二侧线),足三里(双),太冲(双)。

操作:患者取俯伏坐位或俯卧位,暴露背部,常规消毒后,涂上适量的凡士林,接着用水牛角刮痧板先刮背俞功能带;然后刮双侧足三里,用平补平泻法;最后刮双侧太冲,用泻法。刺激强度由轻到重,刮至皮肤出现紫红色瘀点、瘀斑,且以患者能忍受为度。每个部位或穴位刮

15～20次,时间以20～25分钟为宜,每周1次。刮痧后1～3小时内不能用冷水洗脸及手足,适当饮温开水,注意休息。

14.中药足浴疗法

药物:艾叶15g,延胡索20g,川芎15g,香附20g,合欢皮20g,何首乌藤30g,远志15g,石菖蒲15g。

操作:上药煎成500mL药液,滤液备用,在洗面盆大小的盆子里倒入2500～3000mL温水,再倒入药液,患者取坐位,暴露双足至小腿中部,水温40～50℃为宜,稍冷却后及时添加热水,睡前一次,每次约泡30分钟。

15.推拿夹脊穴治疗

取穴:$T_{6\sim12}$棘突旁夹脊穴。

手法:点按法、揉法、摩法、擦法、推法。

操作:患者取俯卧位,医者立于患者床右侧,用双手拇指交替在患者棘旁夹脊穴处自上而下逐个点揉,力量以患者自觉酸胀痛为佳,时间约5分钟。之后用掌根沿背部棘旁依次采用摩法、擦法,以局部皮肤微红微热为度,时间约3分钟,最后沿足太阳膀胱经方向自上而下采用掌推法推10次,时间约2分钟。手法每日治疗1次,每周3～4次,每次间隔不超过48小时。

16.五音疗法

操作:每天早9～11点(已时)行五音治疗。受试者采取端坐位,保持安静休息15分钟后,进行治疗。根据不同的证型予以相应的音乐。①肝气郁结证:选用角调式音乐曲目《江南丝竹乐》;②脾胃气虚证:选用宫调式乐曲《秋湖月夜》;③肝气犯胃证:选择商调式乐曲《寒江残雪》;④湿热滞胃证:选择角调式乐曲《广陵散》;⑤寒热错杂证:选用宫调式乐曲《秋湖月夜》。每天1次,每次24分钟,3周为1个疗程。

17.整脊疗法

操作:①准备:治疗组患者俯卧位,充分暴露颈胸段脊柱。医者用双手示中指自上颈部起沿颈胸椎棘突两侧缓慢向下滑行,找寻阳性反应点,先用点、按、揉、提、拿等法充分放松颈肩背部肌群,掌推背部棘突两旁筋膜韧带肌群,接着用拇指弹拨、推按结节和条索状反应物。②旋转脊柱定点定位整复:如果患者小关节向右侧错位:患者俯卧位,全身放松,均匀呼吸,术者站于患者右侧,左手放于患者左侧膝盖上缘,提起患者左下肢向右侧提拉,提拉同时术者左下肢向右后跨转,带动身体向右后转。右手掌根放置患者右侧脊椎棘突旁,当左手提起左下肢同时作旋转斜扳动作,右手掌根由腰椎至胸椎一节一节地用力推向对侧,错位椎体棘突稍用力,多可闻及弹响声,压痛点明显减轻或消失;助手站于术者左侧,左手掌按压在患者左侧肩膀上,右手按压患者右侧腘窝上缘,保持患者俯卧姿势。左侧错位则术者站于患者左侧,操作同前。主要适用于下胸椎段的整复。③扩胸整复:患者端坐,双手交叉抱住枕部,两肘分开外展,医者站立其后,双手从患者腋下伸过,并压在患者的双手之上。术者胸部挺直抵住患者背部,在医者用两臂向后拉压患者两臂的同时,用力往上提拉,作扩胸旋转运动,连续3～5次,常可听到弹响声。主要适用于上、中胸椎段的整复。整脊疗法每周2次,每次20分钟,疗程4周。

18.拔罐疗法

操作:先予背部闪罐,直至皮肤发红,然后沿着太阳膀胱经走罐,最后在肝俞、胆俞、脾俞、胃俞、三焦俞、膈俞、中脘、神阙、天枢处留罐,每次拔罐 8～10 个,留罐 10 分钟,每天 1 次。

19.针刺拔罐疗法

取穴:主穴:肝俞、胆俞、脾俞、胃俞、华佗夹脊穴($T_{9～12}$)。配穴:实证配中脘、天枢、内关、足三里、梁门、太冲;虚证配气海、足三里、公孙、中脘、天枢。

操作:每次辨证选 5～10 个穴位,用 30 号 1.5～2.5 寸毫针,常规消毒,提插捻转进针以患者感到局部酸、麻、胀、重或针感放射到胃部、腹部为佳,行平补平泻手法,留针 30 分钟,期间每隔 10 分钟行针 1 次。出针后行闪火法:选适合的玻璃火罐坐罐于针刺后的背部穴位上,留罐 10～20 分钟,每次可拔 4～6 只火罐,每天 1 次,8 次为 1 个疗程,疗程间休息 2 天,再行下 1 个疗程。共治 3 个疗程。

20.耳穴压豆疗法

取穴:肝、胃、脾、交感、神门、皮质下。

操作:耳廓常规消毒,每次取一侧耳,将王不留行子贴在小方块胶布中,固定在穴位上,每日按压 4 次,每次压 1 分钟,以加强刺激,每次按压能使耳廓感到热胀和微痛为度,2 天后更换另一侧耳,两侧耳交替取穴按压。

21.脐疗

(1)方一

取穴:神阙穴。

用药:吴茱萸 15g,生姜汁 1 小杯。

药物制备:将吴茱萸研为细末,瓶装备用。

操作规程:取吴茱萸末 3～5g,调生姜汁如膏状,把药膏敷在患者脐上,外面用胶布固定,每天换药 1 次,敷脐的同时,再用艾条悬灸。

主治:用于骤然呕吐清涎,嗳气吞酸,脘胀食少。

(2)方二

取穴:神阙穴。

用药:生姜 1 块。

药物制备:生姜捣烂,留渣取汁。

操作规程:用姜渣敷脐,取姜汁 1 匙内服。

主治:用于呕吐。

(3)方三

取穴:神阙穴。

用药:开口川椒 14 粒,生姜适量。

药物制备:川椒微炒研末,用生姜汁调成糊。

操作规程:敷脐部,外盖塑料薄膜,胶布固定,每日 1 次。每日用热水袋热敷2次,每次 20～30 分钟。

主治:用于寒邪犯胃呕吐。

(4)方四

取穴:神阙穴。

用药:生半夏、云苓各 2g,生姜适量。

药物制备:将前 2 味药研为细末用生姜汁调成糊状。

操作规程:取药糊敷于脐部,胶布固定,每日 1 次,用热水袋热敷 15～20 分钟。

主治:用于痰浊中阻呕吐。

(5)方五

取穴:神阙穴。

用药:丁香、吴茱萸、半夏、白术各 1g,生姜适量。

药物制备:上药混合捣烂如膏备用。

操作规程:取药膏加黄酒适量炒热,贴于患者脐孔上,外盖纱布,胶布固定,每天换药 1 次。

主治:用于脾胃虚寒呕吐。

(6)方六

取穴:神阙穴。

用药:紫苏叶 2g,川厚朴 2g,半夏 2g,黄连 3g,吴茱萸 0.5g,生姜汁适量。

药物制备:前 5 味药研细末,生姜汁调如糊状。

操作规程:取药糊敷于脐部,胶布固定,每日 1 次,用热水袋热敷 15～20 分钟。

主治:用于肝气犯胃呕吐。

(7)方七

取穴:神阙穴。

用药:胡椒 5g,丁香 5g,酒曲 3 个,生姜汁适量。

药物制备:上药混合捣烂如膏备用。

操作规程:取药膏加黄酒适量炒热,贴于患者脐孔上,外盖纱布,胶布固定,每天换药 1 次。

主治:用于反胃呕吐。

(8)方八

取穴:神阙穴。

用药:附片、炮姜、厚朴、半夏、陈皮、当归、川椒各 3g。

药物制备:上药共研细末,在锅内炒热,用布包裹。

操作规程:取上药包趁热熨于患者脐部,药冷再炒再熨,持续 40 分钟,每日 2～3 次。

主治:用于脾胃虚寒呕吐。

(9)方九

取穴:神阙穴。

用药:大黄、丁香、甘草各等量。

药物制备:上药混合研细末,过筛备用。

操作规程:取药末 10～15g 填入患者脐孔内,胶布固定,每天换药 1 次,贴至病愈停药。

主治:用于胃热呕吐。

(10)方十

取穴:神阙穴。

用药:炒吴茱萸 30g,葱白 6g,生姜 7g,甲氧氯普胺 3 片。

药物制备:前 3 药捣烂做成 1 个小饼,甲氧氯普胺研末。

操作规程:先将甲氧氯普胺末撒于脐内,然后把药饼贴脐上,纱布覆盖,胶布固定,外加热熨更佳。

主治:用于恶心、呕吐。

(11)方十一

取穴:神阙穴。

用药:雄黄 30g,五倍子 30g,枯矾 15g,葱头 5 个,肉桂 3g,公丁香 0.3g。

药物制备:上药混合研末,过筛备用。

操作规程:用时取药末 15g,加黄酒、生姜汁适量调匀成厚泥状,软硬适中,捏成圆形小药饼贴在患者脐孔中,外用纱布覆盖,胶布固定,若外加热,效更佳。

主治:用于反复呕吐不止,不能进食,若食之,则呕吐夹杂食物。

第四节　腹痛

一、概述

腹痛是指胃脘以下、耻骨毛际以上部位发生疼痛为主症的病证,是临床上极为常见的一个症状。内科腹痛常见于西医学的急性胃肠炎、肠易激综合征、消化不良、胃肠痉挛、不完全性肠梗阻、腹型过敏性紫癜、急慢性胰腺炎、肠道寄生虫等,以腹痛为主要表现。

二、病因病机

腹痛的常见病因有感受外邪、饮食所伤、情志失调及素体阳虚等,均可导致气机阻滞、脉络痹阻或经脉失养而发生腹痛。其病理性质不外乎寒、热、虚、实四端,寒证是寒邪凝注或积滞于腹中脏腑经脉,气机阻滞而成;热证是由六淫入里化热,湿热交阻,使气机不和,传导失职而发;实证为邪气郁滞,不通则痛;虚证为中脏虚寒,气血不能温养而痛。四者往往相互错杂。总之,本病的基本病机为脏腑气机阻滞,气血运行不畅,经脉痹阻,"不通则痛",或脏腑经脉失养,不荣而痛。

(一)实证

1.寒邪内阻证　因寒邪凝滞,中阳被遏,脉络痹阻而致腹痛。

2.湿热壅滞证　因湿热内结,气机壅滞,腑气不通而致腹痛。

3.饮食积滞证　因食滞内停,运化失司,胃肠不和而致脘腹胀满疼痛。

4.肝郁气滞证　因肝气郁结,气机不畅,疏泄失司而致腹痛胀闷。

5.瘀血内停证　因瘀血内停,气机阻滞,脉络不通而致腹痛较剧,痛如针刺。

（二）虚证

中脏虚寒证：因中阳不振，气血不足，失于温养而致腹痛绵绵，喜温喜按。

三、辨病

（一）症状

凡是以胃脘以下，耻骨毛际以上部位的疼痛为主要表现者，即为腹痛。其疼痛性质各异，若病因外感，突然剧痛，伴发症状明显者，属于急性腹痛；病因内伤，起病缓慢，痛势缠绵者，则为慢性腹痛。临床可据此进一步辨病。

腹痛本身的特点如下。

1.腹痛的部位常提示病变的所在，不过很多内脏性疼痛常常定位含糊，所以压痛的部位要较患者自觉疼痛的部位更为重要。

2.腹痛的程度在一定的意义上反映了病情的轻重。一般而言，胃肠道穿孔、肝脾破裂、急性胰腺炎、胆绞痛，肾绞痛等疼痛多较剧烈，而溃疡病、肠系膜淋巴结炎等疼痛相对轻缓。

3.腹痛节律对诊断的提示作用较强，实质性脏器的病变多表现为持续性痛，中空脏器的病变多表现为阵发性。而持续性疼痛伴阵发性加剧则多见于炎症与梗阻同时存在的情况，如胆囊炎伴胆道梗阻，肠梗阻后期伴腹膜炎等。

4.腹痛伴随的症状：伴发热者提示为炎症性病变，伴吐泻者常为食物中毒或胃肠炎，仅伴腹泻者为肠道感染，伴呕吐者可能为胃肠梗阻，胰腺炎，伴黄疸者提示胆道疾病，伴腹胀者可能为肠梗阻，伴休克者多为内脏破裂出血、胃肠道穿孔伴发腹膜炎等。

（二）体征

腹部的体征是检查的重点。首先要查明是全腹压痛还是局部压痛。全腹压痛表示病灶弥漫，如弥漫性腹膜炎。局部的压痛往往能提示病变的所在，如麦氏点压痛为阑尾炎的体征。检查时尚需注意有无肌紧张与反跳痛。还需注意检查有无腹块，在腹壁上看到胃型、肠型，是幽门梗阻、肠梗阻的典型体征。听到亢进的肠鸣音提示肠梗阻，而肠鸣音消失则提示肠麻痹。由于腹外脏器的病变亦可引起腹痛，故心和肺的检查必不可少。

四、类病辨别

引起腹痛的疾病甚多，兹举最常见和较有代表性者分述如下。

1.急性胃肠炎　腹痛以上腹部及脐周部为主，常呈持续性隐痛伴阵发性加剧，常伴恶心、呕吐、腹泻，亦可有发热。体检发现上腹部及脐周部有压痛，但无肌紧张与反跳痛。结合发病前可有不洁饮食史能鉴别。

2.急性阑尾炎　起病时先感中上腹持续性隐痛，数小时后转移至右下腹，呈持续隐痛伴阵发加剧。体检可有麦氏点压痛，并可有肌紧张，为阑尾炎的典型体征。结合 WBC 总数及中性粒细胞增高可确诊。

3.急性胰腺炎　多在饱餐或饮酒后突然发作，中上腹持续性剧痛，常伴恶心、呕吐及发热。

上腹部深压痛,可有肌紧张及反跳痛。血清淀粉酶升高。腹部 X 线可见小肠充气扩张,GT 检查可见胰腺肿大、周围脂肪层消失。

4.肠梗阻　疼痛多在脐周,呈阵发性绞痛,伴呕吐与停止排便排气。体检可见肠型、腹部压痛明显,肠鸣音亢进。腹部 X 线若发现肠腔充气,并有多数液平时可确诊。

五、治疗

(一)分证论治

1.寒邪内阻证　腹痛拘急,遇寒痛甚,得温痛减,口淡不渴,形寒肢冷,小便清长,大便清稀或秘结,舌质淡苔白腻,脉沉紧。

治法:散寒温里,理气止痛。

主方:良附丸合正气天香散加减。

药物:高良姜、干姜、紫苏、乌药、香附、陈皮。

2.湿热壅滞证　腹痛拒按,烦渴引饮,大便秘结,或溏泄不爽,潮热汗出,小便短黄,舌质红,苔黄燥或黄腻,脉滑数。

治法:泄热通腑,行气导滞。

主方:大承气汤加减。

药物:大黄、芒硝、枳实、厚朴。

3.饮食积滞证　脘腹胀满,疼痛拒按,嗳腐吞酸,厌食呕恶,痛而欲泻,泻后痛减,或大便秘结,舌苔厚腻,脉滑。

治法:消食导滞,理气止痛。

主方:枳实导滞丸加减。

药物:大黄、枳实、神曲、黄芩、黄连、泽泻、白术、茯苓。

4.肝郁气滞证　腹痛胀闷,痛无定处,痛引少腹,或兼痛窜两胁,时作时止,得嗳气或矢气则舒,遇忧思恼怒则剧,舌质红,苔薄白,脉弦。

治法:疏肝解郁,理气止痛。

主方:柴胡疏肝散加减。

药物:柴胡、枳壳、香附、陈皮、川芎、芍药、甘草。

5.瘀血内停证　腹痛较剧,痛如针刺,痛处固定,经久不愈,舌质紫暗,脉细涩。

治法:活血化瘀,和络止痛。

主方:少腹逐瘀汤加减。

药物:当归、川芎、赤芍、延胡、蒲黄、五灵脂、肉桂、干姜、小茴香、甘草。

6.中虚脏寒证　腹痛绵绵,时痛时止,喜温喜按,形寒肢冷,神疲乏力,气短懒言,胃纳不佳,面色无华,大便溏薄,舌质淡,苔薄白,脉沉细。

治法:温中不虚,缓急止痛。

主方:小建中汤加减。

药物:桂枝、生姜、芍药、饴糖、大枣、党参、白术、甘草。

（二）中医特色治疗

1.中成药 中成药包括气滞胃痛颗粒、枳术宽中胶囊、温胃舒胶囊、肠胃舒胶囊等。

2.其他中医综合疗法

（1）针灸治疗腹痛是目前主要的外治法之一，体针可取下脘穴、内关穴等。根据证型可适当加减。

（2）穴位贴敷治疗：将穴位贴敷贴贴于中脘穴、下脘穴、神阙穴、关元穴、阿是穴等，可缓解腹痛。

（3）镇痛灸贴敷腹部治疗：用该贴敷贴于神阙穴、下脘穴、关元穴等，可很快缓解各种腹痛。

（4）脐疗

①方一

取穴：神阙穴。

用药：胡椒、葱白、百草霜各30g。

药物制备：上药共捣为丸。

操作规程：取药丸纳脐中，外用胶布固定。

主治：用于寒性腹痛。

②方二

取穴：神阙穴、阿是穴。

用药：艾叶适量。

药物制备：揉成绒，用醋炒热。

操作规程：热熨神阙穴及阿是穴，冷则外用热水袋频熨之。

主治：用于虚寒性腹痛。

注意事项：有的方选加：生姜；大葱、食盐；大葱、生姜、小茴香；大葱、生姜、胡椒。

③方三

取穴：神阙穴、阿是穴。

用药：香附30g，鲜生姜、白萝卜各适量。

药物制备：香附烘干研为细末；鲜生姜、白萝卜适量捣烂取汁；用其汁调成膏，纱布包裹。

操作规程：将制好的包裹敷在脐部和阿是穴，外盖纱布，胶布固定。

主治：用于腹痛。

④方四

取穴：神阙穴，阿是穴。

用药：针砂125g，白矾15g，硇砂1.5g，粉霜1.5g。

药物制备：针砂炒出烟，入后3味药，新水拌匀微湿，裹以皮纸贴。

操作规程：安置于怀中候热发，置脐内，汗出痛减。

主治：用于积冷腹痛。

3.药膳疗法 急性胃肠炎：藿香白术粥藿香、白术各10g，大米50g。将藿香、白术择净，放入药罐中，加入清水适量，先浸泡5～10分钟，水煎取汁，而后加入大米，煮为稀粥即成，每日2～3剂，连续3～5天。可解表和中，理气化湿，适用于急性胃肠炎恶寒、发热、头痛，胸痛满闷，腹痛呕吐，肠鸣泄泻，口淡无味等。

六、预防调护

饮食有节,防止暴饮暴食,宜清淡低脂饮食,避免进食高脂餐、油煎鸡蛋等。平和心态,避免烦躁忧虑,保持乐观情绪。

第五节　呃逆

一、概念

1.主症　以喉间呃呃连声、声短而频,不能自制为主要表现。

2.病机要点　胃气上逆动膈所致。

二、病因病机

1.寒气犯胃　外感寒邪,或过食生冷,或过服寒凉药物,寒气蕴结中焦,损伤胃阳,胃失和降,气逆动膈,上冲于喉,发出呃呃之声,不能自制。

2.饮食不节　过食辛热煎炒、醇酒厚味,或过用温补之剂,燥热内生,阳明腑实,气机不畅,反作上逆,发为呃逆。

3.情志不和　恼怒伤肝,气机不利,以致肝气郁滞,横逆犯胃,胃失和降,气逆动膈;或因肝气郁结,不能助脾运化,聚湿生痰;或因忧思伤脾,脾失健运,滋生痰湿;或因气郁化火,灼津成痰;或素有痰饮内停,复因恼怒,皆可致逆气夹痰浊上逆动膈而发生呃逆。

4.脾胃阳虚　素体不足,年高体弱,脾胃日衰;或久泻久痢、大病之后;或劳倦太过,耗伤中气;或虚损误攻,中阳受损,皆可致胃阳亏虚,胃气衰败,清气不升,浊气不降,气逆动膈而发生呃逆。

5.胃阴不足　热病耗伤胃阴,或汗吐下太过,损伤胃阴,则致胃中津液不足,虚火内生,胃失和降,虚火夹胃气上逆动膈而成呃逆。

三、诊断

1.以气逆上冲、喉间呃呃连声、声短而频、令人不能自制为主症,间歇时间不定。

2.常伴有胸脘膈间不舒、嘈杂灼热、腹胀嗳气等症。

3.多有受凉、饮食、情志等诱发因素。

四、鉴别诊断

呃逆须与嗳气相鉴别

表 4-3　呃逆与嗳气鉴别表

	呃逆	嗳气
病机要点	胃失和降,气逆动膈	胃气上逆
主症	气逆上冲喉间,呃呃连声,声短而速	声音沉缓而长,多伴酸腐气味
治则	理气和胃,降逆平呃	理气和胃降逆

五、辨证论治

(一)辨证要点

辨虚实寒热

表 4-4　寒热虚实表辨别表

	寒	热	虚	实
症状特点	呃声沉缓	呃声高亢而短	呃声时断时续,低长无力	呃声响亮有力,连续发作
兼症	面青肢冷,大便稀溏	面红肢热,烦渴便结	年高体弱,少气懒言,腰膝无力	年轻体壮,面红气粗

(二)治则治法

1.呃逆由胃气上逆动膈而成,故理气和胃、降逆平呃为基本治法。所谓平呃,即为调理膈间气机上逆之势。

2.在此基础上,根据辨证的寒热虚实,分别施以祛寒、清热、补虚、泻实之法。

3.对于危重病证中出现的呃逆,急当救护胃气。

(三)分证论治

1.胃寒气逆

【主症】　呃逆频作,呃声沉缓有力,遇寒愈甚。

【兼次症及舌脉】　其呃得热则减,恶食冷饮,喜饮热汤;或膈中及胃脘不舒,口淡不渴,甚者面青肢冷;或有过食生冷、寒凉史,或于受寒后发病,舌质淡,苔白或白滑,脉迟缓或沉缓。

【病机要点】　寒邪阻遏,胃气上逆动膈。

【治法】　温中散寒,降逆止呃。

【主方】　丁香散。

2.胃火上逆

【主症】　呃声洪亮,冲逆而出。

【兼次症及舌脉】　口臭烦渴,喜冷饮,大便秘结,小便短赤,舌质红,苔黄或黄燥,脉数或滑数。

【病机要点】　阳明热盛,胃火上冲。

【治法】　清热和胃,降逆止呃。

【主方】　竹叶石膏汤。

3.气滞痰阻

【主症】　呃逆连声,胸胁胀满。

【兼次症及舌脉】　或肠鸣矢气;或呼吸不利;或恶心嗳气,或头目昏眩,脘闷食少;或见形体肥胖,平时多痰,舌苔薄腻,脉弦而滑。

【病机要点】　气滞痰阻,胃气上冲动膈。

【治法】　理气化痰,降逆止呃。

【主方】　旋覆代赭汤。

4.脾胃阳虚

【主症】　呃声低沉无力,气不得续。

【兼次症及舌脉】　面色苍白,手足欠温,食少乏力,泛吐清水,或见腰膝无力,便溏久泻,舌质淡或淡胖,边有齿痕,苔白润,脉沉细弱。

【病机要点】　脾胃阳虚,虚气上逆。

【治法】　温补脾胃,和中降逆。

【主方】　理中丸加丁香、白豆蔻等。

5.胃阴不足

【主症】　呃声短促,口干咽燥。

【兼次症及舌脉】　烦渴少饮,不思饮食,或食后饱胀,大便干燥,舌质红而干,或有裂纹,舌苔少而干,脉沉细或细数。

【病机要点】　胃阴不足,胃失濡养,气机不得顺降。

【治法】　益胃养阴,顺气止呃。

【主方】　益胃汤。

第六节　腹泻

腹泻是指排便次数增加及大便稀薄或带脓血而言。根据症状可分为急性腹泻和慢性腹泻。

一、疾病诊断

急性腹泻其表现是排便次数增多,并呈不同程度的稀便,往往伴有肠痉挛而腹痛,病程在两个月之内,其发病原因大致归纳为三大类疾病:①急性肠道疾病;②急性中毒;③全身性疾病。其中以急性肠道感染、中毒以及过敏性因素等为常见。腹泻持续或反复超过两个月,称为慢性腹泄。可由于慢性消化系疾病、消化系以外的慢性疾病以及其他原因而引起。

1.急性胃肠炎　饮食不当,暴饮暴食,食入不洁食物或腐败水果,引起急性胃肠炎。起病急骤,大便似水样,往往伴有呕吐,有的可伴有发热、恶寒,但热度一般不甚高,伴腹痛。

2.急性中毒　包括植物类、动物类和化学类急性中毒,有误食或食用有毒物品病史,有严重的腹泻、呕吐。同食者亦有相同症状。

3.急性痢疾　多发于夏、秋季节,病者常以畏寒、发热和不适感急骤起病,腹痛、腹泻,排便每天十余次至数十次,里急后重明显。重症者有恶心、呕吐与脱水。病初大便呈水样,以后排出脓血样便,量少、黏稠,鲜红色或粉红色。镜检可见大量红、白细胞与巨噬细胞。

4.过敏性肠炎 某些健康者,当进食一般人能耐受的食物之后,引起急性胃肠症状,腹泻、腹痛,呕吐,大便可似水状,气体很多,常伴有荨麻疹、偏头痛、血管神经性水肿等。常见导致过敏的食物有虾、蟹、鱼、乳、蛋类等。

5.其他急性传染病 除急性菌痢外,其他如霍乱、副霍乱、伤寒、副伤寒、败血症等,在不同的发病阶段,可出现程度不同的腹泻。

6.消化不良 多见于小儿与老年人,一般与肠道菌群失调有关。包括碳水化合物、蛋白质和脂肪异常分解,大便呈水样或糊状,伴有肠鸣、腹胀、排气增多,或大便溏薄而臭秽。大便培养发现有过剩菌显著繁殖。

7.慢性菌痢 病者可有急性菌痢病史,长期或反复发作腹泻、腹痛、腹胀,或腹泻与便秘交替出现,大便间歇或经常地带有黏液或脓血。可因某种原因(如受凉、饮食不当)的激惹而急性发作,腹泻加重、腹痛、里急后重、便脓血,可伴发热,此时,与急性菌痢相似。大便常规检查、细菌培养或结肠镜检查可帮助确诊。

8.局限性肠炎 又称克隆氏病。腹泻,大便中无肉眼可见的黏液与脓血,也不伴有里急后重。常有间歇性低热、腹痛(常位于右下腹)、体重逐渐减轻与中等度继发性贫血等。X线检查可帮助确诊。

9.慢性结肠炎 腹泻反复发作,经久不愈,轻者每天3～5次,重者达十余次,多伴里急后重。约半数病人腹泻与便秘交替出现,表现为症状发作与缓解,受凉与饮食失调常为发作的诱因,发作期大便呈水样或糊样,混有黏液、脓性黏液或脓血样成分。其他症状如发热、食欲减退、消瘦、腹胀、腹痛、关节痛等也常出现。约1/3病例有血便,偶见大量出血,多有中等度贫血。X线钡剂灌肠造影与结肠纤维镜检查有重要诊断价值。

10.慢性阿米巴痢疾 腹泻,大便色暗红,有如果酱,如含有溃烂腐败的组织,大便常有特别的恶臭。症状迁延不愈,常有五更泄泻、腹胀、纳差、消瘦、衰弱等症状。粪便检查可找到阿米巴滋养体或囊包。

11.胃源性慢性腹泻 各种胃病如萎缩性胃炎、胃癌、恶性贫血、胃切除术后等,导致胃酸缺乏,不能充分消化食物。主要表现为腐败性消化不良。大便每日多次,多在晨起或餐后,一般无肠绞痛,大便呈深褐色而带泡沫,糊状便多于水样便,具有刺鼻的恶臭,矢气较少,但有恶臭。有时病者嗳出臭蛋样气味。限制肉类和蛋白类食物,可使腐败性消化不良缓解。稀盐酸或胃蛋白酶合剂有较好疗效。

另外,肠癌、慢性胰腺炎、胰腺癌、肝病、胆道疾病均可引起慢性腹泻。

12.全身性疾病 甲状腺功能亢进症、糖尿病、尿毒证、慢性肾上腺皮质功能减退症、药物性和放射性肠炎以及结肠过敏、神经官能症等均可引起腹泻,临证诊断必须慎重。

二、辨证治疗

中医内科学将腹泻分痢疾与泄泻。大便次数增多,腹部疼痛,里急后重,下利赤白脓血者为痢疾;大便次数增多,粪质溏薄或完谷不化,甚至泻出如水样为泄泻。

古人将大便溏薄势缓者称为泄,大便如水样势急者称为泻。痢疾在《内经》中称为肠澼、赤沃、大瘕泄等,东晋时葛洪始称作痢。泄泻《内经》中又有鹜溏、飧泄、濡泄、洞泄等名称。汉代张仲景将痢疾与泄泻统称为下利。

中医学中的痢疾、泄泻与西医学中的细菌性痢疾、腹泻不能对应,但以上两者均以腹泻为主证。病人来诊常以拉肚子(腹泻)为主诉,故均按腹泻来辨证治疗。

1.湿热蕴肠　腹泻腹痛,泻下急迫,或泻而不爽,粪色黄褐色,气味臭秽,或下痢赤白脓血,肛门灼热,里急后重。身热心烦,口干口渴,小便黄赤,苔黄腻,脉滑数。病初可兼发热恶寒、头痛、脉浮数等表证。治则:清热燥湿止泻。芍药汤为主方:白芍 15 克,黄连、黄芩、大黄、槟榔、木香、当归、肉桂各 10 克,甘草 6 克。水煎服。可加银花 30 克,公英 15 克。兼表证者可用葛根芩连汤:葛根、黄芩、黄连各 12 克,甘草 6 克。水煎服。

此型多见于急性肠炎、菌痢等。

2.疫毒感染　发热急骤,壮热口渴,头痛烦躁,下利脓血,色紫红或呈血水状,便次频频,里急后重,腹痛剧烈,伴恶心呕吐,舌红绛,苔黄燥,脉滑数,严重者可见昏迷痉厥。此型多见于中毒性菌痢、霍乱、副霍乱等。治则:清热解毒,辟秽泄浊。白头翁汤合芍药汤为主方:白头翁 20 克,黄连、黄柏、秦皮各 10 克,芍药 15 克,大黄、槟榔各 10 克,当归 12 克,肉桂、木香、甘草各 6 克。水煎服,可加白蔻仁、厚朴、半夏、淡豆豉各 10 克以泄湿浊。高热神昏谵语者,可合用犀角地黄汤,另服紫雪丹或至宝丹 2~3 克;痉厥抽搐动风者,加羚羊角粉 1 克,石决明、钩藤各 30 克;暴泻致脱者,应急服参附汤或参附龙牡汤;如下痢不能进食或呕不能食者,为噤口痢,此时病情较重,应积极配合静脉输液及抗生素治疗。如服用中药可用开噤散:人参、黄连、陈皮、冬瓜子、石菖蒲各 10 克,丹参 6 克,石莲子 12 克,陈米 20 克,茯苓、荷叶蒂各 15 克。水煎分多次徐徐咽下。

3.寒湿困脾　腹泻大便清稀,甚如水样,肠鸣腹痛,脘闷食少。苔白腻,脉濡缓。初起可见发热、恶寒、肢体酸楚疼痛之表证。此型多见于急性肠胃炎、食物中毒等。治则:散寒除湿,醒脾止泻。胃苓汤加减:苍术、厚朴、陈皮各 10 克,甘草、生姜各 6 克,大枣 10 枚,白术 12 克,茯苓 15 克,泽泻、桂枝、猪苓各 10 克。水煎服。可加扁豆、白蔻仁各 10 克。如兼表证,可用藿香正气散加减。

4.伤食泄泻　腹泻腹痛,肠鸣,大便臭如败卵,泻后痛减,脘腹胀满,食后脘闷不舒,嗳腐酸臭,不思饮食,苔垢浊或厚腻,脉滑。此型多见于食物中毒、消化不良、胃源性腹泻等。治则:消食导滞,健胃止泻。保和丸为主方:莱菔子 15 克,茯苓 20 克,焦山楂、神曲、麦芽、半夏、陈皮、连翘各 10 克。水煎服。宿食积滞,脘腹胀满者可用枳实导滞丸:大黄、枳实、黄芩、黄连、白术、泽泻各 10 克,茯苓 15 克,神曲 12 克。水煎服。食肉类腹泻者,加重山楂用量;食蛋类腹泻者,加重陈皮、莱菔子用量;伤面食者,重用谷芽、麦芽、神曲;伤酒者加葛根、枳椇子等。

5.脾气虚弱　大便时溏时泻,迁延日久,完谷不化或带白冻,甚则滑脱不禁,或腹部隐痛,饮食减少,食后脘闷不舒,稍进油腻食物,则大便次数明显增加,神疲乏力,面色萎黄,舌淡苔白,脉细弱。此型多见于各种病因引起的慢性腹泻。治则:健脾益气,渗湿止泻。参苓白术散为主方:茯苓 20 克,白术、山药各 12 克,薏苡仁 30 克,人参、莲子肉、砂仁、陈皮、白扁豆各 10

克,甘草、桔梗各 6 克。水煎服。若久泻不愈,伴脱肛、四肢发凉,为脾胃虚寒中气下陷,可用理中汤合补中益气汤。可加赤石脂、诃子肉、罂粟壳等。

6.肾气亏虚　腹泻,滑脱不禁,完谷不化,多在黎明之前脐腹作痛,肠鸣即泻,泻后则安(名五更泻、鸡鸣泻),伴腰酸怕冷,形体消瘦,四肢不温,或大便稀薄,带有白冻,舌淡苔白,脉沉细。此型多见于久治不愈的慢性腹泻。治则:补肾益气,健脾止泻。四神丸加味:补骨脂 15 克,肉豆蔻、吴茱萸、五味子各 10 克,生姜 6 克,大枣 10 枚。加黄芪、党参各 15 克,茯苓 20 克,白术10 克。水煎服。

7.肝气乘脾　腹痛腹泻,阵发性发作,平时多有胸胁胀满,嗳气食少,每因精神抑郁恼怒或情绪紧张而诱发,舌淡苔白,脉弦。此型多见于结肠过敏或神经官能性腹泻。治则:疏肝理气,健脾止泻。四逆散合四君子汤加减:柴胡、白芍各 10 克,枳壳、甘草各 6 克。加党参 20 克,白术 12 克,茯苓 30 克。水煎服。注意此证疏肝药要少用,重在健脾。证轻者可用痛泻要方加减:白术、白芍各 12 克,陈皮、防风各 6 克。水煎服。

8.饮滞肠胃　腹泻肠鸣,便泻清水,或大便呈泡沫状,泛吐清水,腹胀满,尿少,形体消瘦,或伴腹水,或遍体水肿,脉象濡滑,舌质淡,苔白滑。此型多见于一些慢性疾病过程中,水液代谢失常所致。治则:健脾利湿止泻。苓桂术甘汤加味:茯苓 30 克,桂枝 10 克,白术 12 克,甘草6 克。加黄芪、党参各 20 克,车前子 30 克(包)。水煎服。此时病多虚实夹杂,故治疗以温阳健脾利尿为大法,利小便而实大便。临床上肺心病水肿、肝硬化腹水病人见腹泻,病情多重笃,要注意。

9.肠络瘀阻　腹泻日久不愈,泻后有不尽之感,腹部疼痛,刺痛或隐痛,痛有定处,按之痛甚,面色晦滞,形体消瘦,舌边有瘀斑或舌质暗红,口干不欲多饮,脉弦细涩。此型多见于肠道肿瘤、局限性肠炎(克隆氏病)、肠结核等。治则:活血化瘀通络。少腹逐瘀汤为主方:川芎、赤芍、当归各 12 克,五灵脂、没药各 6 克,蒲黄、小茴香、干姜、肉桂、元胡各 10 克。水煎服。

治疗腹泻除以上辨证分型治疗外,还有如下治法。单验方:①乌梅煎汤,代茶饮;②焦山楂研末,红糖水冲服;③大蒜捣烂贴脐,治虚寒泄泻;④吴茱萸 3g,食醋 5ml,将吴茱萸研末,与食醋搅匀成糊状,将药糊摊匀并包裹于两层洁净纱布内,敷于肚脐,用胶布或腹带固定,每 12 小时换药一次。本方具有温里散寒,帮助消化,止痛,调节胃肠功能的作用,尤其对因受凉或饮食所伤而导致的腹痛、腹泻疗效较佳。针刺:上巨虚(双)、天枢(双)、足三里(双)治急性腹泻。艾灸:上脘,天枢,关元,足三里(双)适用于慢性腹泻。拔火罐(在肚脐窝处),治虚寒性腹泻。此外,要注意调理饮食。

第五章 肝胆病症

第一节 胁痛

胁痛是以单侧或双侧胁肋部疼痛为主要临床表现的一种多发病症,是中医临床上肝胆类疾病中较为常见的症状。胁,指腋下胸侧部,为腋下至第十二肋骨部位的统称。两胁为肝之分野,是肝所居之处,足厥阴肝经和足少阳胆经之经脉均循胸而布于胁肋,因此,胁痛可以反映出很多肝胆系统的疾病,诸如急慢性肝炎、胆囊炎、肝硬化及肋间神经痛等病,均可参照胁痛进行辨治。

胁痛的病名最早见于《黄帝内经》之中,如《灵枢·五邪》说:"邪在肝,则两胁中痛。"《素问·脏气法时论》指出:"肝病者,两胁下痛引少腹。"《素问·缪刺论》也说:"邪客于足少阳之络,令人胁痛不得息。"除此之外,《素问·热论》亦曰:"三日少阳受之,少阳主胆,其脉循胁络于耳,故胸胁痛而耳聋。"《素问·刺热》云:"肝热病者,小便先黄……胁满痛。"在《灵枢·经脉》中曰:"胆足少阳之脉……是动则病口苦,善太息,心胁痛,不能转侧。"另外,《金匮要略·五脏风寒积聚病脉证并治》中所述:"胁下痛";《医宗金鉴·卷八十九》明确指出:"其两侧自腋而下,至肋骨之尽处,统名曰胁。"《医方考·胁痛门》又云:"胁者,肝胆之区也。"从以上论述可以看出,古人对胁痛一证已有一定的认识。

一、病因病机

中医学认为,胁痛的病位在肝胆。因为肝位居于胁下,其经脉循行两胁,胆附于肝,与肝为表里关系,其经脉亦循行于两胁。肝为刚脏,主疏泄,性喜条达;又主藏血,体阴而用阳。若情志不舒、饮食不节、久病耗伤、劳倦过度,或外感湿热等致病因素,累及肝胆,导致气滞、血瘀、湿热蕴结、肝胆疏泄不利,或肝阴不足,络脉失养,均可引起胁痛。

胁痛的病因,可以归为外感和内伤两大类,胁痛的病位虽在肝胆,但与脾、胃、肾等脏腑密切相关。病机演变较为复杂,临床上虚实可以相互转化,甚至呈现虚实并见之证;气滞既可导致血瘀,血瘀又可影响气机,以致气血同病、瘀滞并存。可以认定:胁痛的基本病机当为肝郁气滞、血瘀阻络、湿热内盛,导致肝胆疏泄不利,经络不通,不通则痛,或肝阴不足,络脉失养,经络不荣,不荣亦痛。

1.外感邪气 外感风寒邪气、风热邪气，或风寒日久化热，循经至少阳经脉，生痰化饮，阻滞气血而致经气运行不畅，经络不通，不通则痛。

2.内伤致病 情志抑郁、饮食不节、忧怒伤肝、饮食积滞等，均导致肝失疏泄，气郁脉阻；气郁化火，肝火内炽，风火相煽，气滞血瘀，经脉血运受阻等证，都可导致胁痛一证的发生；郁火伤阴、肝木横克脾土、肝脉失养、精血亏虚、阴虚血燥等虚证，也可引发胁痛一证。

二、临床表现

（一）临床表现的特征

本病以胁肋部疼痛为主要特征，其痛或发于一侧，或同时发于两胁。根据病邪性质的不同，疼痛性质可表现为胀痛、窜痛、刺痛、隐痛、钝痛，多为拒按，间有喜按者。本病证在临床上常反复发作，一般初起时疼痛较重，久而久之则胁肋部以隐痛为基本特点。对于本证应当抓住以下几个特点。

1.以一侧或两侧胁肋部疼痛为主要特征。

2.疼痛性质表现为胀痛、窜痛、刺痛、隐痛，或者钝痛，多为拒按，亦有喜按者。

3.通常有反复发作的病史。

4.临床上可进行血常规、肝功能、胆囊造影、B超等实验室检查，有助于诊断。

（二）证候分型

明代《症因脉治》将胁痛分为外感和内伤两大类，外感胁痛多由感冒、湿热阻滞所致；内伤胁痛则分为痰饮、郁火、死血和肝肾亏虚4种基本类型。《景岳全书》亦有所述："胁痛有内伤外感之辨……有寒热表证者，方是外感，如无表证，悉属内伤。"

外感胁痛的临床表现，早在汉代张仲景《伤寒论》中就有所述："伤寒五六日，中风，往来寒热，胸胁苦满。嘿嘿不欲饮食，心烦喜呕，或胸中烦而不呕，或渴或腹中痛或胁下痞硬……""少阳之为病，口苦，咽干，目眩也。"

内伤胁痛多表现为胁肋隐隐作痛，绵绵不已，遇劳加重，口干咽燥，两目干涩，心中烦热，头晕目眩，多为肝肾亏虚、阴血不足所致。

三、辨证要点及治疗原则

（一）辨证要点

1.辨外感内伤 外感胁痛是由外邪侵袭肝胆，肝胆失于疏泄条达而致，多伴有寒、热表证，且起病急骤，同时可出现恶心呕吐、目睛发黄、舌苔黄腻等肝胆湿热表现；内伤胁痛则由肝郁气滞、瘀血内阻，或肝阴不足所引起，通常不伴恶寒、发热等表证，且起病缓慢，病程较长。

2.辨在气在血 一般说来，由气滞所致者以胀痛为主，且游走不定，时轻时重，症状的轻重每与情绪变化相关；由血瘀所致者多以刺痛为主，且痛处固定不移，疼痛持续不已，局部拒按，入夜尤甚，或见胁下积块。

3.辨虚证实证 实证多由肝郁气滞、瘀血阻络、外感湿热之邪所致，起病急、病程短、疼痛剧烈而拒按,脉实有力;虚证由肝阴不足、络脉失养所引起,常因劳累而诱发,起病缓、病程长、疼痛隐隐,悠悠不休而喜按,脉虚无力。

（二）治疗原则

胁痛的治疗理应着眼于肝胆,详分虚实而加以论治。大凡辨为实证者,宜疏肝理气、活血通络、清热祛湿;辨为虚证者,宜滋阴补虚,养血柔肝。除此之外,在具体临床辨证论治之际,还应据"痛则不通""通则不痛"的中医基本理论,以及肝胆疏泄不利的基本病机,在各种病证中,适当配伍疏肝理气、利胆通络之品。

四、辨证论治

对于胁痛一证的临床辨证论治,首需分辨外感或内伤,再要辨明气血和虚实,常当从邪犯少阳、肝气郁结、瘀血阻络、湿热蕴结和肝阴亏虚五方面出发而加以思考。

1.邪犯少阳

症状:胁痛不适,往来寒热,胸胁苦满,口苦,咽干,目眩,短时间内耳鸣发作,心烦喜呕,不欲饮食,舌质暗淡,舌苔白腻,脉弦或弦细。

治法:和解少阳,疏肝止痛。

方药:小柴胡汤加减。

柴胡可疏肝解郁、和解退热,常配伍黄芩构成和解少阳的基本结构,达到透表之邪和清里之热的双重目的。如腹胀,可加枳壳、厚朴;呕逆严重者,可加竹茹、芦根;如气滞明显者,可加香附、郁金等。

2.肝气郁结

症状:胁肋胀痛,走窜不定,痛无定处,甚则连及胸背,当情志不舒则疼痛加剧,常伴有胸闷、太息,嗳气后得以缓解,食欲不佳,餐后脘腹胀满,舌质稍红,舌苔薄白,脉弦或弦滑。

治法:疏肝和胃,理气止痛。

方药:柴胡疏肝散加减。

柴胡入肝经,疏肝解郁而理气止痛,枳壳助柴胡行气止痛,白芍柔肝敛营止痛,甘草调中和胃,郁金、川芎活血行气止痛,陈皮、香附疏肝理气、健脾化痰止痛。如郁火炽盛,可加丹皮、栀子清热止痛;如疼痛症状持续不缓解,可加延胡索、三七活血行气定痛;如瘀血已成,可加桃仁、红花、乳香、没药等以活血化瘀止痛。

3.瘀血阻络

症状:胁肋刺痛,痛处固定而拒按,疼痛持续不已,入夜尤甚,或胁下有痞块或症瘕,或面色晦暗,舌质紫暗,有瘀斑,脉沉弦或弦涩。

治法:活血化瘀,理气通络。

方药:血府逐瘀汤加减。

柴胡疏肝理气止痛,桃仁、红花、牛膝、川芎活血化瘀,枳壳、桔梗畅达上下气机,白芍养血和营,以助养肝体。如气滞甚者,可加木香、香附;湿热明显者,可加黄芩、茵陈;如有痞块者,可加夏枯草、浙贝母、鳖甲、䗪虫。

4.湿热蕴结

症状:胁肋胀痛,触痛明显而拒按,或引及肩背,伴有脘闷纳呆,恶心呕吐,厌食油腻,口干口苦,腹胀尿少,或有目黄身黄,小便黄赤如浓茶,舌质红,苔黄腻,脉弦滑。

治法:清热利湿,理气通络。

方药:蒿芩清胆汤加减。

青蒿透热除蒸,黄芩清热燥湿,两者相须为用,功在清热利湿,合用温胆汤和胃、化湿、祛痰,再加碧玉散清热利湿,引热下行。如黄疸明显,可加茵陈、栀子、大黄;如口苦、口干明显者,可加石斛、天花粉、粉葛根;如见呕逆者,可加芦根、竹茹、藿香、生姜。

5.肝阴亏虚

症状:胁肋隐痛,绵绵不已,悠悠不止,遇劳加重,口干咽燥,两目干涩,视物昏花,心中烦热,头晕目眩,妇女则经期不至,量少,色淡,舌质绛红,少苔,脉弦细数或弦细。

治法:养阴柔肝,缓急止痛。

方药:一贯煎加减。

沙参、麦冬滋养肝阴,生津除热,生地黄清热凉血,当归养血补血,川楝子疏肝理气止痛,枸杞子滋补肝肾。如口干明显,可加石斛、天花粉、粉葛根、知母;如疼痛不休者,可加延胡索、全蝎、蜈蚣及穿山甲等;如心烦失眠者,可加酸枣仁、柏子仁、丹参等。

五、针灸疗法

(一)针灸治疗

实证:可取期门、支沟、阳陵泉、足三里、太冲等穴位,使气血通畅,以理气止痛。虚证:可取肝俞、肾俞、行间、三阴交等穴位,以滋养肝阴,补益气血。

取穴:①肝俞、期门、阳陵泉;②肝俞、肾俞、期门、三阴交。

随证配穴:肝气郁结配太冲、内关;气滞血瘀配三阴交、血海、膈俞;肝胆湿热配支沟、行间、阴陵泉;肝阴不足配肝俞、肾俞。

操作:①毫针刺,用泻法。每日1次,每次留针20～30分钟,10次为一疗程。②毫针刺,用补法。每日1次,每次留针30分钟。

主治:胁肋部疼痛。①实证;②虚证。

(二)穴位注射

选穴:参照体针治疗穴位。

方法:用10%葡萄糖注射液10mL加维生素B_1注射液或维生素B_{12}注射液1mL,每穴注射0.5～1毫升,或选用相应节段夹脊穴,有明显针感后将药液注入穴位。

(三)耳针治疗

取穴:取耳穴肝、胆、胸、神门等。毫针刺法或压丸法。

(四)刺络拔罐

取穴:膈俞、肝俞、血海、阳陵泉。

操作:先用梅花针叩刺各穴,以微出血为度。起针后拔罐,留罐15分钟,每日1次,10次一疗程。治疗当天自觉疼痛减轻,连续治疗 2 个疗程,疼痛明显缓解。

(五)留罐法

取穴:阿是穴、支沟、阳陵泉、膈俞、肝俞、脾俞。

操作:患者取适当体位,选用口径合适的玻璃火罐,以闪火法将罐吸附在相应穴位上,留罐15 分钟,每日 1 次。

六、简易疗法

1.单方

(1)川楝子:每日 10～15g 冲服,每日 2 次。

(2)沉香:研粉,吞服,每次 3～5g,每日 2 次。

(3)木瓜冲剂:5g,每日 2 次。

2.验方

(1)金铃子散:中成药,每次 5 片,每日 3 次。

(2)颠倒木金散:中成药,每次 4 片,每日 3 次。

(3)丹栀逍遥丸:中成药,每次 4～6 丸,每日 3 次。

3.食宜　饮食宜清淡,勿食狗肉、鹿茸等温热之品,少食油炸肥腻之品。

4.调护

(1)调畅情志,保持心情愉悦,以助康复。

(2)注意休息,按时规律作息,适当加以锻炼。

(3)每临季节交替之时,注意防寒保暖。

第二节　黄疸

黄疸是感受湿浊疫毒,肝胆之气受阻,疏泄失常,胆汁外溢所致的,以目黄、身黄、尿黄为主要表现的肝胆病证。本病证包括阳黄、阴黄与急黄,常并见于其他病证,如胁痛、胆胀、鼓胀、肝癌等。西医学中的病毒性肝炎、肝硬化、胆石症、胆囊炎、钩端螺旋体病、消化系统部分肿瘤出现胆管堵塞等,若以黄疸为主要表现时,均可参考本病证辨证论治。

黄疸产生的病因主要有外感时邪,湿浊疫毒,饮食内伤,脾胃虚弱及肝胆结石、积块瘀阻等,其中主要责之于湿浊之邪,病位在脾胃肝胆,而且多是由脾胃累及肝胆。黄疸的基本病机是湿浊阻滞,或结石、积块瘀阻胆道,致胆液不循常道,随处泛溢而成。病理属性与脾胃阳气盛衰有关。中阳偏盛,湿从热化,则致湿热为患,发为阳黄;中阳不足,湿从寒化,则致寒湿为患,发为阴黄。至于急黄则为湿热挟时邪疫毒所致。阳黄和阴黄之间在一定条件下可以相互转化。辨证要点主要是辨阳黄与阴黄、阳黄湿热的偏重及急黄。

黄疸的治疗大法为祛湿利小便,健脾疏肝利胆,并应依湿从热化、寒化的不同,分别施以清热利湿和温中化湿之法;急黄则应在清热利湿基础上,合用解毒凉血开窍之法;黄疸久病应注意扶助正气,如滋补脾肾、健脾益气等,各证均可适当配伍化瘀之药。同时,清热应注意护阳,不可过用苦寒之品;温阳应护阴,不可过用辛燥之品;黄疸消退之后,有时并不意味着病已痊愈,仍需善后治疗,做到除邪务尽,祛病宜愈。

一、病因病机

黄疸产生的病因主要有外感时邪、湿浊疫毒、饮食内伤、脾胃虚弱及肝胆结石、积块瘀阻等,其发病往往是内外因相互影响所致。其中主要责之于湿浊之邪,病位在脾胃肝胆,而且多是由脾胃累及肝胆。黄疸的基本病机是湿浊阻滞,脾胃肝胆功能失常,或结石、积块瘀阻胆道,致胆液不循常道,随处泛溢而成。

1.外感湿浊、湿热、疫毒等时邪,蕴结于中焦,脾胃运化失常,湿热熏蒸于脾胃,累及肝胆,以致肝失疏泄、胆液不循常道,随处泛溢,外溢肌肤,上注于目,下趋膀胱,使身目小便俱黄,而成黄疸。若疫毒较重者,则可伤及营血,内陷心包,发为急黄。

2.饥饱失常或嗜酒过度,皆能损伤脾胃,以致运化功能失职,湿浊内生,随脾胃阴阳盛衰或从热化或从寒化,熏蒸或阻滞于脾胃肝胆,致肝失疏泄,胆液不循常道,随处泛溢,浸淫肌肤而发黄。如《金匮要略·黄疸病脉证并治》曰:"谷气不消,胃中苦浊,浊气下流,小便不通……身体尽黄,名曰谷疸。"

3.素体脾胃虚弱,或劳倦过度,脾伤失运,气血亏虚,久之肝失所养,疏泄失职,而致胆液不循常道,随处泛溢,浸淫肌肤,发为黄疸。若素体脾阳不足,病后脾阳受伤,湿由内生而从寒化,寒湿阻滞中焦,胆液受阻,致胆液不循常道,随血泛溢,浸淫肌肤,也可发为黄疸。

4.肝胆结石、积块瘀阻胆道,胆液不循常道,随处泛溢,也可引起黄疸。

二、临床表现

(一)临床表现的特征

本病的证候特征是目黄、身黄、小便黄,其中以目黄为主要特征。患病初起,目黄、身黄不一定出现,而以恶寒发热,食欲不振,恶心呕吐,腹胀肠鸣,肢体困重等类似感冒的症状为主,三五日后,才逐渐出现目黄,随之出现尿黄与身黄。亦有先出现胁肋剧痛,然后发黄者。病程或长或短。发黄程度或浅或深,其色或鲜明或晦暗,急黄者,其色甚则如金。急黄患者还可出现壮热神昏、衄血、吐血等症。常有饮食不节,与肝炎患者接触,或服用损害肝脏的药物等病史。

对于本病应抓住几个基本特征:

1.目黄、身黄、尿黄,以目黄为主。

2.初起有恶寒发热,纳呆厌油,恶心呕吐,神疲乏力,或大便颜色呈灰白色,黄疸严重者皮肤瘙痒。

3.有饮食不节,肝炎接触或使用某些化学制品、药物等病史。

4.肝脏,或脾脏,或胆囊肿大,伴有压痛或触痛。

5.血清胆红素(直接或间接),尿三胆试验,血清谷丙转氨酶,谷草转氨酶,γ-谷氨酰转酞酶,碱性磷酸酶以及 B 超,胆囊造影,X 线胃肠造影等有助明确诊断。

6.必要时作甲胎蛋白测定,胰、胆管造影,CT 等检查,以排除肝、胆、胰等恶性病变。

7.应注意与萎黄、黄胖等病证相鉴别。

(二)证候分型

本病证候分型与脾胃阳气盛衰有关。中阳偏盛,湿从热化,则致湿热为患,发为阳黄;中阳不足,湿从寒化,则致寒湿为患,发为阴黄。至于急黄则为湿热挟时邪疫毒所致,阳黄和阴黄之间在一定条件下可以相互转化。

三、辨证要点及治疗原则

(一)辨证要点

1.辨阳黄与阴黄　阳黄由湿热所致,起病急,病程短,黄色鲜明如橘色,伴有湿热证候;阴黄由寒湿所致,起病缓,病程长,黄色晦暗如烟熏,伴有寒湿证候。

2.辨阳黄中湿热的偏重　阳黄属湿热为患,由于感受湿与热邪程度的不同,机体反应的差异,故临床有湿热孰轻孰重之分。区别湿邪与热邪的孰轻孰重,目的是同中求异,使治疗分清层次,各有重点。辨证要点是:热重于湿的病机为湿热而热偏盛,病位在脾胃肝胆而偏重于胃;湿重于热的病机是湿热而湿偏盛,病位在脾胃肝胆而偏重于脾。相对来说,热重于湿者以黄色鲜明,身热口渴,口苦便秘,舌苔黄腻,脉弦数为特点;湿重于热者则以黄色不如热重者鲜明,口不渴,头身困重,纳呆便溏,舌苔厚腻微黄,脉濡缓为特征。

3.辨急黄　急黄为湿热挟时邪疫毒,热入营血,内陷心包所致。在证候上,急黄与一般阳黄不同,急黄起病急骤,黄疸迅速加深,其色如金,并出现壮热神昏,吐血、衄血等危重证候,预后较差。

(二)治疗原则

根据本病湿浊阻滞,脾胃肝胆功能失调,胆液不循常道,随处外溢的病机,其治疗大法为祛湿利小便,健脾疏肝利胆。故《金匮要略》有"诸病黄家,但利其小便"之训。并应依湿从热化、寒化的不同,分别施以清热利湿和温中化湿之法;急黄则在清热利湿基础上,合用解毒凉血开窍之法;黄疸久病应注意扶助正气,如滋补脾肾,健脾益气等。

四、辨证论治

(一)阳黄

1.湿热兼表

症状:黄疸初起,目白睛微黄或不明显,小便黄,脘腹满闷,不思饮食,伴有恶寒发热,头身重痛,乏力,舌苔薄腻,脉浮弦或弦数。

治法:清热化湿,佐以解表。

例方:麻黄连翘赤小豆汤合甘露消毒丹加减。

目白睛黄甚者,茵陈蒿用量宜大;热重者酌加广金钱草、栀子、大黄、板蓝根清热解毒。

2.热重于湿

症状：初起目白晴发黄，迅速至全身发黄，黄疸较重，色泽鲜明，壮热口渴，心中懊恼，恶心，呕吐，纳呆，小便赤黄、短少，大便秘结，胁胀痛而拒按，舌红苔黄腻或黄糙，脉弦数或滑数。

治法：清热利湿，佐以通腑。

例方：茵陈蒿汤加减。

热盛者可酌加黄芩、连翘、大青叶、虎杖、板蓝根等清热解毒；挟瘀者可加郁金、金钱草、丹参以疏肝利胆化瘀；湿盛者可加车前子、猪苓、泽泻等以渗利湿邪，使湿热分消，从二便而去。

3.湿重于热

症状：身目发黄如橘，无发热或身热不扬，头重身困，嗜卧乏力，胸腔痞闷，纳呆呕恶，厌食油腻，口黏不渴，小便不利，便稀不爽，舌苔厚腻微黄，脉濡缓或弦或滑。

治法：除湿化浊，泄热除黄。

例方：茵陈四苓汤加减。

若湿困脾胃，便溏尿少，口中甜者，可加厚朴、苍术、陈皮；纳呆或无食欲者，再加砂仁、炒麦芽、鸡内金以醒脾消食。

4.胆腑郁热

症状：身目发黄鲜明，右胁剧痛且放射至肩背，壮热或寒热往来。伴有口苦咽干，呕逆，尿黄，便秘或大便灰白，舌红苔厚而干，脉弦数或滑数。

治法：泄热化湿，利胆退黄。

例方：大柴胡汤加减。

胁痛重者，可加郁金、香附、木香、延胡索；黄疸重者，可加金钱草、田基黄、垂盆草、栀子；壮热者，可加金银花、蒲公英、虎杖；呃逆恶心者，加炒莱菔子、竹茹。

5.疫毒发黄（急黄）

症状：起病急骤，黄疸迅速加深，身目呈深黄色。壮热烦渴，呕吐频作，尿少便结，脘腹满胀疼痛，烦躁不安，或神昏谵语，或衄血、尿血，皮下发斑，或有腹水，继之嗜睡昏迷，舌质红绛，苔黄褐干燥，扪之干，脉弦数或洪大。

治法：清热解毒，凉血开窍。

例方：千金犀角散合大柴胡汤加减。

若热毒炽盛，乘其未陷入昏迷之际，急以通涤胃肠、清泄热毒为要务，不可犹豫，宜加大剂量清热解毒药如金银花、连翘、土茯苓、蒲公英、大青叶、黄柏、生大黄，或用五味消毒饮，重加大黄。如已出现躁扰不宁，或伴出血倾向，需加清营凉血解毒药，如神犀丹之类，以防内陷心包，出现昏迷。如热入营血，心神昏乱，肝风内动，法宜清热凉血，开窍息风，急用温病"三宝"；躁扰不宁，肝风内动者用紫雪丹；热邪内陷心包，谵语或昏愦不语者用至宝丹；热毒炽盛，湿热蒙蔽心神，神志时清时昧者，急用安宫牛黄丸。

（二）阴黄

1.寒湿证

症状：身目俱黄，黄色晦暗不泽，或如烟熏，痞满食少，神疲畏寒，腹胀便溏，口淡不渴，舌淡苔白腻，脉濡缓或沉迟。

治法：温中化湿，健脾和胃。

例方：茵陈术附汤加减。

胁痛或胁下积块者，可加柴胡、丹参、泽兰、郁金、赤芍以疏肝利胆，活血化瘀；便溏者加山药、茯苓、泽泻、车前子。黄疸日久，身倦乏力者加党参、黄芪。

2.脾虚证

症状：多见于黄疸久郁者。症见身目发黄，黄色较淡而不鲜明，食欲不振，肢体倦怠乏力，心悸气短，食少腹胀，大便溏薄，舌淡苔薄，脉濡。

治法：补养气血，健脾退黄。

例方：小建中汤或六君子汤加减。

血虚者可加当归、地黄养血，湿重苔腻者可稍加猪苓、泽泻。

五、针灸疗法

（一）拔罐治疗

1.走罐法

取穴：足太阳膀胱经肺俞穴至肾俞。

操作：患者取俯卧位，充分暴露背部，在背部涂适量的红花油，选择适当大小的火罐，用闪火法将罐吸拔于背部（负压不宜过大），沿着膀胱经背部的肺俞至肾俞。来回推动火罐，每次走罐走5～15次，至皮肤出现红色瘀血现象为度，起罐后擦净皮肤上的油迹，每日1次。

2.闪罐法

取穴：命门、关元。

操作：患者取俯卧位，以中口径玻璃火罐，闪罐法闪拔以上穴位15次，每日1次。适用于阴黄畏寒者。

3.针罐法

取穴：大椎、曲池。

操作：局部皮肤常规消毒，以三棱针点刺加罐，每日1次，留罐15分钟。适用于阳黄热盛者。

（二）针灸治疗

主穴：胆俞、阳陵泉、阴陵泉、至阳。

配穴：阳黄配内庭、太冲；阴黄配脾俞、三阴交；热甚配大椎；恶心呕吐配内关、中脘；便秘配天枢、支沟；黄疸甚配腕骨。

操作：毫针常规刺。阴黄可加灸。

（三）耳针治疗

取穴：取耳穴肝、胆、脾、胃等。

操作：毫针刺法或压丸法。

（四）穴位注射

取穴：胆俞、阳陵泉、阴陵泉、至阳。选用板蓝根注射液或者田基黄注射液，维生素B_1、B_{12}注射液，每穴位注射0.5～2mL。

六、简易疗法

（一）中成药

可酌情服用消炎利胆片、大黄䗪虫丸、安宫牛黄丸、至宝丹等。

（二）中药注射剂

1.茵栀黄注射液 30～40mL，加入 10％葡萄糖注射液 250mL，静脉滴注，每日 1 次。

2.醒脑静 20mL 或清开灵注射液 40～80mL，加入 10％或 5％葡萄糖注射液 250mL，静脉滴注，每日 1 次，适用于阳黄证。

（三）调护

1.调畅情志　由于本病易于迁延、反复甚至恶化，因此，患病后一般思想顾虑较重，多虑善怒，致使病情加重。所以，医患结合，讲清道理，使患者从自身疾病的束缚中解脱出来，而不要为某些症状的显没而惶惶不安，忧虑不宁。

2.饮食有节　患病后食欲减退、恶心呕吐、腹胀等症明显，所以调节饮食为主要的辅助疗法。既往强调高糖、高蛋白、高热量、低脂肪饮食，以保证营养供应，但应注意要适度，不可过偏。阳黄患者适合软食或半流饮食，以起到补脾缓肝的作用；禁食酒、辛热及油腻之品。阴黄患者也应进食富于营养而易消化的饮食，禁食生冷、油腻、辛辣之品，不吃油炸、坚硬的食物，避免损伤血络。黄疸恢复期，更忌暴饮暴食，以防重伤脾胃，使病情加重。

3.起居有常　病后机体功能紊乱，往往容易疲劳，故在急性期或慢性活动期应适当卧床休息，有利于整体功能的恢复；急性期后，根据患者体力情况，适当参加体育锻炼，如练太极拳、气功之类，十分有必要。

第三节　积聚

积聚是指因正气不足，脏腑功能失常，导致的以腹内结块，或胀或痛为主要临床表现的一类病证。具体言之，积属有形，结块位置固定不移，痛有定处，病于血分，乃为脏病；聚为无形，包块聚散不定，痛无定处，病在气分，当属腑病。正如《难经》言："积者五脏所生也，聚者六腑之所成也。"《金匮要略·五脏风寒积聚病脉证并治》云："积者，脏病也，终不移；聚者，腑病也，发作有时。"

积聚是临床上比较常见的一类病证，涉及腹腔多个脏器的疾病，根据积聚的临床表现，现代医学所说的腹部肿瘤、肝脾肿大、增生型肠结核、胃肠功能紊乱、不完全性肠梗阻等疾病，出现类似积聚的临床表现时，可参阅本病辨证论治。

积聚之名，首见于《黄帝内经》，如《灵枢·五变》中云："人之善肠中积聚者……如此，则肠胃弱，恶则邪气留止，积聚乃伤，脾胃之间，寒温不次，邪气稍至，蓄积留止，大聚乃起。"在治疗方面，《素问·至真要大论》提出："坚者削之""结者散之，留者攻之"等治疗原则，至今仍具有一定的指导作用。《难经》对积和聚做了明确的区别，并对五脏之积的主要临床表现做了具体描述。《诸病源候论·积聚病诸候》对积聚的病因病机有了较为详细的论述，并认为积聚一般有一个逐渐发病的过程，所谓"诸脏受邪，初未能为积聚，留滞不去，乃成积聚"。《证治准绳·积聚》在总结前人经验的基础上，提出了"治疗是病必分初、中、末三法"的主张。

《景岳全书·积聚》则对攻补法的应用做了很好的概括，"治积之要，在知攻补之宜，而攻补之宜，当于孰缓孰急中辨之"。《医宗必读·积聚》把攻补两大治法与积聚病程中初中末三期有机地结合起来，并指出治积不能急于求成，可以"屡攻屡补，以平为期"，颇受后世医家的重视。

一、病因病机

中医学认为，人体的气血循行以通畅为贵，一旦起居不慎，或感受外邪，或饮食不节，或情志不遂，或因黄疸、疟疾等疾病迁延不愈，导致脾失健运、肝失疏泄，气机阻滞，脏腑功能失调，瘀血内阻或兼有痰湿凝滞者，最终均可导致积聚的形成。

1.情志不遂，气滞血瘀　《济生方·积聚论治》所说："忧、思、喜、怒之气，人之所不能无者，过则伤乎五脏……留结而为五积。"情志致病，首先伤及气分，使肝气郁结，脾失健运，导致肝脾气机阻滞。由于气为血帅，气行则血行，气停则血凝，气机阻滞，使血行不畅，经隧不利，脉络瘀阻。若以气机阻滞为主的，则为聚；气滞血瘀，日积月累，凝结成块形成积。

2.酒食所伤，滋生痰浊　或饮酒过度，或嗜食肥甘厚味或辛辣煎炸之品；或饮食不节，损伤脾胃，使脾失健运，水谷不化，酿生湿浊，甚至凝结成痰。痰浊阻滞，进一步可影响气血的正常运行，导致气机郁滞，血脉瘀阻，气、血、痰互相搏结，而引起积聚，亦有因饮食不调，因食遇气，食气交阻，气机不畅而形成聚证者。

3.邪毒内侵，留着不去　寒、湿、热等六淫邪气及邪毒若长时间地作用于人体，或侵袭人体留着不去，均可使受病脏腑气机失和，气血运行不畅，痰浊内生，气滞血瘀痰凝，日久可导致积聚形成。正如《诸病源候论·积聚病诸候》说："诸脏受邪，初未能成积聚，留滞不去，乃成积聚。"

4.他病转归，正虚成积　黄疸病后，或黄疸经久不愈，湿邪留恋，阻滞气机；或久疟不愈，湿痰互结，痹阻脉络；或感染血吸虫，虫阻脉道，肝脾气血不畅，脉络瘀阻。以上种种病证，日久不愈，正气亏虚，无力祛邪外出，余邪停滞，气血瘀滞，均可转归演变为积证。正如《医宗必读·积聚》说："积之成也，正气不足，而后邪气踞之。"《景岳全书·积聚》亦说："凡脾肾不足及虚弱失调之人，多有积聚之病。"

如上所述，情志不遂，饮食所伤，感受外邪，以及其他病转归是引起积聚的主要原因。其中，情志、饮食、邪毒等致病因素常相互交错，混合致病，而正气亏虚则是积聚发病的内在因素。积聚的形成及演变，与正气的强弱有着密切的关系。也就是说，积聚乃正虚邪恋、正邪斗争而正不胜邪的前提下，邪气踞之，逐渐发展而成。积聚的发生主要在肝、脾两脏；气滞、血瘀、痰结是积聚形成的主要病理变化。其中聚证以气机阻滞为主，积证则是气滞、血瘀、痰结三者结合，而以血瘀为主。

二、临床表现

积聚是以腹内结块，或胀或痛为主要临床表现的一种病证，但积和聚分别有具体不同的临床特征。积证大多是逐渐形成的，积块出现之前，相应部位可出现疼痛，或兼恶心、呕吐、腹胀，以及倦怠乏力、胃纳减退等表现。而作为积证特征的腹内结块，表现为由小渐大，由软渐硬，固定不移，初觉胀痛，继则疼痛逐渐加剧的过程；积证一般病程较长，病情较重。伴随腹内病变的同时，常出现倦怠乏力，饮食减少，若病情较重者，甚至出现面色萎黄，形体日渐消瘦。积证后期，一般虚损症状表现则较为突出。

聚证则以腹中气聚，攻撑胀痛，时作时止，或有如条状物聚在腹部为特征。一般而言，病程较短，病情较轻，全身症状亦不明显。正如《金匮要略·五脏风寒积聚病脉证并治》说："积者，脏病也，终不移；聚者，腑病也，发作有时，辗转痛移，为可治。"《景岳全书·积聚》亦将两者的特征概括为："积者，积累之谓，由渐而成者也；聚者，聚散之谓，作止不常者也。"

三、辨证要点及治疗原则

（一）辨证要点

1.首辨积与聚　积与聚虽合称为一个病证，但两者之间是有明显区别的。临证时应区分清楚。积证的特点为积块明显，位置固定不移，疼痛有定处，病程较长，多属血分，病情较重，治疗较难等；而聚证则无积块，腹中之气时聚时散，痛无定处，时发时止，病程较短，多属气分，一般病情较轻，治疗亦相对较为容易。

2.辨部位　积块部位的不同，标志着病变涉及的脏腑不同，临床症状、治法方药也不尽相同，故必须加以鉴别以利临床治疗。一般而言，在内科范围的脘腹部积块主要见于胃肠和肝胆的病变。如右胁腹积块，伴随有胁肋刺痛、黄疸、纳呆、腹胀等症状者，病在肝；胃脘部积块伴有反胃、呕吐、呕血、便血等症状者，病在胃；右腹积块伴见腹泻或便结、消瘦乏力，以及左腹积块伴大便次数增多、便下脓血者，病多在肠。

3.辨虚实　积证可分为初、中、末三个阶段，初期为正气虽有削减但未至大虚，邪气虽实而不甚，积块较小、质地尚软，虽有胀痛不适，但一般情况尚好。至中期则邪正相争，正气渐衰而邪气渐甚，此时积块逐渐增大、质地逐渐变硬、疼痛持续，日渐加重，并伴有饮食减少、气短乏力、形体消瘦等症状。病至末期正气大虚而邪气亢盛，则表现为积块较大、质地坚硬，疼痛明显，并伴有饮食大减，神疲乏力，面色萎黄或黧黑，明显消瘦等症。

（二）治疗原则

聚证重在调气，积证则重活血。聚证病在气分，治以疏肝理气、行气消聚为基本治疗原则，重在调气；积证因病在血分，应以活血化瘀、软坚散结为基本治则，重在活血。此外，积证还要注意区分不同病变阶段，掌握攻补偏重。积证初期，因正气尚可，积块不大，软而不坚，治疗应以攻邪为主，可予行气活血、软坚消积；中期因正气渐伤，积块渐增大，质渐坚硬，治宜攻补兼施；末期正气伤残，邪气亢盛，积块坚硬，神疲形瘦，治宜扶正培本为主，可酌加理气、化瘀、消积之品,切忌攻伐太过,而伤正气。

在治疗积证的过程中,特别应注意处理好攻补之间的关系,正如《景岳全书·积聚》所说:"治积之要,在知攻补之宜,而攻补之宜。当于孰缓孰急中辨之。"在治疗中应注意把握"治实当顾虚""补虚勿忘实",应根据具体病变情况,或先攻后补,或先补后攻,或寓补于攻,或寓攻于补。

四、辨证论治

由于积和聚在病因病机、临床表现有所不同,故在具体辨证治疗上应分开论治。

(一)聚证

1.肝郁气滞

症状:腹中气聚,攻窜胀痛,痛无定处,时发时止,脘胁之间时或有胀闷不适,病情与情绪起伏有关,舌苔薄,脉弦。

治法:疏肝解郁,行气消聚。

方药:木香顺气散或逍遥散加减。

木香顺气散具有疏肝解郁、行气温中的功效,适用于气机郁滞者。方中以木香、砂仁、苍术、厚朴、甘草行气温中;配伍台乌药、生姜、枳壳以增强温中理气的作用;香附、青皮疏肝理气解郁。若寒邪较甚,腹痛明显,得温痛减,肢冷者,可酌加高良姜、肉桂以温中理气止痛。若兼有热象,如口苦、舌质红者,则去台乌药、苍术,加吴茱萸、黄连(即左金丸)以清肝泄热。若老年体虚,或兼见神疲乏力、大便溏烂者,可加党参、白术以益气健脾。

本证攻窜胀痛症状缓解之后,可予逍遥散以疏肝理脾。

2.食浊阻滞

症状:腹胀或痛,大便秘结,纳差,时有如条状物聚起在腹部,重按则胀痛更甚,舌苔腻,脉弦滑。

治法:理气化浊,通腑导滞。

方药:六磨汤加减。

六磨汤中用沉香、木香、乌药以理气宽中,大黄、槟榔、枳实以通腑导滞。临证中可加山楂、莱菔子以加强健胃消食的作用。若见痰浊中阻,呕恶苔腻者,可加半夏、陈皮、生姜以化痰降逆。

聚证发作之时主要以实证表现为主,但若反复发作,亦可导致脾胃虚弱,运化无力,从而易发生气聚腹痛,对这类患者,平时可予以香砂六君子汤健运脾胃,以调理气机。

(二)积证

1.气滞血阻

症状:积证初起,积块减小,质地软而不坚,位置固定不移,胀痛并见,舌苔薄白,脉弦。

治法:理气疏肝,活血消积。

方药:四逆散和失笑散加减。

四逆散乃疏肝理气的基础方,以柴胡、白芍疏肝解郁,枳壳加强行气,甘草和白芍缓急止痛,失笑散以蒲黄、五灵脂增强活血化瘀、散结止痛的作用。

2.气结血瘀

症状:腹部积块日渐增大,按之较硬,痛处不移,饮食减少,神疲乏力,面黯消瘦,时伴寒热,女子或见月经不调,甚者经闭不行,舌质青紫,或见瘀点、瘀斑,脉弦滑或细涩。

治法:祛瘀软坚,活血消积。

方药:膈下逐瘀汤加减。

方中以桃仁、红花、当归、川芎、赤芍、五灵脂、延胡索活血化瘀、通络止痛,香附、乌药、枳壳行气止痛,甘草益气缓中。临证时可酌加丹参、莪术、三棱、鳖甲、煅瓦楞子等,以增强活血消积的作用。或配合服用鳖甲煎丸以消癥散积。在使用膈下逐瘀汤治疗的同时,可间服具有补益脾胃、扶助正气的六君子汤,起到攻补兼施之效。

3.正虚瘀结

症状:积块继续增大且质地坚硬,疼痛逐渐加剧,面色萎黄或黧黑,饮食大减,形体消瘦,舌质淡或紫,舌苔灰糙或舌光无苔,脉弦细或细数。

治法:补益气血,兼以化瘀消积。

方药:八珍汤、化积丸。

八珍汤为气血双补的基础方。气虚甚者,可加黄芪、山药、薏苡仁益气健脾。舌质光红无苔、脉象细数者,此为阴液大伤,可加麦冬、生地黄、玄参、玉竹等养阴生津。化积丸中以三棱、莪术、香附、苏木、五灵脂、瓦楞子活血祛瘀、软坚散结,阿魏消癥去积,海浮石化痰软坚散结,槟榔理气泻下。并可酌加丹参、鳖甲活血软坚散结。

五、针灸疗法

(一)针灸治疗

取穴:期门、章门、中脘、天枢、气海、关元、中极、脾俞、肝俞、肾俞、太冲、足三里。

操作:毫针常规刺。

(二)艾灸治疗

1.方法一

取穴:关元、间使、太冲、太溪、三阴交。

操作:关元、间使各30壮;太冲、太溪、三阴交各3壮;脾俞、肝俞、太冲各7壮,每次10分钟,每日1次。

主治:由于正气亏虚,气滞、血癖、痰浊蕴结腹内导致的一类病证,主要表现为腹内结块,或胀或痛。

2.方法二

取穴:灸取块部穴。

操作:即在皮损部位先用皮肤针叩刺,然后采用重灸法,艾条灸烤。

3.方法三

取穴:命门、阿是穴。

操作:灸背脊中命门穴两旁各四指许是穴,痞在左灸右,在右灸左。

主治:症瘕积聚。

(三)贴敷法

方药:明矾、雄黄;石灰、大黄、桂心;者叶、独蒜、盐、穿山甲;大黄、朴硝。

操作在痞块部位,常在患部采用贴敷疗法治之,所用的药物有:二仙膏(明矾、雄黄);三圣膏(石膏、大黄、桂心);四圣膏(者叶、独蒜、盐、穿山甲);水红花子熬膏等。

(四)埋藏疗法

药物:檀香、沉香、丁香、丁皮、零陵香、马蹄辛、白芷、甘松、附子、乳香等。

取穴:足三里、三阴交、关元等穴。

(五)药熨治疗

药物:皮硝、千金贴痞膏、大蒜、木鳖子肉等。

主治:腹内有痞。

(六)烙法

取穴:上脘穴,心俞二穴,下廉二穴;石门、关元、中极穴。

操作:用烧针法,上述"针刺块部穴"中采用电热针和火针。

(七)脐疗

1.方一

取穴:神阙穴。

用药:阿魏 45g,雄黄 30g,白矾 30g,炮山甲 15g,鳖甲 15g,土鳖虫 10g,木鳖子 10g,面粉适量。

药物制备:将上药共研细末,瓶装备用。

操作规程:用时取药末适量与面粉拌匀,加温水少量调和成厚膏状。取药膏 10～15g 直接敷布在患者脐孔上,外用蜡纸或纱布覆盖,再以胶布固定。每天换药 1 次。同时也要将膏药敷在包块上,敷药后脐部皮肤发痒时,可拿掉膏药,频敷频换。敷至大便次数增多时,即为药效的表现。

主治:用于瘀血内结积证。

2.方二

取穴:神阙穴。

用药:莪术、三棱、川芎、赤芍、当归各 6g,米醋适量。

药物制备:将上药共研细末,瓶装备用。

操作规程:取粉末 10～15g,以米醋调和成厚膏,以膏适量敷布于患者脐中和痞块局部,盖以纱布,胶布固定,一般 2 天换药 1 次,10 天为 1 个疗程。

主治:用于血痞。

3.方三

取穴:神阙穴。

用药:制香附 100g,广郁金 35g,炒枳壳 50g,炒僵蚕 15g。

药物制备:将上药共研细末,瓶装备用。

操作规程:取药末 5～10g,敷于患者脐窝内,盖以纱布,胶布固定。每 1～2 日换药 1 次,或用白酒调本散敷于患者脐中。

主治:用于聚证。

4.方四

取穴:神阙穴。

用药:水红花或其种子 50g,阿魏 30g,樟脑 10g。

药物制备:将水红花或其种子捣碎,水煎浓汁,加入阿魏、樟脑分,熬成膏状,备用。

操作规程:取膏适量,用厚布摊膏药分贴患者脐部、肝脾肿块处,外以胶布固定,贴至脐部皮肤发痒时揭掉膏药,休息 1～2 天皮肤不痒时,再更换贴 1 次。频贴频换,则痞块逐渐缩小而消失。

主治:用于腹部痞块,胁下包块坚硬。

5.方五

取穴:神阙穴。

用药:苏子、白芥子、莱菔子、香附、山楂核各 15g,七宝膏药肉适量。

药物制备:将前 5 味药共研细末,瓶装备用。

操作规程:用时将七宝膏药肉置水浴上溶化,加入适量药末,搅匀,分摊雨布上,每帖重 20～25g,贴于患者脐孔上,每 3 天换药 1 次,5 次为 1 个疗程。

主治:用于聚证。

6.方六

取穴:神阙穴。

用药:朴硝、独头蒜、阿魏各等量。

药物制备:上药混合捣烂,制成药饼 2 个,备用。

操作规程:取药饼分别贴于患者脐窝上和痞块表面,盖以纱布,胶布固定,每隔 3 天换药 1 次。

主治:用于胁下痞块。

7.方七

取穴:神阙穴。

用药:皮硝 6g,生栀子、巴豆、杏仁、葱根各 7 个,独头蒜 1 个,白面适量,白酒 1 盅。

药物制备:上药共捣烂,调匀,加酵母 10g。

操作规程:敷脐部,纱布包扎,1 昼夜取下,1 周后再敷。一般 3～5 次即可。敷药后除局部水疱或皮肤潮红,未有其他副作用。

主治:用于脾肿大。

六、简易疗法

(一)单方及验方

1.三棱、莪术各 15g,以水煎服,每日 2 次。

2.水红花子 1 碗,以水 3 碗,用文火煎熬成膏,量痞积大小摊贴,同时以酒调服,忌荤腥油腻。

(二)食宜

1.薏苡仁粥:生薏苡仁 50g,洗净,同粳米 100g 同熬,功能健脾和胃。

2.鹅血 10mL,每日 1 剂,分服。

(三)调护

1.调畅情志,保持心情愉悦,以免情志内伤。

2.戒除不良饮食习惯,多吃新鲜蔬菜和水果。

3.平素注意锻炼身体,生活作息要规律。

第六章　肾膀胱病症

第一节　水肿

【定义】

水肿是指由外感、内伤多种原因造成肺脾肾三脏对水液宣化输布功能失调,致使体内水液潴留,泛滥于肌肤,引起以头面、眼睑、四肢、腹背甚至全身浮肿等为临床特征的疾病。

【病因病机】

(一)病因

1.风邪袭表　外感风寒或风热之邪,内舍于肺,肺气失于宣降,风水相搏,流溢于肌肤,发为水肿。

2.疮毒内陷　肌肤痈疡疮毒,未能清解消透,疮毒内归,损伤脾肺,脾肺功能失调导致水液代谢障碍,溢于肌肤,发为水肿。

3.水湿内侵　久居湿地,或冒雨涉水,水湿内侵,脾为湿困,不能制水,水渍于肠胃而溢于体肤,发为水肿。

4.饮食失调　饮食不足,脾气日渐亏损;或饮食不节,过食肥甘、生冷,损伤脾胃,以致脾虚失运,水湿内停,溢于肌肤,发为水肿。

5.情志失调　情志郁勃,肝气郁结,疏泄失司,三焦气机不畅,水道不利,水湿泛于肌肤,发为水肿;或忧思不解,损伤脾胃,脾虚失运,发为水肿。

6.劳欲过度　劳倦太过,损伤脾胃或房劳过度,或生育不节,损伤肾气,均可影响水液正常代谢,发为水肿。

7.他病之后　乳蛾、心悸、疮毒、紫癜、淋病等久病损伤,致肺脾肾三脏功能失调,水液代谢不畅,发为水肿。病久入络,瘀血阻滞,三焦水道壅塞,亦可发生或加重水肿。

以上各种原因,有单一原因而致病者,亦有兼杂而致病者,使病情颇为复杂。此外,起居失常、劳欲过度、感受外邪、饮食过咸、情志不遂等,均可诱发或加重本病。

(二)病机

1.发病　外邪侵袭,疮毒内陷所引起的水肿多呈急性起病;水湿内侵,饮食失调,劳欲过度,情志失调及他病之后引起的水肿起病较缓或缓慢。

2.病位　病位在肺、脾、肾、三焦,但与心、肝、膀胱亦有密切关系。

3.病性　本病多属本虚标实之证。以肺、脾、肾虚损为本,以风、寒、湿、热、毒、瘀、气滞、水液为标。阳水以标实为主,阴水以本虚为主,病情反复,可出现阴阳寒热虚实错杂,本虚标实之虚实夹杂之证。

4.病势　风邪温毒以阳邪为主,风性轻扬,故病起在表、在上,迅速遍及全身;病久不愈,耗伤正气,伤及脾肾,出现腰以下肿胀。病凡由表及里,由上及下,由实转虚,由阳转阴,由肺及脾肾,则逐渐加重。

5.病机转化　因外感风邪,水湿内侵致病者,多属实证,风胜者重在肺,湿胜者重在脾。如风邪表证已解,头面浮肿消退,而水湿不化,潴留下肢肌肤,病变脏腑则可由肺转脾,病邪亦以风转湿为主,证候亦可由风水相搏转化为水湿浸渍。若水湿之邪郁而化热,则又可转化为湿热壅结证。若水湿伤阳,浸渍日久,又易转化脾阳虚弱证候。内伤饮食、劳欲过度、情志失调、他病之后引起的水肿多属虚证。病变重在脾、肾两脏。或以脾气、脾阳虚衰为甚,或以肾气、肾阳衰微为甚。肾阳久衰,阳损及阴,又可导致肾阴亏虚,出现阴虚水肿,或阴阳两虚或气阴两虚证候。实证水肿迁延日久,或反复屡作,正气渐伤,可转化为虚证,病情由轻转重。虚证水肿复感外邪,导致急性发作,肿势增剧者,可转为标实为主证候,或因虚致实,形成本虚标实,虚实夹杂之证。在整个病程中,若肿势较甚,可突发水邪上逆心肺而见心悸、唇绀、气急、喘促不能平卧;或浊邪上蒙心包,肝风内动,则可出现神昏谵语,肢体震颤;或浊邪阻闭三焦而关格不通,呕逆不止;或伤及血络,出现衄血下血等坏证、变证,病情危重。

【诊断与鉴别诊断】

(一)诊断依据

1.水肿先从眼睑或下肢开始,继及四肢、全身。

2.轻者仅眼睑或足胫浮肿,重者全身皆肿,甚则腹大胀满,气喘不能平卧。

3.严重者可见尿闭,恶心呕吐,口有秽味,齿衄鼻衄,甚则头痛,抽搐,神昏谵语等危象。

4.可有乳蛾、心悸、疮毒、紫癜以及久病体虚史。

5.应作尿常规,24小时尿蛋白定量,血常规,血沉,血浆白蛋白,血尿素氮,肌酐,体液免疫,以及心电图,心功能测定,B超等实验室检查,以助明确诊断。

(二)鉴别诊断

1.臌胀　臌胀为单腹胀大,皮色苍黄,腹部青筋暴露,或兼下肢肿胀,上肢及头面一般不肿;水肿则头面、四肢皆肿,可有腹部胀大,但无青筋暴露等体征。《医学心悟·论水肿胀》说:"目窠与足先肿,后腹大者,水也;先腹大,后四肢肿者,胀也"。

2.痰饮　痰饮和水肿同属津液病变,但痰饮之邪停积于局部,而水肿为水液泛滥于全身,不难鉴别。

3.气肿　水肿皮肤肿胀而有水色,按之陷下不起;气肿皮色不变,按之即起。

【辨证论治】

(一)辨证要点

1.辨阳水阴水　凡感受风邪、水气、湿毒、湿热诸邪,发病较急,证见表、热、实证者,多按阳水论治;凡饮食劳倦,房劳过度,或久病损伤正气,起病较缓,病程较长,反复发作,证见里、虚、寒证者,多从阴水论治;阳水日久损伤正气,或阴水复感外邪,因虚致实等均可形成虚实夹杂之证,又宜详辨标本虚实,孰多孰少,孰轻孰重,孰急孰缓。

2.辨病位 眼睑浮肿,四肢皆肿,恶寒发热,咳嗽气逆,肢节酸楚,病位在肺;周身浮肿,肢体困重,脘闷食少,病位在脾;面浮肢肿,腰以下为甚,伴腰膝酸软,怯寒肢冷,病位在肾;面浮肢肿,心悸怔忡,病位在心;周身浮肿,胁肋胀满,嗳气不舒,病位在肝。

3.辨水肿危证 腹大肢肿,胸满喘咳,尿少,心悸唇绀,不得平卧,脉结代者,乃水邪凌心犯肺,病情急重;若兼尿闭泛恶,口中尿味,齿衄鼻衄,神昏肢厥,手足抽搐,呼吸急促,脉虚浮而数者,乃脾肾败绝,内闭外脱之恶变。

(二)治疗原则

《素问·汤液醪醴论》指出:"平治于权衡,去菀陈莝……开鬼门,洁净府"。《金匮要略·水气病脉证并治》更明确指出"诸有水者,腰以下肿,当利小便;腰以上肿,当发汗乃愈"。发汗、利尿、泻下逐水为治疗水肿的3条基本原则。以阴阳虚实而言,阳水以驱邪为主,可用发汗、利水、攻逐、解毒、活血、行气、疏表等法。阴水则以扶正为主,可采用健脾温肾利水、通阳利水、补气养阴利水等法。对于虚实夹杂之证,当分清虚实标本多少,轻重缓急,权衡兼顾。攻逐一法,为历来治阳水水肿常用之法,用之得当,有立竿见影之效,但需视病情需要而定。一般来说,病起不久,肿势较甚,正气尚旺,此时抓紧时机,以祛水为急务,适当选用攻下逐水药,使水邪速从大小便而去,俟水退后,再议调补,以善其后。病在后期,脾肾双亏而水肿尤甚,若强攻之,虽水退可暂安一时,但攻逐之药,多易伤正,究属病根未除,待水邪复来,势必更加凶猛,病情反而加重,所以逐水峻药应慎用。对于余邪未尽时,宜用祛邪而不伤正,扶正而不碍邪的平和之法治疗,待余邪尽,再根据气血阴阳的偏损情况,合理进行调补善后。

(三)应急措施

1.面浮身肿,尿少,心悸,气促,不能平卧,汗出,唇绀,脉虚数或结代,为水邪上逆心肺之变。可予:

(1)附子 15～30g,桂枝 9g,丹参 15～30g,益母草 30～60g,炙甘草 6g,水煎服,每日 1 剂。

(2)万年青根 15～45g,浓煎成 30～40ml,1 日内分 3 次服。

2.全身浮肿,尿闭,神倦欲睡,恶心呕吐,口有尿味者,属水湿蕴久成浊,浊邪阻闭三焦。可予:

(1)附子 9g,生大黄 9g,黄连 6g,吴茱萸 3g,生姜 2 片,每日 1 剂,水煎服。

(2)附子 9g,大黄 9g,牡蛎 60g,穿心莲 15g,水煎成 150～200ml,保留灌肠,每日 1 次。

(3)玉枢丹 0.6～1.5g,每日 2 次。

(四)分证论治

1.风水泛滥证

症舌脉:眼睑浮肿,继则四肢及全身皆肿,来势迅速,兼有恶寒发热,肢节酸楚,小便不利。偏于风热者,伴咽喉红肿疼痛,舌质红,脉浮滑数;偏于风寒者,兼恶寒,咳喘,舌苔薄白,脉浮滑或紧。如水肿较甚,亦可见脉沉。

病机分析:风邪袭表,营卫失和,内舍于肺,肺失宣降,不能通调水道,下输膀胱,水液代谢失常,则见眼睑浮肿,继则四肢及全身皆肿,来势迅速,小便不利,恶寒发热,肢节酸楚;风邪兼热,则咽喉红肿热痛,舌质红,脉浮滑数;若风邪兼寒,邪在肌表,卫阳被遏,肺气不宣,则恶寒发热,咳喘;若肿势较甚,阳气内遏,则脉沉或沉滑数,或沉紧。

治法:疏风利水。

方药运用:

(1)常用方:越婢加术汤加减。药用麻黄、羌活、防风、防己、桂枝、白术、猪苓、茯苓、泽泻、车前子、炙甘草。

本证主要由于风邪袭表,肺失宣降,不能通调水道而成,治当疏风宣肺,通调水道为主。方中麻黄发汗解表,宣肺利水,祛在表之风水,为君药;桂枝、羌活、防风助麻黄辛温解表之力,防己助麻黄祛风除湿之功,共为臣药;白术健脾化湿,猪苓、茯苓、泽泻、车前子利水渗湿,使湿邪从小便而出,为佐药;炙甘草调和药性,为使药。

(2)加减:风寒者,加苏叶;风热者,去羌活、桂枝,加生石膏、金银花、白茅根、芦根;若咽喉肿痛明显者,还可加板蓝根、桔梗、牛蒡子、土牛膝、射干清咽散结解毒;若咳喘较甚者,加前胡、杏仁、葶苈子、苏子降气止喘;若汗出恶风,卫阳已虚,复感外邪者,可用防己黄芪汤加渗利之品,以补气固卫,行水消肿;脾胃气虚者,加大枣、甘草、太子参。

(3)临证参考:本证由风遏水阻导致水肿,故治疗要疏风散邪,也要通利小便,有肺经症状者还须宣畅肺气,实为疏风、宣肺、利水之法。但疏风宜致微汗为佳,利尿也以适当为度,因汗出太多易伤及阳气,利水太过致阴液耗损。恢复期要防止反复感冒。

2.湿毒侵淫证

症舌脉:眼睑浮肿,延及全身,小便不利,身发疮痍,甚至溃烂,恶风发热,舌质红,苔薄黄,脉浮数或滑数。

病机分析:肌肤为脾肺所主,故肌肤疮痍,湿毒未能被及时清解消散,内归肺脾,使脾不能运化水湿,失其转输,使肺不能通调水道而水液代谢失调,出现小便不利,眼睑浮肿.延及全身;湿毒未解则见肌肤疮痍,甚至溃烂;肌表被湿毒所阻,营卫失和,故见恶风发热;舌红苔薄黄,脉浮数或滑数,为湿毒内蕴之象。

治法:清解利水。

方药运用:

(1)常用方:麻黄连翘赤小豆汤合五味消毒饮加减。药用赤小豆、连翘、金银花、野菊花、蒲公英、紫花地丁、紫背天葵、生麻黄、杏仁、炙甘草。

方中赤小豆解毒利水消肿为主药;辅以连翘清热散结,金银花、野菊花、蒲公英、地丁、紫背天葵清热解毒,麻黄、杏仁宣肺行水;炙甘草调和诸药,为使药。

(2)加减:脓毒甚者,重用蒲公英、地丁;湿盛而糜烂者,加苦参、土茯苓;风盛而瘙痒者,加白鲜皮、赤芍;大便不通者,加大黄、芒硝。

(3)临证参考:以清解疮毒为主,金银花、蒲公英、地丁剂量宜重,即使水肿时疮毒已愈仅留痕迹,也需注意清解。

3.水湿浸渍证

症舌脉:起病缓慢,病程较长,全身水肿,按之没指,以下肢为甚,小便短少,身体困重,胸闷、纳呆,泛恶,苔白腻,脉濡缓。

病机分析:水湿之邪,浸渍肌肤,壅滞不行,以致肢体浮肿,水湿内聚,三焦决渎失司,膀胱气化失常,所以小便短少;水湿日增而无出路,泛溢肌肤,所以肿势日甚,按之没指;水湿之邪下趋,故肿以下肢为甚;湿性黏腻,不易速化,故起病缓慢,病程较长;脾为湿困,阳气不得舒展,则见身重、神疲、胸闷、纳呆、泛恶;苔白腻,脉沉缓,亦为湿盛脾弱之象。

治法:通阳化湿利水。

方药运用:

(1)常用方:五皮饮合胃苓汤加减。药用泽泻、桂枝、苍术、白术、陈皮、桑白皮、生姜皮、大腹皮、猪苓、茯苓皮、生姜、大枣。

方中泽泻直达下焦肾与膀胱,利水渗湿为君药;茯苓、猪苓、桑白皮、生姜皮淡渗利水,增强君药利水渗湿之功,共为臣药;桂枝助膀胱气化,通阳化气以行水,苍术、白术燥湿健脾以化湿,陈皮、大腹皮调畅气机,行气利水,生姜、大枣调和营卫,补益中焦,均为佐药;大枣又能调和诸药,亦为使药。

(2)加减:肿甚而喘者,可加麻黄、杏仁、葶苈子;寒湿偏盛,中焦不运,脘痞腹胀者,可加厚朴、干姜、川椒目温脾化湿,行气宽中;卫表阳虚,汗出怕风者,加生黄芪、防风以护卫固表。

(3)临证参考:本证为寒湿困脾,脾阳失展,土不制水,故宜温脾通阳,化湿利水,用药宜温燥,不宜寒凉,这是治疗本证的关键。

4.湿热壅盛证

症舌脉:遍身浮肿,皮肤绷急发亮,胸脘痞闷,烦热口渴,小便短赤,或大便干结,苔黄腻,脉沉数或濡数。

病机分析:湿热之邪壅于肌肤经隧之间,三焦水道不利,则遍身浮肿而皮肤绷急发亮;湿热壅滞,气机升降失常,则胸脘痞闷;热盛消耗津液则见烦渴,小便短赤,或大便干结;苔黄腻,脉沉数或濡数,均为湿热之征象。

治法:分利湿热。

方药运用:

(1)常用方:疏凿饮子加减。药用商陆、槟榔、赤小豆、川椒目、黄柏、木通、茯苓皮、大腹皮、泽泻、生姜、炙甘草。

方中商陆通利二便,泻下逐水,使在内之水邪从下而夺为君药;赤小豆、川椒目、黄柏、木通清热利湿以消肿,茯苓皮、大腹皮、泽泻通利小便,利水渗湿消肿,共为臣药,其中槟榔、大腹皮又可行气导滞,取气行水行之意;炙甘草调和药性,是为使药。诸药合用使水邪分消走泄,湿热之邪得以清利,则肿势自消。

(2)加减:湿热下注膀胱,伤及血络,见尿痛、尿血等症者,加大蓟、小蓟、白茅根以凉血止血;若腹满不减,大便不通,体质尚实者,可加生大黄、黑白丑攻逐二便,或合用己椒苈黄丸,以助攻泻之力,使水从大便而泻;若肿势严重,兼见气粗喘满,倚息不得卧,脉弦有力者,为水在胸中,上迫于肺,肺气不降,宜泻肺行水为主,可用五苓散、五皮饮等方合用葶苈大枣泻肺汤、三子养亲汤以泻胸中之水;若湿热久羁,化燥伤阴,水肿兼见口咽干燥、大便干结等津液亏耗之症状者,可用猪苓汤,既能滋阴,又可清利水邪。

(3)临证参考:本证肿势严重,上下表里分消,单一治法难以见效。如掌握时机,短暂采用攻逐之法,多可转机取效。用攻逐法要细心观察病情,以防伤及正气,必须中病即止,不可过剂。亦可攻补兼施,或攻补交替结合,以防损伤正气。

5.气滞水停证

症舌脉:肢体或全身水肿,胁肋满痛,脘腹痞满,纳食减少,嗳气不舒,面色、爪甲苍白无华,小便短少,舌淡苔薄白或白滑,脉弦。

病机分析:肝主疏泄,调畅气机,肝气不舒,气机不畅,可致三焦水道不通而发为肢体或全身水肿,小便短少;肝气郁结,则胁肋满痛;肝木克脾土,则见脘胀痞满,纳食减少,嗳气不舒;气滞水停,肌肤失养则见面色、爪甲苍白无华;舌淡、苔薄白、脉弦为气滞水停所致。

治法:行气利水。

方药运用:

(1)常用方:柴胡疏肝散合胃苓汤加减。药用北柴胡、枳壳、制香附、厚朴、苏梗、茯苓、白术、猪苓、泽泻、芍药、川芎、炙甘草。

方中柴胡、枳壳、香附、苏梗疏肝理气,厚朴温燥行气,调畅气机,使气行水行;茯苓、白术健脾化湿;猪苓、泽泻渗湿利水消肿,均为主药;辅以川芎行气活血,取血为气母,和血以行气,芍药养血柔肝,条达气机;炙甘草调和药性为使药。

(2)加减:若胁腹胀满较甚者,可佐入木香、陈皮、青皮、谷芽、麦芽等健脾理气之品;气病及血,症见胁肋刺痛,舌有瘀点,脉细涩者,可加桃仁、红花、地鳖虫、丹参、郁金等活血化瘀;倦怠无力,少气懒言,气虚较甚者,加党参、黄芪、黄精以益气;口苦,小便黄为气郁化热,加茵陈、虎杖、黄连等清热利湿。

(3)临证参考:本证由肝失疏泄而致,故用疏肝理气,除湿散满之法,以气行则水行之意。

6.气虚水溢证

症舌脉:浮肿,尤以下肢明显,按之凹陷,有时晨起面浮较甚,纳少便溏,倦怠无力,腰背酸痛,胫膝酸软,动则气短,尿有余沥,舌淡红,舌边常见齿痕,苔薄白,脉细弱。

病机分析:气虚则人体气化功能减退,不能化水,开阖失司而水湿泛滥,故浮肿;水性重着下趋,则以下肢浮肿明显,按之凹陷;晨起阳气初生,温煦不足则有时见晨起面浮较甚;脾气不足,运化失司,则纳少便溏,倦怠无力;肺气不足,动则气短;肾气亏损,肾精不足,不能主骨生髓,则见腰背酸痛、胫膝酸软,开阖失司则见尿有余沥;舌淡红,边常有齿痕,苔薄白,脉细弱,均为气虚之象。

治法:补气利水。

方药运用:

(1)常用方:防己黄芪汤合参苓白术散加减。药用生黄芪、党参、防风、防己、炒白术、茯苓皮、生薏苡仁、山药、车前子、杜仲、炙甘草。

方中黄芪、党参补益元气,化气以行水,治病之本,故为君药;防风、防己祛风除湿,助卫行水,白术、山药健脾运湿以化水,茯苓皮、生薏苡仁、车前子渗湿利水,助君药以奏补气利水之功,共为臣药;杜仲补肾益精,利下焦之湿为佐药;甘草调和药性,为使药。

(2)加减:若脾虚气滞者,加木香、香橼、佛手、大腹皮;若腹水明显,腹胀难忍,步履艰难,甚则腹大不能起床者,加大腹皮、生姜皮、陈皮、鸡内金等以运脾利水、消滞疏中;若气分药不效,可寻求于血分,合桃红四物之类;若从脾治不效,亦可从肝络瘀阻论治,重用养肝和络之药,如当归、白芍、枸杞子、红花、桃仁等;病程日久,脾病及肾,以肾气不足为主者,可加济生肾气丸治疗;心气不足为主者,用归脾汤或炙甘草汤加赤小豆、丹参、益母草等。

(3)临证参考:气虚水肿,治疗重在补气,用大剂量黄芪补气利水,同时可配防风,以防大剂量黄芪导致中焦胀滞。补气的同时,应注意虚在何脏,辨证准确,才能提高疗效;气虚运血无力,多兼有络脉瘀阻,加重水肿,故治疗时酌加活血通络利水之药。

7.脾阳虚衰证

症舌脉:身肿,腰以下为甚,按之凹陷不易恢复,脘腹胀闷,纳减便溏,面色萎黄,神倦肢冷,小便短少,舌质淡,苔白滑或白腻,脉沉缓或沉弱。

病机分析:脾阳虚衰,中阳不足,气不化水,水液趋下,以致下焦水邪泛滥,故身肿,腰以下为甚,按之凹陷不易恢复;脾虚运化失司则见脘腹胀闷,纳减便溏;脾虚气血生化乏源,肌肤失充,则见面色萎黄;阳不温煦,则神疲肢冷;阳不化气,则水湿不行,小便短少;舌淡苔白滑或白腻,脉沉缓或沉弱均为阳虚之象。

治法:温阳健脾利水。

方药运用:

(1)常用方:实脾饮加减。药用炮附子、干姜、白术、桂枝、茯苓皮、椒目、车前子、大腹皮、木香、生姜、大枣、炙甘草。

方中附子温肾以助气化,行阴水之停滞,干姜温脾阳以助运化,散寒水之凝结,二药温养脾肾,扶阳抑阴,共为君药;辅以白术、茯苓、车前子健脾燥湿,渗湿利水,使水湿从小便而利,桂枝、椒目温阳散寒,化气行水,大腹皮、木香行气导滞,令气行湿化;佐以生姜、大枣益脾和中;炙甘草调和诸药,为使药。

(2)加减:若湿邪内盛,脘闷腹胀、苔厚腻者,可加苍术、厚朴以燥湿健脾,理气消胀;若气短声弱,气虚甚者,可加人参、黄芪健脾补气;若小便短少,可加猪苓、薏苡仁、泽泻增强渗利水湿之功;若脾胃虚弱明显者,治当健脾化湿,以健脾为主,不宜过于分利,可用参苓白术散加减。

(3)临证参考:脾阳虚衰,脾气亦虚,治疗本证的原则,一是补脾阳,用附子、干姜、桂枝、川椒之类;二是补益脾气,用党参、黄芪、白术、山药之类;三是健脾渗利,用猪苓、茯苓皮、薏苡仁、车前子之类。不可过用逐水之剂,待脾之阳气来复,病可转机,水肿可消。

8.肾阳衰微证

症舌脉:面浮身肿,腰以下尤甚,按之凹陷不起,心悸,气促,腰部冷痛酸重,尿量减少或增多,四肢厥冷,怯寒神疲,面色晦滞或㿠白,舌质淡胖,苔白,脉沉细或沉迟无力。

病机分析:肾阳虚衰,开阖、气化失司,阴盛于下,水湿潴留难去,而致水肿迁延日久,面浮身肿,腰以下尤甚,按之凹陷不起;肾阳虚衰,则腰部冷痛酸重;肾阳为一身阳气之本,肾阳不足,心阳亦亏则见心悸、气促;阳虚不能温煦形体,则四肢厥冷,怯寒神疲,面色晦滞或㿠白;肾阳不足,膀胱开阖不利则见尿少或尿量增多;舌质淡胖,苔白,脉沉细或沉迟无力亦为阳虚水盛之候。

治法:温肾利水。

方药运用:

(1)常用方:济生肾气丸合真武汤加减。药用熟附片、鹿角片、巴戟天、淫羊藿、熟地黄、山药、山茱萸、白术、茯苓、泽泻、车前子、桂枝。

方中附子大辛大热,温肾助阳,化气行水,兼暖脾土,以温运制水,为君药;鹿角片、巴戟天、淫羊藿温运肾阳,助君药峻补命门之火,共为臣药;熟地黄、山药、山萸肉补益肾阴,以取阴中求阳,则生化无穷之意,茯苓、泽泻、车前子利水渗湿,使水湿从小便而出,白术健脾燥湿以利水,桂枝助膀胱化气行水,共为佐药。

(2)加减:小便清长量多者,去泽泻、车前子,加菟丝子、补骨脂温固下元;心悸、唇绀、脉虚数或结代者,重用附子、桂枝,加炙甘草、丹参以温阳化瘀;若见喘促、汗出、脉虚浮而数者,可加人参、蛤蚧、五味子、煅牡蛎,或吞服黑锡丹以防喘脱;若病程缠绵,复感外邪,症见发热恶寒,肿势增剧,小便短少,以越婢汤为主,酌加党参、菟丝子等补气温肾之药;病至后期,如水肿反复发作,精神疲惫,腰酸遗精,口咽干燥,五心烦热,舌红,脉细弱者,用左归丸加泽泻、茯苓、冬葵子;若兼有头晕头痛,心悸失眠者,可用左归丸加重镇潜阳之品,如龙骨、牡蛎、珍珠母、鳖甲等;若见神倦欲睡,泛恶,甚至口有尿味者,宜炮附子合大黄、吴茱萸、黄连、茯苓、陈皮、竹茹、代赭石、六月雪等。

(3)临证参考:本证为阴水重证,阳虚阴盛,本虚而标实,故治疗重在温阳,主药为附子,剂量宜重,可用30~60g,但用时须久煎,以去其毒性而存温阳之效,见效即可减量,且需与补肾药同用。同时还须适当配伍补阴之品,可阴中求阳,并可防阳旺之偏。阳虚水肿,反复不愈,正气日衰,复感外邪,则兼风水之证,可急则治标,暂按风水论治,但因属本虚标实之证,故治疗时要顾及正气虚衰的本质,需扶正祛邪,不可过用表药,可酌加健脾温肾之品。临床以脾肾阳虚水肿多见,可温补脾肾,利水消肿,治疗时要注意区别脾、肾的轻重主次,有所侧重地进行治疗。

9.气阴两虚证

症舌脉:浮肿日久,气短乏力,纳少腹胀,手足心热,口干咽燥,头目眩晕,舌红少苔或舌淡而边有齿痕,脉细数或细弱。

病机分析:气虚则机体气化功能减弱,无以化水,运水无力,阴虚则无以化气,气虚更甚,则水液停聚,发为水肿,日久不消;气短乏力,纳少腹胀,舌淡,边有齿痕,脉弱为气虚之征;手足心热,口干咽燥,头目眩晕,舌红少苔,脉细数为阴虚之象。

治法:益气养阴利水。

方药运用:

(1)常用方:防己黄芪汤合六味地黄丸加减。药用生黄芪、生熟地、太子参、山药、枸杞子、山萸肉、紫河车、二至丸、防己、茯苓皮、生薏苡仁、续断、车前子、芦根、白茅根。

方中黄芪鼓动阳气,疏其壅滞,补益肺气,使肺能通调水道,生熟地黄补肾填精,大补肾阴,二药合用气阴双补,故为君药;太子参助黄芪益气健脾,山药、枸杞子、山萸肉、二至丸、紫河车助生熟地补益肾阴之功,共为臣药;茯苓皮、生薏苡仁、车前子淡渗利水消肿,防己祛风行水,配黄芪疏散在表之水湿,白茅根、芦根清热生津利水,续断温阳补肾,有阳中求阴之意,共为佐药。

(2)加减:阴虚尿少者,加沙参、麦冬;气虚偏重者,重用黄芪,并加党参、白术;精气亏虚较甚者,加何首乌、天冬、阿胶等。

(3)临证参考:本证气虚阴虚,水湿逗留,补气药重用生黄芪、太子参;滋阴药不用大剂厚味,以滋阴而不恋邪为宜;利水时要防伤阴。平补气阴药长期服用,气阴得复,肿自消退。

10.瘀血阻络证

症舌脉:浮肿日久,面唇、肤色晦滞黧黑,腹部青筋暴露,妇女经色黯红有紫块,经少经闭,或肿势严重,舌紫黯或见瘀点,脉涩。

病机分析:久病入络,络脉瘀阻,水道不通,水渗肌肤则浮肿日久不消,或肿势严重;面唇、肤色晦滞黧黑,腹部青筋暴露,妇女经色黯红有紫块,均为瘀血内阻之象;瘀血不去,新血不生,日久血亏则经少经闭;舌紫黯或有瘀点,脉涩,亦为瘀血所致。

治法:活血通络利水。

方药运用:

(1)常用方:桃红四物汤合血府逐瘀汤加减。药用桃仁、红花、当归、川芎、赤芍、丹参、赤小豆、生黄芪、党参、牛膝、益母草、马鞭草、泽兰。

方中桃仁、红花活血化瘀通络,川芎、当归、赤芍、丹参养血活血通络,共为主药;辅以赤小豆健脾利水通络,生黄芪、党参健脾益气通络,牛膝补肝肾,引血下行以利水湿,益母草、马鞭草、泽兰活血祛瘀,利水消肿通络。

(2)加减:气滞者,加延胡索、郁金;阳不足者,加淫羊藿、紫河车、白术;水肿明显者,加连皮茯苓、薏苡仁、车前子;瘀血不去者,加参三七及土鳖虫、蜈蚣、全蝎、地龙等虫类药以搜剔经络之瘀血。

(3)临证参考:本证水肿,瘀血不去,则水肿不退。因气行则血行,气滞则血瘀,故需配补气行气之品以助化瘀。又瘀血不去,新血不生,故常伍养血活血之药。

(五)其他疗法

1.中成药

(1)人参健脾丸:每次1丸,每日2次。适用于脾胃虚弱型水肿者。

(2)金匮肾气丸:每服6g,每日2次。适用于肾阳不足型水肿者。

(3)六味地黄丸:每服6g,每日2次。适用于肾阴不足型水肿者。

2.单验方　阳水水盛时酌情逐水,可选用:

(1)控涎丹:胸水明显,已用各种方法治疗仍顽固不消者,可小剂量服用控涎丹,用时剂量由小到大,每日用量1.5～4.5g,晨起空腹顿服,用淡姜汤或温开水送下。一般连续服3～5天即停,见效后即减量,服后腹痛、腹泻较剧者,立即停药,防止伤正。

(2)大戟枣:大枣150g,放在锅内,加水,以上没四指为度,大戟并根苗30g,入锅同煮,待熟,去大戟吃枣,分4～6次服,每日2～3次。

(3)商陆豆:商陆15g,绿豆30～50g,煮熟去商陆,可服1周,不宜久服。

(4)苦葫芦瓢30g,微炒为末,每日粥饮服3g,功专利水。

(5)干燥玉米须50g,加水600ml,用温水煎煮20～30分钟,或煎至300～400ml,经过滤而口服,每日1剂。

阴水水不盛时,扶正可选用:

(1)黄芪鲤鱼汤:生黄芪50g,鲤鱼1条500g左右,生姜30g,葱60g,炖汤不放盐,喝汤吃鱼。

(2)黄芪苡米粥:用生黄芪60g,生薏仁50g,煮成稀粥,长期食之。

（3）黄芪山药粥：生黄芪 60g，山药 60g，每日 1 剂，煎汤服。

3.针灸　针刺脾俞、肾俞、阴陵泉、三阴交、足三里、命门、丰隆、水分，采用弱刺激手法。可酌情加灸。

【转归与预后】

一般说来，风水泛滥证、湿毒侵淫证、水湿浸渍证、湿热壅盛证、气滞水停证多起病较急，常见于疾病早期，属阳水，经及时正确的治疗，预后较好，多在 3～7 天内可消肿。肿退后，善后调理，正气渐复，可以治愈。部分阳水患者亦可因失治、误治，调理不善，致正气渐虚，水肿反复发作，迁延日久可转为虚实夹杂之证或阴水，使病情加重。气虚水溢证、脾阳虚衰证、肾阳衰微证、气阴两虚证，多起病缓慢，病程较长，常见于疾病的中晚期，但经正确治疗，细心护理，注意摄生及善后调理，可致水肿渐消，食欲日增，精神渐复，脉象和缓，病情好转。治疗不能急于求成，不要轻易改法易方，应谨守病机，稳步前进，才能见效。如治疗不当，或治疗不彻底，水肿反复发作，此时正虚邪恋，缠绵不愈，或水肿虽退，而脏气不复，脾肾虚弱，脾虚不能化生水谷，肾虚不能封藏精微，一时难以恢复，渐渐转为虚劳损途，表现为脏腑气血阴阳亏损，迁延难复。若此时能从健脾益肾，益气填藏精血，长期调养，力求好转与长期稳定，部分患者亦可痊愈。

若水肿病起日久，反复发作，突然出现心悸、唇绀、气急、喘促不能平卧，此为水邪上逆心肺之变；或出现小便不通，呕吐不止，此为水湿蕴久成浊，浊邪阻闭三焦而成关格；或见衄血、下血，为水浊伤及血络；或见神昏谵语，肢体震颤，此为水浊上蒙心包，肝风内动之证。凡此种种，预后多不良，每可产生蜕变，虽经积极抢救，也难以脱离险境。

第二节　淋病

【定义】

淋病是指小便频急短涩，滴沥刺痛，小腹拘急，或痛引腰腹的疾病。淋病初起主要是湿热蕴结下焦，膀胱气化不利，久病则由实转虚。若肾气已虚而湿热未净，形成肾虚而膀胱湿热的虚实夹杂之证。后期亦可致肾阳衰微，湿浊之邪壅滞，三焦气化不利而转变成关格。

【病因病机】

（一）病因

1.下阴不洁　湿热之邪可因下阴不洁，侵入膀胱，膀胱湿热蕴结，气化失司，水道不利，遂发淋病。

2.饮食不节　嗜食辛辣、肥甘、醇酒之类，损伤脾胃，酿湿生热，下注膀胱，膀胱湿热蕴结，气化失司，水道不利，发为淋病。

3.情志失调　恼怒伤肝，气滞不畅，气郁化火，或气火郁于下焦膀胱，或气滞血瘀，膀胱脉络不畅，气化失司，水道不利，发为淋病。

4.房劳过度　房劳过度，肾精亏虚，肾气不固，统固失常，发为淋病。

5.禀赋不足，年老体衰　禀赋不足，或年高之人，肾精不足，肾气不固，统固失常，发为淋病。

6.久病不愈,脏腑失调　久病不愈,脏腑功能失调,或脏腑有热,传入膀胱,膀胱气化失司,水道不利;或脾肾亏虚,脾气不足,中气下陷,肾气不固,统摄失常,而成淋病。

（二）病机

1.发病　膀胱湿热,肝郁化火所致之热淋、气淋、血淋一般发病较急,石淋亦有急性发作者,膏淋、劳淋一般发病缓慢且易反复发作。

2.病位　淋病病位在膀胱和肾,与脾、心、肝都有密切关系。

3.病性　热淋、气淋、血淋、石淋发病早期多为实证,邪实主要为湿热、砂石、气滞、血瘀等,日久虚证渐显,成虚实夹杂证,致后期发展为劳淋、膏淋多属虚证,以脾肾亏虚为主。

4.病势　本病初期病变均在膀胱,日久可损血入肾,病势由上及下,由腑（表）及脏（里）,病情逐渐加重。

5.病机转化　本病早期以湿热为主,淋病各证之间可相互转化。热淋者因热伤血络而发生血淋;湿热蕴结,煎熬日久可成石淋;气淋者气郁化火,可成热淋等等。热淋、气淋、血淋凡日久不愈,损伤脾肾,可成劳淋、膏淋,病由实转虚;同时虚证膏淋、劳淋可因复感外邪急性发作而出现热淋、气淋,成虚实夹杂之证。

【诊断与鉴别诊断】

（一）诊断依据

小便频急短涩,滴沥刺痛,小腹拘急,腰腹疼痛为淋病的基本特征,各种淋病又有各自不同的特点。

1.热淋　起病多急,伴有发热,小便灼热刺痛。多见于已婚女性,每因疲劳、情志变化、感受外邪而诱发,膀胱俞、肾俞等穴位有压痛及叩击痛。尿常规及尿培养有异常改变。

2.气淋　小腹满急,小便艰涩疼痛,尿有余沥。每因情志不遂诱发或加重。

3.石淋　小便排出砂石,或小便艰涩窘迫疼痛,或排尿突然中断,腰腹绞痛。尿常规检查常有红细胞,B超、腹平片等辅助检查有助诊断。

4.血淋　小便热涩刺痛,尿色深红或夹有血块。

5.膏淋　小便混浊如米泔水,或滑腻如脂膏。

6.劳淋　小便淋沥不已,涩痛不显,腰痛缠绵,遇劳即发。

（二）鉴别诊断

1.癃闭　癃闭以小便量少,点滴而出,甚则小便闭塞不通为特征。小便量少,排尿困难与淋病相似。而癃闭无尿频、尿痛,每日排尿总量少于正常;淋病有尿频、尿痛,每日排尿量正常。

2.尿血　尿血与血淋均有小便出血,尿色赤红,甚至溺出纯血的特征,但血淋有尿痛,而尿血则不痛。

3.尿浊　尿浊者小便浑浊,白如米泔,与膏淋相似,但尿浊者排尿时无疼痛及滞涩感,淋病有疼痛及滞涩感。

【辨证论治】

（一）辨证要点

淋病的辨证在区别各种不同淋病的基础上,还需审察证候的虚实。一般说来,初起或在急性发作阶段,以膀胱湿热,砂石结聚,气滞不利为主,表现为排尿烧灼痛、刺痛或胀痛,或尿砂石,或尿中见鲜红血丝、血块,小腹拘急、胀满,脉滑数有力,苔黄腻等,多为实证。淋病反复发作,日久不愈,或年老体虚,正气损伤,伤及脾肾,以脾虚、肾虚、气阴两虚为主,表现原有的排尿灼热、刺痛、短涩,小腹拘急、胀满消失或不明显,而以尿余沥不尽,小腹下坠,或腰酸膝软,舌淡,苔薄,脉细弱为特征,多为虚证。若虚证复感外邪,多食辛辣或受情志刺激后呈急性发作,或实证日久伤正,致正虚邪恋,均可表现为虚实夹杂之证,当辨虚实孰多孰少,孰急孰缓,孰轻孰重。此外,同一淋病,由于受各种因素的影响,病机并非单纯如一,如同一气淋,既有实证,又有虚证,实证由气滞不利,虚证缘于气虚下陷,一虚一实,迥然有别。又如同一血淋,由于湿热下注,热盛伤络者属实,由于阴虚火旺,虚火灼络者属虚。再如热淋经过治疗,有时湿热尚未去尽,又出现肾阴不足,或气阴两伤等虚实并见证候,均当详辨。

(二)治疗原则

实则清利,虚则补益,是治疗淋病的基本原则。实证以膀胱湿热为主者,治宜清热利湿;以热伤血络为主者,治宜凉血止血;以砂石结聚为主者,治宜通淋排石;以气滞不利为主者,治宜利气疏导。虚证以脾虚为主者,治宜健脾益气;以肾虚为主者,治宜补虚益肾;虚实夹杂者,宜分清标本缓急,虚实兼顾。

淋病的治法,古有忌汗、忌补之说。如《金匮要略》说:"淋家不可发汗"。《丹溪心法·淋》说:"最不可用补气之药,气得补而愈胀,血得补而愈涩,热得补而愈盛"。揆之临床实际,未必都是如此。淋病往往有畏寒发热,此并非外邪袭表,而是湿热熏蒸,邪正相搏所致,发汗解表,自非所宜,因淋病多属膀胱有热,阴液常感不足,而辛散发表,用之不当,不仅不能退热,反有劫伤营阴之弊。若淋病确由外感诱发,或淋家新感外邪,症见恶寒发热,鼻塞流涕,咳嗽,咽痛者,仍可适当配合运用辛凉解表之剂。至于淋病忌补之说,是指实热之证而言,诸如脾虚中气下陷,肾虚下元不固,自当运用健脾益气、补肾固涩等治之,不必有所禁忌。

(三)应急措施

本证多因结石阻塞尿路而出现腰痛如绞,牵引少腹,或尿中带血。痛甚者,当缓急止痛;尿血量多者,止血为先,可选用以下方法:

1.痛甚当止痛　用芍药甘草汤,芍药 30g,甘草 10g,急煎服。或针刺肾俞、大肠俞、三阴交,强刺激,留针 30 分钟。

2.尿血量多当止血　服云南白药,每次 1g,每日 4~6 次,口服。或白茅根 60g,煎水当茶饮。

(四)分证论治

1.热淋证

症舌脉:小便频数短涩,灼热刺痛,痛引腹中,伴腰痛拒按,或有寒热,口苦,呕恶,便秘,苔黄或黄腻,脉濡数。

病机分析:湿热蕴结下焦,膀胱气化不利,故小便灼热刺痛,频数短涩,痛引腹中;腰为肾之府,若湿热之邪侵犯于肾,则腰痛拒按;邪正相争,可见寒热、口苦、呕恶;热扰大肠则大便秘结;舌苔黄或黄腻,脉濡数,亦为湿热内蕴之象。

治法:清热利湿通淋。

方药运用：

(1)常用方：八正散加减。药用木通、瞿麦、车前子、萹蓄、滑石、灯心草、大黄、栀子、甘草梢。

湿热蕴结下焦，膀胱气化不利而形成本证。故当清热利湿，使热从小便出，膀胱气化则能正常。方中瞿麦、木通清热降火，利尿通淋，故为君药；萹蓄、车前子、滑石、灯心草助君药清热利湿，通淋利窍，故为臣药；栀子、大黄清热泻火，加强泄热之功，以为佐药；甘草梢直达茎中，引药入茎，又能调和诸药，防苦寒伤胃，为使药。

(2)加减：大便秘结，腹胀者，重用生大黄，并加枳实，通腑泄热；寒热、口苦、呕恶者，合小柴胡汤以和解少阳；小腹坠胀疼痛者，加川楝子、乌药以理气疏导；热甚者，加金银花、连翘、蒲公英清热解毒；伴尿血者，加生地黄、白茅根凉血止血。

(3)临证参考：白茅根性凉清热，可重用至30g。应鼓励患者多饮水，或输液以利水通淋。重病者可每日服2剂中药，分4次服，隔4小时服1次。

2.气淋证

症舌脉：实证者小便艰涩疼痛，少腹胀满，淋沥不已，苔薄白，脉沉弦。虚证者少腹坠胀，尿有余沥，面色皖白，舌质淡，脉虚细无力。

病机分析：情志抑郁，肝失条达，气机郁滞化火，气火郁于下焦，则膀胱气化失司，少腹者，足厥阴肝经循行之处，故少腹作胀，小便艰涩而痛，淋沥不已，此气淋之实证；若久病不愈，耗伤中气，气虚下陷，见少腹坠胀；气虚不能摄纳，故尿有余沥，面色㿠白，此气淋之虚证。苔薄白、脉沉弦为气滞之象；舌淡、脉虚细无力为气虚之象。

治法：实证宜疏肝理气，利尿通淋。虚证宜补中益气。

方药运用：

(1)常用方

1)实证以沉香散加减。药用沉香、陈皮、王不留行、当归、生白芍、炙甘草、石韦、冬葵子、滑石。

肝气郁结，气郁化火，阻滞下焦，膀胱气化失司形成淋病，故当疏肝理气，调畅下焦气机治其本。方中沉香行气降气，疏理下焦气机，又能行气止痛，故为君药；陈皮调畅气机，助沉香行气之功，故为臣药；王不留行、当归活血消瘀，使气血运行调畅，当归、生白芍养血柔肝，体现肝体阴而用阳之性，生白芍配炙甘草又可缓急止痛，石韦、冬葵子、滑石利尿通淋，共为佐药；炙甘草又可调和诸药，亦为使药。

2)虚证用补中益气汤加减。药用炙黄芪、党参、白术、陈皮、当归、升麻、北柴胡、甘草。

脾气主升，今中气不足，气虚下陷，气不摄纳而成淋病，故当益气升提治其根。方中炙黄芪补益中气，益气升提为君药；党参、白术健脾益气，助君药补益中气，是为臣药；陈皮调畅中焦气机升降之枢，当归补血活血，取血为气母之意，升麻、柴胡加强黄芪升阳举陷之功，共为佐药；甘草和中又能调和药性，是为使药。

(2)加减：实证气滞严重，小腹胀满难忍者，加青皮、乌药、小茴香理气；气滞日久，夹有血瘀而刺痛者，加红花、赤芍、川牛膝活血化瘀通络。虚证兼血虚者，加熟地黄、阿胶、白芍；兼肾亏者，加杜仲、枸杞子、怀牛膝。

（3）临证参考：实证和虚证并非截然分开，常常虚实并见。上述两方合用，也可根据邪正的盛衰，或以补为主兼以攻邪，或先攻邪，后扶正气。

3.石淋证

症舌脉：小便排出砂石或小便艰涩窘迫疼痛，或排尿突然中断，或尿中带血，腰腹绞痛，苔薄黄或淡，脉细弱。

病机分析：湿热蕴结下焦，煎熬尿液，结为砂石，随尿排出则可见砂石；不能随尿排出则小便艰涩疼痛；阻塞尿道时则尿流突然中断；结石损伤脉络则可见尿中带血；结石阻滞，气血不通则腰腹绞痛；苔黄为湿热所致，脉细弱为热盛伤阴之征。

治法：清热利湿，通淋排石。

方药运用：

（1）常用方：石韦散加减。药用金钱草、石韦、冬葵子、瞿麦、滑石、车前子、海金沙、鸡内金、甘草梢。

湿热、砂石结聚下焦，使膀胱气化不利，形成本证，故当清热利湿排石利尿。方中金钱草能利水通淋，排除结石，为治疗泌尿系结石要药，故为君药；臣以石韦、冬葵子、瞿麦、滑石、车前子、海金沙以利尿通淋清热，使湿热从小便而出，鸡内金化坚消石配金钱草增强化石排石之功；甘草梢引药入茎，亦能调和诸药为使药。

（2）加减：腰腹绞痛者，加白芍、甘草以缓急止痛；尿中带血者，加小蓟、生地黄、藕节以凉血止血；发热者加黄柏、凤尾草、大黄、蒲公英清热泻火；小便频急，少腹胀满，涩滞疼痛，苔黄腻，脉弦数或滑数，膀胱湿热壅盛者，加生大黄、栀子、枳实、沉香清热泻火，行气排石；若攻伐太过或久病正虚，面色㿠白，少气无力，舌淡脉结者，加黄芪、党参；气血两虚者，加当归、生地黄、白芍；结石盘结日久不下而无症状者，以利尿排石为主，加乌药、川楝子、白芍；石淋日久，阴液耗伤者，合六味地黄丸。

（3）临证参考：金钱草、海金沙用量均在 30～60g。结石过大，久攻不下，不要再攻，改以其他疗法，如碎石机碎石，再用中药排石通淋，以免伤正，一般疗程以 1 个月为宜。

4.血淋证

症舌脉：实证者小便热涩刺痛，尿色深红或夹血块，舌尖红，苔黄，脉滑数；虚证者尿色淡红，尿痛涩滞不显著，腰酸膝软，神疲乏力，舌红少苔，脉细数。

病机分析：湿热下注膀胱，热盛伤络，迫血妄行，以致小便涩痛而有血；血块阻塞尿道，则刺痛难忍，血块随尿排出则尿色深红，而夹血块。舌尖红苔黄，脉滑数亦为湿热内蕴之象，此为血淋实证。若病延日久，肾阴不足，虚火灼络，则见尿色淡红；湿热不盛则尿痛涩滞不显著；肾阴不足，精气亏虚，则腰酸膝软，神疲乏力；舌红少苔、脉细数亦为阴虚有热之象。

治法：实证宜清热通淋，凉血止血。虚证宜滋阴清热，凉血止血。

方药运用：

（1）常用方

1)实证用小蓟饮子加减。药用小蓟、炒蒲黄、藕节、滑石、通草、竹叶、当归、生地黄、栀子、甘草梢。

心火亢盛，移热于小肠而下迫膀胱，热灼血络而成血淋，故治当清热凉血，通淋止血。方中小蓟清热凉血,利尿止血,治病之本,故为君药;藕节、蒲黄凉血止血,又能化瘀,使血止而不留瘀,加强君药清热凉血止血之功,故为臣药;栀子清泄三焦之火,合通草、竹叶、滑石利尿通淋,使火热之邪从小便而出,当归、生地养血和血,共为佐药;甘草缓急止痛,调和诸药,是为使药。

2)虚证用六味地黄丸加减。药用生地黄、山药、山萸肉、丹皮、小蓟草、白茅根、甘草梢。

肾阴亏虚,阴虚火旺,灼伤脉络而成血淋,治当滋阴以清热,凉血以止血。方中生地黄滋阴清热又能凉血,故为君药;山药、山萸肉滋阴填精,助君药补水泻火为臣药;丹皮凉血又活血,使诸药补而不滞,小蓟、白茅根凉血止血,利尿通淋,共为佐药;甘草梢引药入茎,又能调和诸药,是为使药。

(2)加减:实证血多,色黯有块者,加三七、琥珀、白茅根化瘀止血;便秘者,加大黄。虚证阴虚湿热者,加滑石、猪苓;若见阴虚较甚,可加黄柏、知母、阿胶等;虚火灼络者,加龟甲、阿胶滋阴清热;下元虚冷者,加肉桂、附片。

(3)临证参考:小蓟、白茅根根据病情可重用至 30g;瘀血停滞,小腹硬,茎中痛者,用一味牛膝煎膏服。

5.膏淋证

症舌脉:实证者,小便混浊如米泔水,置之沉淀如絮状,上有浮油如脂,或夹凝块,尿时不畅,灼热而痛,舌红苔黄腻,脉濡数。虚证者,病久不已,反复发作,淋出如脂,涩痛减轻,形体消瘦,头昏乏力,腰膝酸软,舌淡,脉虚弱。

病机分析:湿热注于下焦,气化不利,脂液失于约束,故小便混浊如米泔水,尿道灼热疼痛,属实证。若日久反复发作不愈,肾气亏虚,下元不固,脂液下泄,故见淋出如脂;湿热已减则涩痛减轻;肾精不足则形体消瘦,头昏乏力,腰膝酸软,属虚证。舌红苔黄腻、脉濡数为湿热内蕴之象;舌淡、脉虚弱为气虚之征。

治法:实证宜清热利湿,分清泌浊;虚证宜补肾固涩。

方药运用:

(1)常用方

1)实证用程氏萆薢分清饮加减。药用萆薢、车前子、茯苓、石菖蒲、黄柏、莲子心、丹参、白术。

方中萆薢、茯苓、石菖蒲、车前子利湿而分清泌浊为君药;臣以白术健脾除湿,莲子心、丹参清心凉血消瘀,黄柏清下焦湿热。诸药合用,使下焦湿热得清,膀胱气化正常则能分清泌浊。

2)虚证用膏淋汤加减。药用党参、黄芪、山药、生地黄、芡实、煅龙骨、煅牡蛎、白芍、炙甘草。

久病肾气受损,下元不固,不能制约脂液,故补肾固涩为治病之本。方中党参、黄芪、山药、地黄补益脾肾,益气固摄,是为君药;臣以芡实、煅龙骨、煅牡蛎、白芍固涩脂液而止膏淋;炙甘草调和诸药,是为使药。

(2)加减:实证少腹胀,尿涩不畅者,加乌药、青皮;小便夹血者,加小蓟草、白茅根、藕节;小便黄热而痛者,加山栀子、龙胆草。虚证脾肾两虚,中气下陷,肾失固涩者,可用补中益气汤合七味都气丸益气升陷,滋肾固涩。

(3)临证参考:虚证、实证用药截然不同。实证为湿热,要清利,虚证为肾脏虚寒,下元不固,要补肾固涩,还可用地黄丸合金锁固精丸治之。

6.劳淋证

症舌脉:小便不甚赤涩,但淋沥不已,时作时止,遇劳即发,腰酸膝软,神疲乏力,舌质淡,脉虚弱。

病机分析:淋证日久不愈,或过服寒凉,或久病体虚,或思虑伤心,或劳伤过度,或房事不节,而致心脾肾虚,气血不足,湿浊留恋不去,故小便不甚赤涩,但淋沥不已,时作时止,遇劳即发;肾精不足则腰酸膝软,神疲乏力,舌淡、脉虚弱均为气血不足之象。

治法:补肾固涩。

方药运用:

(1)常用方:无比山药丸加减。药用山药、肉苁蓉、熟地黄、山萸肉、菟丝子、巴戟天、杜仲、茯苓、泽泻、怀牛膝、五味子、赤石脂。

淋证日久,或病情反复,或过用苦寒,均伤人之正气,久病及肾,肾气不足,失其固摄而成劳淋。故当补肾固涩,是为治病之本。方中山药、肉苁蓉、熟地黄、山萸肉、巴戟天、菟丝子、杜仲温阳助阴,补肾填精,故为治病之主药;再辅以牛膝补益肾气,强壮筋骨,活血祛瘀,茯苓淡渗脾湿,泽泻宣泄肾浊,三药配用主药,补而不滞;五味子、赤石脂收敛固涩,加强主药固涩止淋之功。

(2)加减:脾虚气陷,少腹坠痛,小便点滴而出者,去牛膝、杜仲、五味子,加黄芪、党参益气升陷;肾阴亏虚,五心烦热,舌质红,脉细数者,去巴戟天,加知母、黄柏、丹皮,改熟地黄为生地黄以滋阴降火;肾阳虚者,加附子、肉桂、当归、鹿角胶或鹿角粉;湿热未净,溲黄热痛者,加车前子、黄柏、凤尾草。

(3)临证参考:益气升陷之黄芪剂量可稍大,一般用30g,肉桂一般用1~3g;正虚者非一日可复,应缓缓补之,补阳应同时补阴,以阴中求阳;劳伤心肾者,用清心莲子饮;若小肠有热可合用导赤散;心脾两亏而无湿热之征者,用归脾汤。

(五)其他疗法

1.中成药 癃清片:每次8片,口服,每日3次。治疗热淋证。体虚胃寒者不宜服用。

2.单验方

(1)热淋者,服马齿苋汁,或白茅根煎水服。

(2)诸淋痛者,用海金沙15g、滑石30g,研末,每服1g。或用灯心草、麦门冬、甘草煎水,入蜜调服。

(3)石淋痛如割者,用滑石、石膏各3g,石韦、瞿麦、蜀葵子各1.5g,研末,每服1.5g,以葱白两茎、灯心草1尾煎汤,空腹服用。

(4)气淋者,赤芍、槟榔各10g,或鸡肠草、石韦各10g,或淡豆豉15g,任选一组,水煎服,每日3次;或冬葵子为末,每次5g,每日3次;或醋浸白芷,焙干研末,每次3g,每日3次,甘草适量煎水送下。

(5)血淋者,黄芩30g,紫草30g,棕榈皮30g,葵花根15g,川牛膝30g,大豆叶一把,苎麻根10枚,任用1种,或芭蕉根、旱莲草各30g,或栀子、滑石各15g,水煎分3次服,每日1剂;或海金沙、茄叶、赤小豆,或白薇、赤芍各等量,或血余炭、蚕种烧灰,分别加入工麝香适量,任用1

组,均为细末,每次 3～5g,每日 3 次;或生地黄汁加鲜车前草汁各适量,每日 3 次。

(6)劳淋者,用菟丝子 10g,水煎服,每日 3 次。

(7)膏淋者,飞廉、荠菜花、糯稻根、芹菜根、水蜈蚣、向日葵茎(取中心梗子)、玉米须,任选 1～2 种,每日用 30～60g,水煎服,每日 3 次;或鲜萆草一握捣汁,加醋适量,每日 3 次服;或海金沙、六一散各 30g,共研末,每次 5g,麦冬煎汤送下,每日 3 次。

3.针灸　取中极、太溪、膀胱俞、阴陵泉诸穴。血淋配血海、三阴交;石淋配委中、然谷;劳淋配肾俞,可灸关元等。

【转归与预后】

淋病的转归与预后取决于患者体质强弱、感邪轻重、治疗是否恰当与彻底。热淋、气淋、血淋、膏淋等实证,若正确及时治疗,效果良好。若久治不愈,或反复发作者,可由实转虚而成劳淋,日久甚则导致脾肾衰败,出现肾亏肝旺,肝风内动危象。若热毒过盛,侵入营血,热邪弥漫三焦,又可出现高热,神昏谵语。若肾阳衰败,湿浊之邪壅塞,三焦气化不利又可转为关格重病,预后不佳。

劳淋虚证若复感外邪则转化为虚中夹实证,病情复杂。

石淋者因结石日久过大,阻塞水道,排尿不畅,浊阴内聚,伤及肾气,进而水邪潴留、泛滥,全身出现水肿,当采用中西医有效方法消除结石,否则浊阴上逆,凌心犯肺,可导致癃闭、关格等变证。

【预防与康复】

预防淋病应加强平素锻炼,增强体质,保持心情舒畅,防止情志内伤,不过分劳累。讲究卫生,保持下阴清洁,妇女应注意月经期和产后的卫生。清除各种产生湿热的因素,如过食辛热肥甘之品、嗜酒太过。免受风寒,避免诱发因素。

淋病急性发作期经治症状消失后,不能立即停药,应坚持辨证服药 3 个月以上,以巩固疗效,防止复发。此外适当参加体育锻炼,增强体质,有利于机体功能的恢复;石淋患者在可能的条件下了解结石晶体成分,可进行相应饮食治疗。含钙结石者,应避免过多饮用高钙饮料,如牛奶;草酸钙结石者,少食菠菜、西红柿、竹笋、红菜、可可菜;尿酸结石者,少食肉、鱼、鸡、肝、肾、脑,采用低蛋白饮食;磷酸盐结石者,禁食牛奶、蛋黄、虾米皮、豆腐、芝麻酱,多食酸性食物。

第三节　遗精

【定义】

遗精由于肾虚不固或邪扰精室,导致不因性生活而精液排泄的病证。有梦而遗精者名为梦遗;无梦而遗精者,甚至清醒时精液流出者名为滑精。

【病因病机】

(一)病因

1.劳神过度　精神紧张,心阴暗耗,心阳独亢,心阳不能下交于肾,肾水不能上承于心,水亏火旺扰动精室,精液自遗。多见于青年学生,常因用功过度所致。

2.所欲不遂　心有妄想,则君火偏亢,相火妄动,火扰精室,精液自出而遗精。多见于青年人心有所慕,朝思暮想,所欲不遂,或鳏夫久旷,思慕色欲所致。

3.恣情纵欲　劳欲伤肾,肾虚不固,精关失约而见遗精。多见于青年早婚,房事过度,或青少年无知,频犯手淫,或先天不足,禀赋素亏所致。

4.饮食不节　醇酒厚味,损伤脾胃,酿湿生热,湿热下注,扰动精室,亦可发生遗精。

（二）病机

1.发病　一般发病缓慢,湿热下注者发病可较急。

2.病位　本病病位在肾与精室,与心、肝、脾都有密切关系。

3.病性　患病初期,因心火偏亢,肝郁化火,湿热下注所引起者,多属实证、热证;若久遗不止或禀赋素虚,均可伤及心、脾、肝、肾,最终导致中气下陷或肾虚不固者,多属虚证、虚实夹杂证。

4.病势　随着病程发展,遗精总的趋势是由上及下,由心、脾、肝及肾,病性由实转虚。

5.病机转化　遗精的主要病机转化决定于脏腑阴阳的盛衰,一般来说,多由实证发展为虚实夹杂证,最后发展为虚证。即由心火亢盛,热盛伤阴,水不济火,可演变为心肾不交;由肝郁化火,火盛灼阴,阴不敛阳,可演变为阴虚火旺;湿热下注,热盛伤阴,可演变为阴虚夹湿热。疾病的后期,以肾虚证为多。

【诊断与鉴别诊断】

（一）诊断依据

1.男子不因性生活而排泄精液,多在睡眠中发生,每周超过一次以上。甚则劳累或欲念即精液流出。

2.遗精频繁者,可伴有头晕,耳鸣,神疲乏力,腰酸腿软等症。

3.直肠指诊、前列腺B超及精液常规等检查可助病因诊断。

（二）鉴别诊断

1.生理性溢精　成年未婚男子,或婚后夫妻分居者,一月泄精一二次,次日并无不适感觉或其他症状,属于生理性遗精,并非病态。如《景岳全书·杂证谟·遗精》曰:"有壮年气盛,久节房欲而遗者,此满而溢者也"。但也有因缺乏生理知识,因此产生恐惧,可出现头晕、无力、心悸等症状。过多的遗精,每周一二次以上,或清醒时流精,并有头昏、精神萎靡、腰腿酸软、失眠等症则属病态,必须及时治疗。

2.精浊　精浊患者尿道口时时溢出泔样或糊状分泌物,滴沥不断,茎中作痒作痛,痛甚如刀割火灼,而遗精没有疼痛感觉。

3.膏淋　膏淋患者小便混浊如米泔水样,且溲时有尿道涩痛感觉,而遗精小便不混浊且尿道不痛。

【辨证论治】

（一）辨证要点

遗精辨证要点,前人以有梦属"心火",无梦属"肾虚"之说,诚是要言不烦,但临证还要详细推究原发病脏腑,属虚属实,详细研究,才能把握其病机要领,单从有梦无梦来辨其大略,是不够的。

大抵梦遗有虚有实,初起心火、肝郁、湿热居其大半,君相火动,扰动精气失位,应梦而泄,多属实证、热证。然其久遗多致脾、肾不足,由实转虚,不可不辨。滑精多由梦遗发展或禀赋素虚而来,以虚证居多,但亦可因虚致实而出现虚实夹杂之证,理应详辨。

(二)治疗原则

实证以清泄为主,分别采用清心安神、交通心肾、清热利湿等法;虚证以补肾固精为主,可分别采用补益脾肾、滋阴补肾、温补肾阳、补肾固涩等法。治疗遗精切忌一味采用温补固涩一种疗法。

(三)分证论治

1.心火过旺证

症舌脉:少寐多梦,梦则遗精,心中烦热,心悸怔忡,健忘头晕,精神不振,小便短赤,舌尖红,脉数。

病机分析:心有妄想,所欲不遂,心火内盛,引动相火,扰动精室,使肾失封藏,故梦则遗精;神不守舍,则少寐多梦,心中烦热;火热耗伤心血,血虚不能养心,则心悸怔忡健忘,不能上奉于脑则头晕,精神不振,不能补充肌体则体倦乏力;小便短赤为心火下移小肠所致;心主血脉,开窍于舌,心火旺则舌尖红,脉数。

治法:清心安神。

方药运用:

(1)常用方:黄连清心饮加减。药用黄连、莲子、灯心草、生地黄、当归、酸枣仁、茯神、制远志、石菖蒲、炙甘草。

方中黄连、莲子、灯心草专清心泻火为君药;当归、生地黄滋阴养血,酸枣仁、茯神、制远志、石菖蒲养心安神,共为臣药;炙甘草调和诸药为使药。

(2)加减:若心中烦热,心悸怔忡较重者,酌加合欢皮、夜交藤、龙骨、牡蛎、柏子仁等以养心镇静安神。

(3)临证参考:《景岳全书·杂证谟·遗精》说:"遗精之始,无不病由乎心……及其既病而求治,则尤当以持心为先,然后随证调理,自无不愈,使不知求本之道,全恃药饵,而欲望成功者,盖亦几希矣"。说明对此类患者,除药物治疗外,更须注意调摄心神,使其排除杂念,清心寡欲。

2.心肾不交证

症舌脉:梦遗时作,虚烦不眠,心悸健忘,头晕耳鸣,神疲乏力,腰膝酸软,潮热盗汗,舌质红,脉细数。

病机分析:心火内动,扰动精室,故梦遗时作;神不守舍,则虚烦不眠;火旺耗伤心血,血不养心,则心悸健忘;血不外充肌体,则神疲乏力;火盛败阴,肾精不足,不能上充于脑,则头晕耳鸣;肾主骨生髓,肾精不足,则腰膝酸软;阴虚生内热,则潮热盗汗,舌红,脉细数。

治法:清热滋阴,交通心肾。

方药运用:

(1)常用方:三才封髓丹加减。药用天冬、生地黄、玄参、黄连、灯心草、丹皮、黄柏、酸枣仁、石菖蒲、炙甘草。

本证主要病机为肾阴不足,心火亢盛而成,故治应滋肾阴而清心火。方中天冬、生地黄、玄参滋阴生津以壮水,黄连、灯心草入心经,清心以制火,共为君药;黄柏清泄下焦虚热,丹皮凉血活血,酸枣仁、石菖蒲养心安神通窍,交通心肾共为臣药;炙甘草调和药性,为佐使药。

(2)加减:若心肾不交,火灼心阴者,可用天王补心丹加石菖蒲、莲子以滋阴安神;若久遗伤肾,阴虚火旺者,可用知柏地黄丸或大补阴丸以滋阴泻火。

(3)临证参考:心肾不交多因心火亢盛,心肾阴亏引起,临证时必须辨明心火亢盛和肾阴亏损的孰轻孰重,才可决定以清心火为主还是以滋肾阴为主。

3.湿热下注证

症舌脉:遗精频作,甚则尿时流精,口干口苦,小便热赤不爽,舌质红,苔黄腻,脉濡数。

病机分析:湿热下注,扰动精室,则遗精频作,甚则尿时流精;湿热下注于膀胱,则小便热赤不爽;热盛于内则口干口苦;舌质红,苔黄腻,脉濡数亦为湿热内蕴之象。

治法:清热利湿。

方药运用:

(1)常用方:程氏萆薢分清饮加减。药用萆薢、黄柏、茯苓、车前子、滑石、菖蒲、白术、丹参、莲了心、栀子、食盐。

方中萆薢、石菖蒲祛湿化湿利窍,白术健脾利湿,黄柏清利下焦湿热,茯苓、车前子、滑石清利湿热,使湿热从小便而出,诸药共奏清热利湿之效,为主药;辅以莲子心、栀子清心泻火,丹参养心安神;食盐引药入肾为使药。

(2)加减:若湿热流注肝经者,宜苦泄厥阴,可用龙胆泻肝汤以清利肝胆湿热;若因脾乏升清而致湿注于下,与下焦相火蕴结所致者,宜升清化湿,可用苍白二陈汤加黄柏、升麻、柴胡。

(3)临证参考:本型遗精系湿热下注,疏泄失常引起,故治疗时不可早投固涩之品;另湿热多因于脾胃失运,治要健脾升清,才能化湿泄浊,所谓"治中焦以睿其源,利湿热以分其流",不可过用苦寒碍胃之品;本证久遗,亦可致耗伤肾精,形成阴虚夹湿热,虚实掺杂,又应标本兼顾,精于调理,方能奏效。

4.劳伤心脾证

症舌脉:劳则遗精,心悸失眠,多梦健忘,面色萎黄,四肢困倦,食少便溏,舌淡苔薄,脉弱。

病机分析:过劳则更伤中气,气虚则中气下陷,气不摄精,故劳则遗精;心血不足,心神失养,则心悸失眠,多梦健忘;脾胃虚弱,气血生化乏源.则面色萎黄,四肢困倦,食少便溏;舌淡,苔薄,脉弱亦为气血两虚之象。

治法:调补心脾,益气摄精。

方药运用:

(1)常用方:妙香散加减。药用人参、黄芪、山药、茯苓、远志、朱砂、木香、桔梗、甘草。

方中人参、黄芪大补元气,益气生精,升阳举陷为君;山药、茯苓健脾和中,助气血生化之源,辅助君药益气生精是为臣药;远志、朱砂养心调神,木香调理脾胃气机,使补而不滞,桔梗顺脾气主升之性,升清举陷,共为佐药;甘草调和药性,又能健脾益气为使药。

(2)加减:若遗精频作不愈,伤及肾元,成为脾肾两亏,此时就要兼治下焦,化湿升清,补肾固本,可加入菟丝子、山萸肉等,不可单用补益心脾之法;若中气不升,兼有头晕目眩,可改用补中益气汤,以升提中气。

(3)临证参考:本型多因思虑伤脾,积劳损气,致令心脾气虚,更遇劳伤则气虚更甚,清阳下陷,气不摄精,非清降收涩所能收效,必须益气升清。部分病人,心脾气虚,营血不足,亦可出现心神浮越,心火不宁之证,但其病机与阴虚火旺有别,不可妄用清心降火,应重在养血煦脾,以裕心血而安神明。

5.肾气不固证

症舌脉:遗精频作,头晕耳鸣,神疲健忘,腰膝酸软,面白少华,舌质淡,苔薄白,脉沉细无力。

病机分析:肾气不足,封藏失司,故遗精频作;肾精不足,不能上充于脑,则见头晕耳鸣,健忘神疲;肾主骨生髓,肾亏则腰膝酸软;精血同源,肾精不足,气血亏虚,不能上充于面,则面色少华;舌淡,苔白,脉沉细无力亦为肾气不足、气血亏虚之象。

治法:补肾固精。

方药运用:

(1)常用方:秘精丸加减。药用菟丝子、山萸肉、韭菜子、熟地黄、龙骨、牡蛎、五味子、桑螵蛸、白石脂、炙甘草。

方中菟丝子、山萸肉补肾填精固涩是为君药;韭菜子补肾助阳,熟地黄补肾滋阴,助君药补肾填精,为臣药;龙骨、牡蛎、五味子、桑螵蛸、白石脂均能固肾涩精止遗为佐药;炙甘草调和药性为使药。

(2)加减:若滑精频繁者,加芡实、金樱子,或合金锁固精丸、水陆二仙丹;若肾气虚已发展为肾阳虚,可选用右归丸加减,药用熟地黄、山萸肉、山药、枸杞子、当归、菟丝子、杜仲、仙茅、淫羊藿、芡实、刺猬皮;若以肾阴不足,则可用六味地黄丸或左归饮或左归丸加减;若病由心肾不交发展而来者,在补肾固精基础上佐以宁心安神之品,如茯神、酸枣仁、合欢皮、夜交藤等。

(3)临证参考:一是本型多属久遗成虚或先天禀赋不足,特点在于肾虚滑脱,治应补肾益精为本,更须秘固下元,以节其流。但要看到本类肾虚多由心肾不交,阴虚火旺,湿热下注,久遗成虚,或脾肾两亏,气不摄精发展而成,治法不能单独补肾,要结合交通心肾,滋阴泻火,清利湿热,益气升清等法,灵活施治。特别是对于湿热下注发展而来者不能早施固涩,要予泄热分利。二是久病肾亏,阴阳两虚,宜阴中求阳,阳中求阴,不能一味滋阴,或一味温阳,应避免刚燥而采取温润。三是脾肾两亏者,要注意健运脾土以资养肾精,一概滋补,便成碍滞。

(四)其他疗法

1.中成药

(1)强肾片:每次4～6片,每日3次,1个月为1个疗程。补肾填精,益气壮阳,扶正固本,用于肾虚型。

(2)肾宝:每次4粒,每日3次。温阳补肾,安神固精,适于肾阳不足型。

2.单验方

(1)刺猬皮,瓦上焙干,研为细末,每晚服2～3g。

(2)韭菜子,每晚吞服20～30粒,淡盐水下。适于肾气亏虚滑泄者。

3.针灸 针刺气海、关元、三阴交、肾俞。虚证者可灸。

【转归与预后】

遗精患者病情的轻重在很大程度上与精神过分紧张有关。一般来说,初起以实证为多,若以清利湿热,或清心安神,或清热滋阴治疗,预后一般良好。日久不愈,或失治、误治则可逐渐转向本虚标实之证,最后成为虚证。肾主藏精,精为阴液,开始多因耗伤阴精,故以肾阴虚为多见,但精气互生,阴阳互根,所以病久往往表现为肾气虚,甚则导致肾阳虚。故遗精日久,可兼见早泄、阳痿、不育等。肾受五脏之精而藏之,因此本病虚损日久也可能发展成为虚劳。

第四节　阳痿

【定义】

由于斫伤太过,情志失调,湿热下注使肝脾肾功能失调,宗筋弛纵而引起的男子青壮年时期临房时阴茎痿软不举,或举而不坚,影响正常性生活的病证。

【病因病机】

(一)病因

1.斫伤积损　禀赋不足,少年手淫,或者早婚早育,平时房事过度,纵欲竭精,肾气损伤,或病后失养,或久病积损,真阳衰微,以致阳事不举。

2.情志失调　思虑过多伤脾,忧郁多愁伤心,心脾劳伤,则病及阳明冲脉,阳明为水谷之海,气血生化之源,主润宗筋,若脾胃虚弱,气血不足,水谷精微无以化生,宗筋因而失养,导致阳痿;或忧思郁怒,肝失疏泄条达,则宗筋所聚无能,以致阳事不举;或大惊卒恐,恐则伤肾,惊则气乱,肾气亏损,作强不能,阳事不举。

3.醇甘不节　过食醇酒厚味,积滞不化,戕伤脾胃,运化失常,聚湿生热,湿热下注而宗筋弛纵,阳事不举。

(二)病机

1.发病　一般起病缓慢,病变发展也较慢,湿热下注者,亦可发病较急。

2.病位　本病病位在宗筋与肾,但与心、肝、脾关系密切。

3.病性　有实证、虚证、虚实夹杂证,但以虚证居多。

4.病势　总的趋势由心、肝、脾与肾,病情渐加重,病机渐复杂。

5.病机转化　肝郁不舒,木克脾土,可转为肝郁脾虚;肝郁化火,伤及肝肾之阴,转化为肝肾阴虚;湿热下注,耗伤阴液,甚者亦可转化肝肾阴虚;湿邪伤阳,甚者亦可转化为脾肾阳虚;脾虚日久,气血生化乏源,可致心脾两亏;脾虚日久及肾,可致肾虚;肾阳虚衰不能温化水湿,又可转为本虚标实之寒湿证等。

【诊断与鉴别诊断】

(一)诊断依据

按照国家中医药管理局发布的中华人民共和国中医药行业标准《中医病证诊断疗效标准》。

1.青壮年男性,在性生活时阴茎不能勃起,或勃而不坚,不能进行正常性生活。

2.多有房事太过,或青少年期多犯手淫史。常有神疲乏力,腰酸膝软,畏寒肢冷,或小便不畅,滴沥不尽等症。

3.排除性器官发育不全,或药物引起的阳痿。

（二）鉴别诊断

1.生理性机能减退男子八八之年肾气已衰,若见阳事不举,则为生理性机能减退,与病理性阳痿应予区别。

2.早泄本病是指欲同房时,阴茎能够正常勃起,或因过早射精,射精后阴茎痿软,遂不能进行正常性交,而阳痿是指欲性交时阴茎不能正常勃起。两者是不同的,但早泄日久不愈,进一步可导致阳痿。

【辨证论治】

（一）辨证要点

阳痿的辨证首当分辨虚实,凡由湿热下注、肝郁不舒引起的多属实证,但日久亦可湿伤阳气或热邪伤阴,转为虚实夹杂或成脾肾阳虚、肝肾阴虚等虚证。凡由命门火衰、心脾虚损、惊恐伤肾所致者多属虚证,但阳虚水湿不化,聚湿成痰成饮,或肝气郁结,气血运行不畅,气滞血瘀,或气郁化火,或阴虚阳亢虚火上炎,亦可形成虚中夹实之证,临证需详辨。

（二）治疗原则

由于阳痿虚证居多,故历代医家对阳痿的治疗提出以补虚为主要原则。具体地讲,即虚者当补,实者当泻,无火者当温,有火者当清,但多以补为主,兼顾清利,用药以润为主,兼以燥湿。

（三）分证论治

1.命门火衰证

症舌脉:阳痿精薄,精冷精少,畏寒肢冷,腰膝酸软,眩晕耳鸣,神疲乏力,面色㿠白,舌淡体胖,尺脉沉弱。

病机分析:命门火衰,真阳衰微则精薄阳痿,精冷精少;阳虚不能温煦形体,振奋精神,故面色㿠白,神疲乏力,形寒肢冷;腰为肾之府,下元虚惫,则腰膝酸软;五脏之精,不能上承充养,故脑海空虚而头晕耳鸣;肾阳鼓动无力,则见尺脉沉弱;舌淡胖亦为阳气不足之象。

治法:温肾壮阳。

方药运用:

(1)常用方:右归丸加减。药用巴戟天、杜仲、菟丝子、锁阳、附子、肉桂、鹿角胶、山药、熟地黄、山萸肉、枸杞子。

方中附子、肉桂温肾阳,暖下元,鹿角胶、菟丝子、杜仲、锁阳、巴戟天补肾阳,益精血,刚柔互施,温补肾阳,壮命门之火为主药;辅以熟地黄、山萸肉、枸杞、山药滋肾阴,益肝血。如此配伍,阳得阴助,生化无穷,体现了"阴中求阳"的法则。

(2)加减:阳痿病久,病情严重者,可加仙灵脾、阳起石、补骨脂、韭菜子增强温肾助阳之功。

(3)临证参考:平时可常服五子衍宗丸,或赞育丹等以补肾壮阳。

2.心脾虚损证

症舌脉:阳痿,心悸健忘,失眠多梦,食少倦怠,腹胀便溏,面色萎黄,舌淡苔白,脉细弱。

病机分析:心脾虚损,气血生化乏源,则宗筋失养而成阳痿;心血不足,心神失养,则可见心悸健忘,失眠多梦;脾胃虚弱,运化失司则可见食少倦怠,腹胀便溏,面色萎黄;舌淡苔白,脉弱亦为气血不足之象。

治法:健脾养心。

方药运用:

(1)常用方:归脾汤加减。药用党参、炙黄芪、白术、茯苓、当归、龙眼肉、酸枣仁、熟地黄、葫芦巴、枸杞子、甘草。

本证由于脾胃虚弱,导致气血生化不足,日久脾虚血少,心失所养而成,故应补益脾胃治其本。方中人参、黄芪甘温益气,补养脾胃后天之本为君药;白术、茯苓健脾益气,助气血生化之源,为臣药;当归、熟地黄滋补阴血,有血为气母之意,使气血化源生生不息,龙眼肉、酸枣仁补血养心安神,葫芦巴、枸杞子补肾益精,精血同源,共为佐药;甘草调和诸药,为使药。

(2)加减:肾阳虚者,加补骨脂、菟丝子、仙灵脾;血虚者,加何首乌、鹿角霜、龟甲胶。

(3)临证参考:平素可常服人参归脾丸或参苓白术散等补益脾胃之品。

3.肝郁不舒证

症舌脉:阳痿,烦躁易怒,胸脘满闷,胁肋胀痛,食少便溏,舌淡红,脉弦细。

病机分析:肝为刚脏,主筋脉而系阴器,郁怒伤肝,肝失条达,故阴器日见痿软而难举;胁肋乃肝之分野,疏泄不能,则见烦躁易怒,胸脘满闷,胁肋胀痛;肝木乘土,脾失健运则食少便溏;脉弦细乃肝郁之象。

治法:疏肝解郁。

方药运用:

(1)常用方:逍遥散加减。药用北柴胡、白芍、当归、枳壳、郁金、青皮、陈皮、香附、川楝子、炒白术、茯苓、炙甘草。

方中柴胡疏肝气、解肝郁以顺肝性,是为君药;当归、白芍养肝血、柔肝体以和肝,体阴而用阳,枳壳、郁金、青皮、陈皮、香附、川楝子助君药疏肝理气,调畅气机,共为臣药;白术、茯苓、炙甘草健脾和中,防木旺克脾土,体现了见肝之病当先实脾的法则,为佐药;炙甘草调和诸药,用为使药。

(2)加减:肝肾同源,若有肾虚者,应加菟丝子、枸杞子、补骨脂。

(3)临证参考:平素可常服加味逍遥丸。若肝郁化火,出现小便涩痛等可加丹皮、栀子等增强疏肝清热作用。

4.惊恐伤肾证

症舌脉:阳痿,心悸易惊,胆怯多疑,夜寐不安,睡中惊叫,舌淡红,脉弦。

病机分析:由于惊恐伤肾,肾气亏损则阳事不举,或举而不坚;惊恐气乱,则胆伤决断不能,故胆怯多疑;心伤则神不守舍,故夜寐不安,睡中惊叫,心悸易惊;舌淡红,脉弦亦为惊恐气乱之象。

治法:补肾宁神。

方药运用:

(1)常用方:启阳娱心丹、达郁汤合宣志汤加减。药用菟丝子、巴戟天、远志、酸枣仁、茯神、当归、白芍、白术、人参、升麻、柴胡。

方中菟丝子、巴戟天温肾填精,补益肾气,为君药;臣以远志、酸枣仁、茯神、当归、白芍养血安神,恐则气下,故用升麻、柴胡以升阳,白术、人参健脾益气,以后天养先天。

(2)加减:肾气亏虚明显者,加仙灵脾、补骨脂、枸杞子。

(3)临证参考:本证因外界强刺激引起肾亏,除药物治疗外,还须解除不良刺激因素,此点亦非常重要。

5.湿热下注证

症舌脉:阳痿且阴囊潮湿,肢体困倦,或有阴囊坠胀、肿痛,小便赤涩灼痛,舌红,苔黄腻,脉滑数。

病机分析:湿热内蕴,下注宗筋,则宗筋弛纵致阳痿;下注阴器则阴囊潮湿、坠胀、肿痛;下注膀胱则小便赤涩灼痛;舌红,苔黄腻,脉滑数,均为湿热内蕴之象。

治法:清利湿热。

方药运用:

(1)常用方:龙胆泻肝汤加减。药用龙胆草、栀子、黄芩、车前子、柴胡、生地黄、当归、泽泻、生甘草。

方中龙胆草能清肝胆实火,除下焦湿热,两擅其功,故为本方君药;黄芩、栀子协助龙胆草清泻肝火,泽泻、车前子协助龙胆草利水渗湿,使湿热从小便而出,共为臣药;肝为藏血之脏,火郁须防损伤肝血,故佐以养血的生地、当归以顾护其虚,木郁达之,火郁发之,故用柴胡达之发之;生甘草调和诸药为使药。

(2)加减:大便秘结者,加大黄;小便疼痛剧烈,微热,舌红者,加黄柏、竹叶、滑石。

(3)临证参考:热易伤阴,导致肝肾阴虚,阴虚内热证,可用知柏地黄丸、大补阴丸合方加减。湿邪易伤阳气而致肾阳不足者,宜加温阳化湿之品。

(四)其他疗法

1.中成药

(1)肾宝:每次2~3粒,每日3次。适用于肾亏遗精阳痿型。

(2)男宝补肾胶囊:每次4粒,每日2~3次。适用于肾阳不足之阳痿。

(3)人参归脾丸:每次1丸,每日2次。适用于心脾两亏型阳痿。

2.单验方

(1)地肤子作汤淋浴,洗外阴,同时应用地肤子10g、阳起石30g煎汤服用,每日1剂。适用于湿热下注者。

(2)九香虫120g,用文火炒黄,研末,每日服2次,每次服5g。适用于脾肾亏损或肾亏气滞者。

(3)羊睾丸2只,加陈酒少许,每晨蒸服,连服1月为1个疗程,如得效而未恢复者,可续服1个月,在服食间忌房事。适用于命门火衰之阳痿者。

(4)草还丹:吴茱萸酒浸,取肉500g,破故纸酒浸1日,焙干,取250g,当归200g,人工麝香6g,为细末,炼蜜为丸,梧桐子大,每服10g,临卧酒盐汤下。具有补益元阳、补元气、固元精、壮元神的功效,适用于肾亏之阳痿者。

3.针灸 针灸对阳痿有较好疗效,可以同时配合应用。常用穴有关元、中极、命门、三阴交等,虚寒者亦可加灸。

【转归与预后】

肝郁不舒、湿热下注之实证,经疏肝解郁、清利湿热之法治疗后,效果均为良好;若失治、误治,伤及肝肾之阴或脾胃之阳,则病程缠绵,恢复较慢。心脾肾虚证,以健脾、养心、安神、补肾等法治疗,亦可取得较好效果,预后良好,但失治、误治或继发于某些疾病时,往往病程较长,恢复较难。

第五节　腰痛

【定义】

腰痛是指由外感、内伤或外伤等致病因素,导致腰部经络气血运行不畅,或腰部失于精血濡养,使腰之一侧或两侧出现疼痛为主证的病证。

【病因病机】

腰为肾之府,乃肾之精气所溉之域,与膀胱相表里,足太阳膀胱经循行于此,且任、督、冲、带等诸经脉络脉亦布其间,故无论内伤、外感或外伤等,伤及于肾或痹阻肾之经络,均可发生腰痛。如《杂病源流犀烛·腰脐病源流》指出:"腰痛,精气虚而邪客病也"。

（一）病因

1.感受外邪　风、寒、湿、热是外感腰痛的致病因素。但因湿性重浊、黏滞,最易痹着腰部,所以外感总离不开湿邪为患。或劳力汗出,湿衣裹身,或久卧冷湿之地,或涉水冒雨,或当风受寒,或夏月感受湿热之邪,或寒湿之邪蕴久化热转成湿热,诸邪留予腰府经络,均可阻滞经络气血,气血运行不畅而发为腰痛。

2.劳累外伤　劳累过度,跌仆损伤,腰部用力不当,损伤腰肌、脊柱,均可使腰府经络气血运行不畅,气滞血瘀发为腰痛。如《金匮翼·腰痛》言:"盖腰者一身之要,屈伸俯仰,无不为之,若一有损伤,则血脉凝涩,经络壅滞"。

3.肾亏体虚　先天禀赋不足,加之劳累太过,或久病体虚,或年老体衰,或房室不节,或气郁化火,耗伤真阴,以致肾精亏损,无以濡养腰府筋脉而发生腰痛。如《景岳全书·腰痛》言:"腰痛之虚证十居八九,但察其既无表邪又无湿热,而或以年衰,或以劳苦,或以酒色所伤,或七情忧郁所致者,则悉属真阴虚证"。

此外,风、寒、湿、热外邪侵袭及外伤、劳累等,均可在肾虚的基础上诱发或加重本病。

（二）病机

1.发病　外感腰痛和跌仆挫伤腰痛发病较急,内伤腰痛发病缓慢。

2.病位　本病病位在肾及腰部经络。大抵外感多在经络,内伤以肾为主,但涉及脾、肝等脏。

3.病性　本虚标实,虚实夹杂为本病的特点。本虚是肾虚为主,涉及脾肝;标实常是风寒、风热、风湿、寒湿、湿热、瘀血、气滞等相因为患。

4.病势　外感及外伤腰痛以邪实为主,病位较浅,在经在络,继则入血伤正,进而入肾,使病机复杂,病性由实转虚,逐渐加重。内伤腰痛病位较深,病在于脏,以肾为主,亦可影响到腰部经络,病由内而外,呈虚证或因虚致实而形成的虚实夹杂之证。

5.病机转化 外感腰痛,初起以风寒、风热、风湿、寒湿、湿热之邪为主,经络受邪,阻滞气机运行,继可入血,产生气滞血瘀,进而伤正入脏。寒湿之邪,可损伤肾阳,湿热之邪可损伤肾阴,肾阳肾阴不足,又易导致外邪入侵肾之经络。内伤腰痛以肾精亏虚为主,肾阳虚不能温煦脾土以行水,导致脾肾阳虚;肾阴虚不能涵养肝木,导致肝肾阴虚;进而致肝脾肾俱败,病机复杂,病情缠绵难愈。

【诊断与鉴别诊断】

(一)诊断依据

按照《中医内科常见病诊疗指南·中医病证部分》。

1.急性腰痛 病程较短,轻微活动即可引起一侧或两侧腰部疼痛加重,脊柱两旁常有明显的按压痛。

2.慢性腰痛 病程较长,缠绵难愈,腰部多隐痛或酸痛。常因体位不当,劳累过度,天气变化等因素而加重。

3.常有居住潮湿阴冷,涉水冒雨、跌仆闪挫或劳损等相关病史。

(二)鉴别诊断

1.痹病 痹病患者可出现腰痛,但以肢体关节疼痛为主要表现。而腰痛患者以腰痛为主要表现,可无肢体关节疼痛。

2.淋病 石淋、热淋、血淋等患者,有时腰痛剧烈,但多伴有小便频数、短涩、滴沥、刺痛,腰痛患者多无此症。

【辨证论治】

(一)辨证要点

腰痛辨证,宜分辨表里虚实寒热,正如《景岳全书·杂证谟·腰痛》说:"盖此证有表里虚实寒热之异,知斯六者,庶乎尽矣,而治之亦无难也。"大抵感受外邪或跌仆扭伤,其证多属表、属实,发病骤急;由肾精亏损所致者,其证多属内、属虚,常见慢性反复发作,客邪久羁,损伤肾气,或肾气久亏,卫阳不足,新感淫邪,或因虚致痰浊瘀血内停,均为本虚标实,虚实夹杂之证。临证当细审邪正之主次轻重。

(二)治疗原则

内伤腰痛以肾虚为本,风、寒、湿、热、气滞、血瘀、痰浊为腰痛之标;病初多实,久病多虚。实者泻之,当分辨邪之不同,分别采用祛风、散寒、除湿、清热、行气、活血、涤痰之法以祛邪通络;虚者补之,宜补益肾精,填髓壮骨;本虚标实,虚实夹杂者宜分清标本虚实的主次,标本兼顾。实证经治邪去,又当酌以补肾,方可巩固疗效。

(三)应急措施

腰痛多以外伤急发剧烈疼痛,为缓解疼痛可采用下列方法:

1.针刺殷门、人中、委中、承山、阿是穴,强刺激,留针15~20分钟。

2.耳针腰椎、腰痛点、骶椎。

3.服云南白药、三七伤药片或跌打丸。

4.地鳖虫,焙黄研末,每服 3g,每日 2 次,黄柏煎水冲服。

5.七厘散或冬乐膏等外敷或外贴。

(四)分证论治

1.寒湿痹阻证

症舌脉:腰部冷痛重着,转侧不利,逐渐加重,静卧痛不减,阴雨天则加重,苔白腻,脉沉而迟缓。

病机分析:寒湿之邪,侵袭腰部,痹阻经络时,因寒性收引,湿性凝滞,故腰部冷痛重着,转侧不利;湿为阴邪,得阳运始化,静卧则湿邪更易停滞,故虽卧疼痛不减;阴雨寒冷天气则寒湿更甚,故疼痛加剧;苔白腻,脉沉而迟缓,均为寒湿停聚之象。

治法:祛寒除湿,温通经络。

方药运用:

(1)常用方:甘姜苓术汤加减。药用干姜、茯苓、炒白术、狗脊、骨碎补、汉防己、炙甘草。

本证病机为寒湿停聚,治宜祛寒除湿治其本。方中干姜、茯苓、炒白术温脾散寒胜湿,脾主肌肉,司运化水湿,脾阳不振,则寒湿留着腰部肌肉,故用暖土胜湿法,使寒去湿化,诸证自解,故为君药;狗脊、骨碎补补肾强腰,除湿壮骨,汉防己温经散寒通络,共为臣药;炙甘草缓中补脾,与干姜辛甘化阳,有利脾阳健运,又可调和诸药,故为佐使药。

(2)加减:寒邪偏胜,则冷痛为主,拘急不舒,可加附子、细辛以温肾祛寒;若湿邪偏胜则痛而沉重为著,苔厚腻,可加苍术、薏苡仁、川乌燥湿散邪;若冷痹日久入络者,可加白花蛇、乌梢蛇、千年健疏通经络,强腰壮肾;若腰痛左右不定,牵引两足,或连肩背,或关节游痛,是兼有风邪,宜合独活寄生汤加减,以祛风活络,补益肝肾;若寒湿之邪,伤及阳气,而兼见腰膝酸软,脉沉无力等症,宜兼补肾阳,酌加菟丝子、补骨脂,以助温阳散寒。

(3)临证参考:寒湿腰痛的治疗,《症因脉治》认为:太阳寒湿应用羌活败毒散加苍术;少阴寒湿应用独活苍术汤;少阳寒湿应用柴胡苍术汤;厥阴寒湿应用四逆汤加柴胡、独活;阳明寒湿应用苍术白芷汤;太阴寒湿应用《济生》术附汤、渗湿汤。对湿重者,治不效可用五苓散从分利小便治疗。

2.湿热阻滞证

症舌脉:腰痛重着而热,热天或雨天疼痛加重,活动后或可减轻,口干口渴,苔黄腻,脉濡数。

病机分析:湿热壅滞于腰部,阻滞经络气血运行,经气不通故腰痛重着而热;热天或雨天热重湿增,故疼痛加重;活动后气机有舒展,湿滞得减,故痛或可减轻;热盛伤津故口干口渴;苔黄腻,脉濡数均为湿热内蕴之象。

治法:祛湿清热,舒筋止痛。

方药运用:

(1)常用方:四妙丸加减。药用萆薢、黄柏、苍术、薏苡仁、汉防己、牛膝、当归、炙甘草。

本证病机主要为湿热下注,痹阻腰部脉络而成,治当清利下焦湿热。方中萆薢、黄柏清利下焦湿热为君药;苍术健脾燥湿,薏苡仁除湿和中,助君药清热利湿之功,为臣药;汉防己清热除湿,疏通经脉,牛膝强腰补肾,当归活血通络以止痛,共为佐药;甘草调和药性,为使药。

(2)加减:若腰痛重者,可加木瓜、络石藤以加强舒筋通络止痛之功;若舌红,口渴溲赤,脉弦数为热象偏重,可酌加栀子、泽泻以助清利湿热;若兼有外邪身痛,发热者,可加柴胡、防风、独活、羌活以疏散表邪;若兼有膀胱湿热者,可加猪苓、茯苓、泽泻、车前草以清热利湿,通利小便;若热盛伤阴,兼见腰酸咽干,手足心热,当佐以滋补肾阴之品,但要注意选用滋阴而不恋湿的药物,如女贞子、旱莲草等。

(3)临证参考:湿热之邪,难以清除,延绵难愈,久留于体内,易伤其阴而导致阴虚夹湿,用药宜权衡,需注意滋阴而不助湿,除湿而不伤阴,不可急于求功。

3.瘀血腰痛证

症舌脉:腰痛如刺,痛有定处,日轻夜重。轻者俯仰不便,重则不能转侧,痛处拒按,舌质黯紫,或有瘀斑,脉涩。部分病人有外伤史。

病机分析:瘀血阻滞经脉,以致气血不能通畅,故腰痛如刺,而痛有定处,按之则痛甚;血属阴,故日轻夜重;舌紫黯,或有瘀斑,脉涩亦为瘀血内停之象。

治法:活血化瘀,通络止痛。

方药运用:

(1)常用方:身痛逐瘀汤加减。药用当归、川芎、五灵脂、桃仁、红花、没药、地龙、牛膝、香附、炙甘草。

本证由于瘀血阻滞,脉络不通则痛,故当活血化瘀治其本。方中当归、川芎、五灵脂、桃仁、红花、没药活血祛瘀,通络止痛,共为主药;地龙搜剔经络瘀血而通血脉,牛膝强腰补肾,香附调畅气机,取气为血帅,气行则血行之意,共为辅药;甘草调和诸药,为使药。

(2)加减:腰痛引胁者,加柴胡、郁金;瘀血明显,腰痛入夜更甚者,加全蝎、蜈蚣、白花蛇等虫类药以通络止痛。

(3)临证参考:瘀血腰痛,因外伤跌仆扭伤所致,重在活血通络止痛;久病入络者,宜在活血化瘀基础上治疗原发病。

4.气滞腰痛证

症舌脉:腰痛连胁,腹胀善太息,因情志不遂腰痛加重,痛引少腹,舌黯苔薄白,脉弦。

病机分析:肝气不舒,气滞腰胁,故腰痛连胁,腹胀善太息,因情志不遂而腰痛加重;少腹属肝经所过之处,郁怒伤肝,诸筋纵弛,故痛引少腹;舌黯,苔薄白,脉弦亦为肝气不舒之象。

治法:疏肝理气,补肾通络。

方药运用:

(1)常用方:沉香降气汤加减。药用沉香、制香附、郁金、川楝子、枸杞子、延胡索、砂仁、炙甘草。

肝气郁结,下焦气机不畅,经络气滞不通而成本证,治当调畅下焦气机,通络止痛。方中沉香主降,调畅下焦气机而止痛为君药;香附、郁金、川楝子舒肝理气解郁,调畅三焦气机,为臣药;枸杞子补肾以养肝血,使肝能体阴而用阳,延胡索行气活血止痛,砂仁降逆和中,共为佐药;炙甘草调和药性,为使药。

(2)加减:腹胀者,加枳壳、厚朴;呕恶痰多者,加半夏、陈皮、茯苓;口干口苦者,加栀子、黄芩;食滞不化者,加鸡内金、神曲。

(3)临证参考:本证腰痛多因肝郁气滞,或肝郁脾虚胁痛而牵引至腰部,治疗当以疏理肝气为主要环节。

5.脾虚腰痛证

症舌脉:腰痛日久,肢体沉重,面色不华,食少便溏,舌苔白腻,脉滑或濡。

病机分析:脾虚水谷运化失司,则聚湿生痰,痰湿阻滞腰部气血,气血运行不畅可发腰痛;痰湿泛滥于肢体,则肢体沉重;脾虚中焦化源不足,气血日薄则面色不华;食少便溏,舌苔白腻,脉滑或濡亦为脾虚水湿不化之象。

治法:益气健脾,利湿补肾。

方药运用:

(1)常用方:防己黄芪汤加减。药用防己、黄芪、炒白术、茯苓、苍术、狗脊、牛膝、生姜、大枣、炙甘草。

方中防己祛风行水,黄芪益气固表,且能行水消肿,两药相伍,扶正祛邪之力更强,共为主药;辅以白术、茯苓、苍术健脾益气燥湿,狗脊、牛膝补益肾气,强壮筋骨;生姜、大枣补益脾胃,调和营卫;炙甘草培土和中,调和诸药,共为佐使药。

(2)加减:脾虚湿甚,可用实脾饮;呕恶者,加半夏、生姜;湿滞不化腹胀者,加草果、槟榔。

(3)临证参考:脾虚日久多易损及肾阳而导致肾阳不足,可酌加温肾阳而利小便之药。

6.肾虚腰痛证

症舌脉:腰痛以酸软为主,喜按喜揉,腰膝无力,遇劳更甚,卧则减轻,常反复发作。偏阳虚者,则少腹拘急,面色㿠白,手足不温,少气乏力,舌淡,脉沉细。偏阴虚者,则心烦失眠,口燥咽干,面色潮红,手足心热,舌红少苔,脉细数。

病机分析:腰为肾府,肾主骨生髓,肾之精气亏虚则腰脊失养,故酸软无力,其痛绵绵,喜按喜揉,均是虚证所见;劳则气耗,故遇劳更甚,卧则减轻;阳虚不能煦筋,则少腹拘急,四肢不得温养,故手足不温;面色㿠白,舌淡脉沉细皆为阳虚有寒之象;阴虚则阴不敛阳,虚火上炎故心烦失眠,口燥咽干,手足心热;舌红少苔脉细数均为阴虚有热之象。

治法:偏阳虚者,温肾助阳;偏阴虚者,滋阴补肾。

方药运用:

(1)常用方:

1)偏肾阳虚者用右归丸加减。药用肉桂、熟附片、鹿角胶、杜仲、菟丝子、枸杞子、熟地黄、山萸肉、山药、炙甘草。

方中肉桂、附片温肾散寒,补肾助阳,杜仲、菟丝子壮肾阳,强筋骨,鹿角胶温阳补髓,共为君药;枸杞子、熟地黄、山萸肉、山药滋阴补肾,以阴中求阳,共为臣药;炙甘草调和药性为使药。

2)偏肾阴虚者用左归丸加减。药用龟甲胶、熟地黄、山萸肉、鹿角胶、枸杞子、山药、菟丝子、牛膝。

方中熟地、山萸肉、山药、枸杞子补肾滋阴填精,龟甲胶、鹿角胶阴阳相合峻补精血,均为主药;辅以牛膝补肾强壮筋骨,菟丝子温肾助阳,又体现了阳中求阴之意。

(2)加减:肾阳虚大便不实者,加党参、白术、苍术、车前子;肾阴虚五心烦热者,加丹皮、地骨皮。

(3)临证参考:肾虚腰痛多为其他疾病引起肾阳虚或肾阴虚所致,因此在治疗上需考虑其他疾病的变化进行论治。

(五)其他疗法

1.中成药

(1)跌打丸:每次 1 丸,每日 2 次。活血散瘀,消肿止血。适用于跌仆损伤,瘀血阻滞之腰痛。

(2)三七伤药片:每次 3 片,每日 3 次。舒筋活血,散瘀止痛。适用于瘀血腰痛。

(3)健肾壮腰丸:每次 1 丸,每日 2 次。健肾壮腰。适用于肾虚腰痛。

(4)健步壮骨丸:每次 1 丸,每日 2 次。补益肝肾,祛风散寒,除湿通络。适用于肾虚腰痛。

2.食疗

(1)滋肾养肝汤西洋参 6g,北沙参 20g,枸杞子 20g,黄精 15g,百合 15g,冬虫夏草 6g,加水鱼 250g,生姜 4 片,加水煲汤 3 小时,每日 1 次。适于肝肾不足腰痛。

(2)强筋壮骨汤海马 8g,蛤蚧 1 对,鹿筋 10g,杜仲 15g,续断 10g,核桃仁 15g,大枣 30g。加猪脊骨 750g,田鸡 200g,生姜 4 片,用水煲汤 3 小时,每日 1 次。适用于肾亏腰痛。

(3)用猪腰 1 只,加青盐少许,煮烂,喝汤吃腰子。适于肾虚腰痛。

(4)虎杖根 500g,白酒 1500g,浸泡 1~3 周,适量饮服,每日 2~3 次。适用于风湿、血瘀腰痛。

3.局部用药

(1)冬乐膏:外贴患处。适于外伤性腰痛。

(2)寒痛乐:熨患处。适于风寒湿腰痛。

(3)伤湿止痛膏:外贴患处。适于寒湿腰痛。

(4)用肉桂、川乌、草乌、吴茱萸、生姜、花椒等,研末炒热用绢布包裹,熨痛处。适于寒湿腰痛及阳虚腰痛。

4.针灸

(1)各种原因所致之腰痛均可针大椎、肾俞、承山、殷门、委中;寒湿、湿热者,配足三里、三阴交;脾虚者,配脾俞、足三里;肝郁者,配期门、行间;瘀血者,配血海、人中。

(2)肾阳虚、脾虚、寒湿者,可用艾卷隔姜灸肾俞、三阴交、脾俞、足三里等穴。

(3)耳针可选腰、背、肾上腺、内分泌等穴。

(4)火罐疗法适用于寒湿、脾虚、肾虚所致腰痛者。

5.按摩 先按痛处,后按周围穴位如肾俞、环跳、承山。急性外伤者暂不宜按摩。

6.穴位注射 痛点处穴位注射维生素 B_{12}、野木瓜注射液。

【转归与预后】

腰痛患者若能得到及时正确治疗,一般预后良好。特别是内、外、妇、骨等各种疾病导致的腰部疼痛,如能治愈原发病,腰痛会随之好转。但若失治误治,病延日久,痛久入络,气郁血阻,经络不通,肢节失荣,则可转化为痿证等,预后欠佳。

第七章　气血津液病症

第一节　郁病

一、概念

1.主症　以心情抑郁,情绪低落,胸部满闷,胁肋胀痛,善太息,或易怒欲哭,或失眠善忘,不思饮食,或咽中异物感等为主要表现。

2.病机要点　气机郁滞,脏腑功能失调。

二、病因病机

郁病病因可分内外两方面,外因为情志所伤,伤肝,伤脾,或伤心;内因为脏气易郁。

1.愤懑恼怒伤于肝　愤懑恼怒,肝失调达,气机阻滞,而成气郁。气为血帅,气行则血行,气郁气滞不畅,则血行不畅,而成血郁。若肝气横逆,影响脾胃,脾失健运,水湿内停,而成湿郁。若水湿内聚,凝而为痰,则成痰郁。气郁日久,热不疏泄,日久化火,则发生肝火上炎等病变而成火郁。若火郁日久,灼伤阴液,则导致肝阴不足。

2.忧愁思虑伤于脾　忧愁思虑,精神紧张,或长期伏案思索,使脾气郁结;或肝气郁结横逆侮脾,均可致脾失健运,不能消磨水谷,则致食积不消,而成食郁;不能运化水湿,水湿内停,则成湿郁;水湿内聚,凝为痰浊,则成痰郁。久郁伤脾,饮食减少,气血生化乏源,则可致心脾两虚。

3.悲哀忧愁伤于心　所愿不遂,悲哀忧愁,损伤心神,心失所养而发生一系列病变。若心气不足,则心悸,短气,自汗;心血亏虚,则心悸,失眠,健忘;心阴亏虚,心火亢盛,则心烦,低热,面色潮红,脉细数;心神失守,以致精神惑乱,则见悲伤欲哭、哭笑无常等多种症状。心的病变还会进一步影响到其他脏腑,如《灵枢·口问》说:"悲哀忧愁则心动,心动则五脏六腑皆摇。"

4.脏气易郁为内因　郁病的发生除与精神刺激的强度及持续时间的长短有关外,还与机体本身的状况有极为密切的关系。正如《杂病源流犀烛·诸郁源流》说:"诸郁,脏气病也,其原本于思虑过深,更兼脏气弱,故六郁之病生焉。六郁者,气、血、湿、热、食、痰也。"说明了机体的

"脏气弱",是郁病发病的内在因素。

总之,郁病的病因在于情志内伤。病机为气机郁滞,脏腑功能失调。病变与心、肝、脾关系密切。

三、诊断

1.精神抑郁、情绪不宁、胸胁胀满疼痛是诊断郁病的重要依据。在此基础上,继发其他的郁滞,则会出现相应症状。

2.郁病多发生于中青年女性。患者多有焦虑、悲哀、忧愁、恐惧等情志内伤的病史。各系统检查及实验室检查无阳性体征,除外器质性疾病。

四、鉴别诊断

1.郁病梅核气须与阴虚喉痹鉴别

表 7-1 梅核气与阴虚喉痹鉴别表

	梅核气	阴虚喉痹
发病性别 发病原因	多见于青中年女性 因情志抑郁而发病	多见于青中年男性 多因感冒、长期烟酒、嗜食辛辣而发病
临床表现	自觉咽中有物梗塞,咯之不出,咽之不下, 无咽痛及吞咽困难	咽部除有异物感外,还有咽干,灼热,发痒,常咯 出藕粉样痰块
是否与 情绪有关	与情绪波动密切相关,心情愉快时症状可 减轻或消失;心情抑郁时症状加重	与情绪波动无关

2.郁病脏躁须与癫病鉴别

表 7-2 脏躁与癫病鉴别表

	脏躁	癫病
发病人群	多发于中年女性	多发于青壮年,男女发病率无明显差异
病机要点	心神惑乱	阴阳失和,气火痰瘀蒙蔽心窍,神志失常
临床表现	悲伤欲哭,数欠伸,像如神灵所作,但可自 制,一般不会自伤及伤害他人	表情淡漠、沉默痴呆,语无伦次,静而少动,缺乏自知 自控能力

五、辨证论治

(一)辨证要点

1.辨病位 郁病的发生主要为肝失疏泄,脾失健运,心失所养。气郁、血郁、火郁主要关系于肝;食、湿、痰郁主要关系于脾;虚证主要与心的关系密切。

2.辨虚实 气郁、血瘀、化火、食积、湿滞、痰结等属实,而心失所养,脾失健运,肝阴不足等属虚。也有正虚邪实、虚实夹杂的证候,如既有肝气郁滞又有脾虚不运的症状。

（二）治则治法

理气开郁,怡情易性是治疗郁病的基本原则。对于实证,除理气开郁外,应根据是否兼有血瘀、化火、痰结、湿滞、食积,而分别采用化瘀、降火、祛痰、化湿、消食等法。虚证则根据损及的脏腑及气血阴阳亏虚的不同情况而补之,或养心安神,或补益心脾,或滋补肝肾。虚实夹杂者,则补虚泻实。

除药物治疗外,注重精神治疗对郁病极为重要。《临证指南医案·郁》称:"郁病全在病者能怡情易性。"

（三）分证论治

1.肝气郁结

【主症】 精神抑郁,情绪不宁。

【兼次症及舌脉】 善太息,胸部满闷,胁肋胀痛,痛无定处,女子月事不调,经前乳胀,脘闷嗳气,不思饮食,大便不调,舌质淡红,舌苔薄腻,脉弦。

【病机要点】 肝失疏泄,气机郁滞。

【治法】 疏肝解郁,理气和中。

【主方】 柴胡疏肝散。

2.气郁化火

【主症】 性情急躁易怒,胸胁胀痛。

【兼次症及舌脉】 口苦口干,头痛、目赤、耳鸣,或见嘈杂吞酸,大便秘结等。舌红,苔黄,脉弦数。

【病机要点】 热不疏泄,日久化火。

【治法】 疏肝解郁,清肝泻火。

【主方】 丹栀逍遥散。

3.血行瘀滞

【主症】 精神抑郁,胁肋刺痛。

【兼次症及舌脉】 性情急躁,头痛失眠,健忘,或见身体某处发热或发冷感。舌质紫暗,或有瘀点、瘀斑,苔薄,脉弦或涩。

【病机要点】 气机郁滞,血行不畅。

【治法】 理气解郁,活血化瘀。

【主方】 血府逐瘀汤。

4.痰气郁结

【主症】 精神抑郁,胸部闷塞。

【兼次症及舌脉】 胁肋胀满,咽中不适如有物梗塞,咽之不下,咯之不出,苔白腻,脉弦滑。

【病机要点】 肝郁脾虚,聚湿生痰,痰气郁结。

【治法】 行气开郁,化痰散结。

【主方】 半夏厚朴汤。

5.心阴亏虚

【主症】 精神抑郁,心悸,健忘。

【兼次症及舌脉】 失眠,多梦,五心烦热,盗汗,口干咽燥,舌红少津,脉细数。

【病机要点】 情志过极,耗伤心阴。

【治法】 滋阴养血,补心安神。

【主方】 天王补心丹。

6.心脾两虚

【主症】 多思善虑,头晕神疲。

【兼次症及舌脉】 心惊胆怯,失眠,健忘,纳呆,面色无华,舌质淡,苔薄白,脉细。

【病机要点】 忧愁思虑,耗伤心脾。

【治法】 益气补血,健脾养心。

【主方】 归脾汤。

7.肝阴亏虚

【主症】 眩晕,耳鸣,目干畏光,视物昏花。

【兼次症及舌脉】 头痛且胀,面红目赤,急躁易怒,或肢体麻木,筋惕肉𥉉,舌干红,脉弦细或数。

【病机要点】 阴亏阳亢,扰动心神。

【治法】 滋养阴精,补益肝肾。

【主方】 滋水清肝饮。

8.心神惑乱

【主症】 精神恍惚,心神不宁,多疑易惊,悲忧善哭,喜怒无常。

【兼次症及舌脉】 时时欠身,或手舞足蹈,舌质淡,脉弦。

【病机要点】 肝郁气耗,心神失养。

【治法】 甘润缓急,养心安神。

【主方】 甘麦大枣汤。

第二节　血证

血证是由多种原因引起的火热熏灼或气虚不摄,致血液不循常道,或上溢于口鼻诸窍,或下泄于前后二阴,或渗出于肌肤所形成的疾患,称为血证。即非生理性出血疾患称为血证。血证常见病证有鼻衄、齿衄、咯血、吐血、便血、尿血、紫斑,血液系统疾病、感染性疾病及局部血管损伤出血均可参照血证辨证论治。

一、病因病机

血证的主要病因有感受外邪、饮食不节、情志过极、劳欲久病等。感受外邪以阳邪为主,如风、燥、热毒等,其中以热邪为多。过食辛辣厚味醇酒,既可滋生湿热,又可损伤脾胃。忧思郁怒,过极化火,迫血妄行。劳欲过度,伤及正气,或久病之后,脏腑受损,阴阳气血亏虚;久病入络,血脉瘀滞。本证的主要病机可归纳为火盛气逆,迫血妄行;气虚不摄,血溢于外;瘀血阻络,血不循经三个方面。

二、辨证论治

1.辨证要点

(1)辨外感内伤:外感病急,为病程短,起病多有表证,兼见外感风寒,风热者病在肺卫,内伤多脏腑,气血阴阳失和的表现。

(2)辨有火无火:无火者则见气虚或瘀血见证;有火者,当辨实火或虚火。

(3)辨证候虚实:根据病程,临床证候及出血情况,新病血证多实;久病多属虚证。

2.治疗原则 血证的治疗,应掌握治气、治火、治血三大原则与急救处理。治气,实证当清气降气,虚证当补气益气;治火,实火当清热泻火,虚火当滋阴降火;治血,选用凉血止血,收敛止血,活血止血。当血出暴急量多时,必须辨其虚实而急救之。

(一)鼻衄

鼻衄指鼻腔出血,又为鼻出血,它是血证中最常见的一种。多由火热迫血妄行所致,以肺热,胃热,肝火为常见。少数可由正气亏虚,血失统摄引起。鼻道血液外溢而非因外伤,倒经所致者,均可诊断为鼻衄。

1.应急措施 ①用湿毛巾或冰袋冷敷额部及鼻根部;②将百草霜,血余炭,用棉花球蘸上药末塞入鼻内;③鼻衄不止,可用大蒜捣如泥,作饼,贴敷同侧涌泉穴;④手指按压上星、印堂穴。

2.分证论治

(1)邪热犯肺

主证:鼻出血而干,口干咽燥,或兼身热,咳嗽少痰;舌质红,舌苔薄,脉数。

治法:清热泄肺,凉血止血。

方药:桑菊饮加减。桑叶 10g,菊花 12g,杏仁 10g,桔梗 6g,连翘 20g,生甘草 6g,薄荷 6g,芦根 30g,

(2)胃热炽盛

主证:鼻出血或兼齿衄,血色鲜红,口渴欲饮,鼻干,口干臭秽,烦躁便秘;舌红,苔黄,脉数。

治法:清胃泻火,凉血止血。

方药:玉女煎加减。麦冬 12g,生地黄 20g,牛膝 10g,石膏 30g,知母 10g。

(3)肝火上炎

主证:鼻出血,头痛,目眩,耳鸣,烦急易怒,面红目赤,口苦;舌红,苔黄,脉弦数。

治法:清肝泻火,凉血止血。

方药:龙胆泻肝汤加减。龙胆草 10g,栀子 10g,黄芩 10g,柴胡 5g,生地黄 10g,当归 10g,车前子 10g,泽泻 10g,木通 6g,生甘草 6g。

(4)气血亏虚

主证:鼻出血,或兼齿衄,肌衄,神疲乏力,面色苍白,心悸,夜寐不安;舌淡,脉细无力。

治法:补气摄血。

方药:归脾汤加减。党参 15g,白术 10g,黄芪 20g,当归 10g,炙甘草 6g,茯神 15g,远志 10g,酸枣仁 10g,木香 6g,龙眼肉 10g,生姜 3g,大枣 10g。

3.单验方

(1)茜草根、艾叶各 30g,研末蜜丸,乌梅 9g,煎汤送服。治虚寒性鼻衄。

(2)鲜仙鹤草、小蓟、墨旱莲捣汁内服。

(3)仙鹤草茶:取仙鹤草 15g,水煎代茶饮。

(二)齿衄

齿衄是指齿龈出血,又称牙衄。齿衄主要与胃肠及肾的病变有关。血自齿龈或齿缝外溢,且排除外伤所致者,即诊为齿衄。其治疗可参照"吐血"相关等证进行辨证论治。

(三)咯血

血由肺而出,或痰中常有血丝,或痰血相兼,或纯血鲜红,间夹泡沫,均称为咯血。咯血由肺络受损,血溢脉外而致。咯血也称为嗽血或咳血。

1.诊断依据　①多有慢性咳嗽、痰喘、肺痨等肺系病证;②血由肺出,经气道随咳嗽而来,或觉得喉痒胸闷,一咯即出,血色鲜红,或夹有泡沫,或痰中带血,痰血相兼;③实验室检查如白细胞及分类、血沉、痰培养细菌、痰检查抗酸杆菌及脱落细胞以及肺部 X 线、支气管镜检或造影、胸部 CT 等有助于明确咯血的原因。

2.鉴别诊断　主要咯血与吐血的鉴别,咯血与吐血均经口出,但截然不同。咯血是由肺而来,经气道咳嗽而出,血色多为鲜红,血色紫黯,常混有痰液,咯血之前多有咳嗽、喉痒、胸闷等症状。而呕血是由胃而来,经呕吐而出,常夹有食物残渣,吐血之前多有胃脘不适或胃痛、恶心呕吐等症状,吐血后无痰中带血。但大便多呈黑色。

3.辨证论治

(1)分证论治

①燥热伤肺

主证:喉痒咳嗽,痰中带血,口干鼻燥,或有身热;舌红少津,苔薄黄,脉数。

治法:清热润肺,宁络止血。

方药:桑杏汤加减,桑叶 10g,杏仁 10g,沙参 10g,贝母 10g,栀子 10g,淡豆豉 6g,梨皮 10g。

②肝火犯肺

主证:咳嗽阵作,痰中带血或纯血鲜红,胁肋胀痛,烦躁易怒,口苦;舌质红,苔薄黄,脉弦数。

治法:清肝泻肺,凉血止血。

方药:泻白散合黛蛤散加减。桑白皮 10g,地骨皮 10g,海蛤壳 10g,甘草 6g,青黛 6g。

③阴虚肺热

主证:咳嗽痰少,痰中带血,或反复咯血,血色鲜红,口干咽燥,颧红,潮热盗汗;舌质红,脉细数。

治法:滋阴润肺,宁络止血。

方药:百合固金丸加减。生地黄 10g,熟地黄 10g,麦冬 10g,贝母 10g,百合 10g,当归 10g,炒芍药 10g,甘草 6g,玄参 10g,桔梗 3g。

(2)单验方及食疗方

①新鲜仙鹤草 250g,捣汁,加入藕汁 1 盏,炖热后待凉服。

②生萝卜捣汁,半盏,加盐少许内服。

③白茅根 30g,水煎,用童便 1 盅冲服。

④百合粥:取百合 60g,大米 250g,白糖 100g。洗净大米、百合,加水适量,先置武火上烧沸,再以文火煨熬,等熟烂时加入白糖或盐即成,每天食 3～5 次。用于肺痨久咳,咳痰唾血。

(3)针灸疗法:针鱼际、内关、外关、孔最、郄门、膈中、膻中穴,每次选 3～5 穴,泻法。

(4)外治法:大蒜泥敷贴涌泉穴,取新鲜大蒜 1 头去皮,捣碎成泥状,称取 9g,并加硫黄末 6g,肉桂末 3g,冰片 3g,研匀后分涂两块纱布上,敷贴于涌泉穴(双),隔日调换 1 次。用于咯血中等量以上的患者,对肺阴虚、虚阳上亢咯血者疗效尤为显著。

(四)吐血

吐血是指血由胃来,经呕吐而出,血色红或紫黯,常夹杂有食物残渣,亦称呕血。

1.诊断依据　①有胃痛、胁痛、黄疸、痞积等宿积;②发病急骤,吐血前多有恶心、胃脘不适,头昏等症;③血随呕吐而出,常可夹食物残渣及胃内容物,血色为紫黯色、咖啡色,也可为鲜红色,大便色黑,光亮如漆状;④实验室检查,呕吐物及大便隐血试验阳性。纤维胃镜、上消化道钡餐造影、B超等检查可进一步明确吐血原因。

2.辨证论治

(1)应急措施:根据病情选择止血方法。①大黄粉(或醇提片),每次 3g,3/d,口服。②云南白药,每次 0.5～1g,3/d,口服。③三七粉或白及粉,每次 3g,3/d。④紫地宁血散,每次 2 安瓿(8g),4/d,口服;或用本药 30 安瓿溶于 1500ml 凉开水中,冻至 3～4℃,每次经胃管注入胃内 500ml,协助患者左右转动体位,使药液与胃各部分接触,随即抽出,反复 2～3 次,然后再注入 200ml 保留胃内,1～3/d,出血停止 24h 后,拔出胃管改为口服。⑤内镜下局部止血。

(2)分证论治

①胃热壅盛

主证:脘腹胀闷,甚则作痛,吐血色红或紫黯,常夹有食物残渣,口臭,便秘或大便色黑,苔黄腻,脉滑数。

治法:清胃泻火,化瘀止血。

方药:泻心汤合十灰散加减。药用黄芩 10g,黄连 6g,大黄 10g,大蓟 10g,小蓟 10g,侧柏叶 10g,荷叶 10g,茜草根 10g,栀子 10g,白茅根 30g,牡丹皮 10g,棕榈皮 6g。

②肝火犯胃

主证:吐血色红或紫黯,口苦胁痛,心烦易怒,寐少梦多;舌质红绛,脉弦数。

治法:泻肝清胃,凉血止血。

方药:龙胆泻肝汤加减。药用:龙胆草 10g,栀子 10g,黄芩 10g,柴胡 5g,生地黄 10g,车前子 10g,泽泻 10g,木通 6g,当归 10g。

③气虚血溢

主证:吐血缠绵不休,时轻时重,血色黯淡,神疲乏力,心悸气短,面色苍白;舌质淡,脉细弱。

治法:健脾益气,摄血止血。

方药:归脾汤加减(见鼻衄)。

(3)单验方及食疗方

①大藓草、白茅根、藕节各 30g,煎服,也可加韭菜汁少许 1 次服下。

②鲜芦根 90g,生侧柏、仙鹤草各 30g,煎服。

③参三七、白及、生大黄按 2∶2∶1 比例研成药末,每服 3～4.5g,3～4/d,温开水调服。

④仙鹤草、冰糖按 1∶2 用量比例制成膏滋,每次 15g,2/d。

⑤生地黄汁、鲜芦根汁、白及粉、藕粉各适量,温开水调成糊状口服。

(五)便血

便血是指血从肛门排出体外,无论在大便前或大便后下血,或单纯下血,或与粪便混杂而下,均称为便血。便血多由肠道湿热及脾胃虚寒而致胃肠之脉络受损所引起。

1.诊断依据　便血有胃痛、腹痛、胁痛、积聚等病史,大便色鲜红,黯红或紫黯,甚至黑如柏油样,实验室检查大便隐血试验阳性。

2.鉴别诊断　便血之远血与近血鉴别:便血有远血、近血之分,远血多色黯,先便而后血;近血多色鲜,先血而后便。但常是血便相混而下,难于辨其前后,故可从便血鲜色加以鉴别,便血鲜红者为近血,便血色紫黯者为远血。

3.辨证论治

(1)应急措施。

(2)分证论治

①肠道湿热

主证:便血色红,大便不畅或稀溏,或有腹痛,口苦;舌红,苔黄腻,脉濡数。

治法:清热化湿,凉血止血。

方药:地榆散加减。药用:生地榆 10g,茜草 10g,栀子 10g,黄芩 10g,黄连 10g,茯苓 10g,槐花 10g,侧柏叶 10g。

②气虚不摄

主证:便血色黯,食少,体倦,面色萎黄,心悸,少寐;舌淡,脉细。

治法:益气摄血。

方药:归脾汤加减(见鼻衄)。

③脾胃虚寒

主证:便血色黯,甚则黑色,腹部隐痛,喜温喜按,喜热饮,面色不华,神倦少气,懒言,便溏;舌淡,脉细。

治法:健脾温中,益气止血。

方药:黄土汤加减。药用:灶心黄土 30g,白术 10g,附子 10g,地黄 10g,黄芩 10g,阿胶 10g,甘草 10g。

(3)单验方

①侧柏叶、白及各 10g,共研细末,每次 3～6g,2/d 冲服。

②乌贼骨、白及、甘草各等量,共研细末,每次 3g,3/d。

③猪肠芫荽羹:鲜猪大肠 30g,芫荽 60g,洗净煮熟,空腹 1 次食之。用于胃热或湿热未清之便血。

④猪肠汤:猪大肠 90g,加黄连、木香末各 30g。将猪大肠洗净,黄连、木香末填入肠内,扎紧两头,用米醋煮烂,分 3 次空服之。用于胃热、湿热之便血。

⑤猪肠槐米汤:猪大肠 120g,槐米 15g,同入瓦锅内,加水适量,煮 3～4h,去渣顿服,1/d,连服数天。

(4)针灸疗法:便血属实热者可配合针刺曲池、大椎、三阴交穴,用泻法;属虚寒者可取足三里、太白、脾俞、肾俞等穴,针用补法或温针,或艾灸百会、气海、关元、命门等穴。

(六)尿血

尿血是指小便中混有血液甚至血块的病证。因出血量的多少不同,小便呈淡红色、鲜红色、茶褐色。尿血多为热伤脉络,脾肾不固所致。

1.诊断依据　小便中混有血液或夹有血丝、排尿时无疼痛,实验检查,小便在镜下可见红细胞。

2.鉴别诊断　尿血与血淋的鉴别:血淋和尿血均可见血随尿出,鉴别点是在排尿时疼痛与否,小便时不痛或痛不明显者,为血尿;排尿时尿血伴有疼痛兼有小便滴沥涩痛者为血淋。

3.辨证论治

(1)应急措施:尿血量多者,当先行止血,可选用:①云南白药,每次 1g,4～6/d,口服。②生三七粉,每次 1g,3～4/d,吸取。③紫珠草 50g,水煎 300ml,3/d,口服,或紫珠草片,每片 0.3g,每次 4～6 片,4/d,口服。

(2)分证论治

①下焦热盛

主证:小便黄赤灼热,尿血鲜红,心烦口渴,面赤生疮,夜寐不安;舌红,脉数。

治法:清热泻火,凉血止血。

方药:小蓟饮子加减。药用:小蓟 10g,生地黄 10g,藕节 10g,栀子 10g,木通 6g,竹叶 10g,滑石 10g,当归 10g,炒蒲黄 10g,生甘草 3g。

②肾虚火旺

主证:小便短赤带血,头晕耳鸣,神疲,颧红潮热,腰膝酸软;舌红,脉细数。

治法:滋阴降火,凉血止血。

方药:知柏地黄丸加减。药用知母 10g,黄柏 10g,熟地黄 10g,山茱萸 10g,山药 10g,茯苓 10g,牡丹皮 10g,泽泻 10g。

③脾不统血

主证:久病尿血,面色不华,体倦乏力,气短声低,或兼齿衄、肌衄;舌质淡,脉细弱。

治法:补脾摄血。

方药:归脾汤加减。

④肾气不固

主证:久病尿血,色淡红,头晕耳鸣,精神困惫,腰脊酸痛;舌质淡,脉沉细。

治法:补益肾气,固摄止血。

方药:无比山药丸加减。药用:山药 10g,肉苁蓉 10g,熟地黄 10g,山茱萸 10g,茯神 10g,菟丝子 10g,五味子 6g,赤石脂 10g,巴戟天 10g,泽泻 10g,杜仲 10g,牛膝 10g。

（3）单验方

①白茅根 30～60g,水煎服。治热证尿血。

②鲜车前草、鲜藕、鲜小蓟草各 60g,共捣汁,空腹服。治各种尿血。

③车前茅根汤:车前草、白茅根各 30g,白糖适量,水煎后去渣,加白糖代茶饮。用于膀胱湿热之尿血。

（4）针灸疗法:心火亢盛者,针刺大陵、小肠俞、关元穴,施加泻法,大敦穴以三棱针刺血。脾肾两亏者,针刺脾俞、肾俞、气海、三阴交穴,施补法,三阴交亦可平补平泻,气海穴宜导出针感向阴部放射,可在针柄上用艾卷灸之。

（七）紫斑

紫斑是指血液溢出于肌肤之间,皮肤表现青紫斑点或斑块的病证,亦有称为肌衄者。

1.诊断依据　①肌肤出现青紫斑点,小如针尖,大者融合成片,压之不褪色;②紫斑好发于四肢,尤以下肢为甚,常反复发作;③重者可伴有鼻出血、齿衄、尿血、便血及崩漏;④小儿及成人皆可患此病,以女性多见;⑤血、尿常规,大便隐血试验,血小板计数,出凝血时间、血管收缩时间,凝血酶原时间,毛细血管脆性试验及骨髓穿刺等,有助于诊断。

2.辨证论治

（1）应急措施:可选用口服止血药。①水牛角 60g,水煎服;②紫珠草粉 5g,4/d,吞服;③阿胶 15g,1～2/d,烊化服;④田七粉 3g,4/d,吞服。

（2）分证论治

①血热妄行

主证:皮肤发斑,斑色鲜红或黯红,甚则紫红,融合成片,起病急骤,常兼有鼻衄、尿血、便血,或伴发热,烦渴,尿赤便秘,或伴有发热恶风,头痛;舌质红,苔黄,脉弦数或滑数。

治法:清热泻火,凉血止血。

方药:犀角地黄汤合化斑汤加减。药用:水牛角 30g,生地黄 15g,生石膏 60g,知母 10g,玄参 15g,赤芍 10g,牡丹皮 10g。

②阴虚火旺

主证:斑色鲜红或紫黯,时发时止,起病较缓慢,伴头晕目眩,五心烦热,潮热盗汗,腰膝酸软,心烦少寐,口燥咽干;舌红少苔或无苔,脉细数。

治法:滋阴降火,凉血止血。

方药:茜根散合大补阴丸加减。药用:黄柏 10g,茜草 10g,生地黄 10g,龟甲 10g,知母 10g,黄芩 10g,侧柏叶 10g,阿胶 10g,墨旱莲 10g。

③气虚不摄

主证:紫斑色紫黯淡,散在出现,时起时消,反复发作,病程轻长,伴面色苍白或萎黄,神疲乏力,心悸气短,纳呆腹胀,便溏溲清;舌淡,苔薄白,脉细弱。

治法:健脾养心,益气摄血。

方药:归脾汤加减。

④瘀血内阻

主证:久病不愈,斑色紫黯,面晦黯或唇甲青紫,胸或腰腹疼痛,痛有定处;舌紫黯有瘀斑,脉涩。

治法:活血化瘀,消斑止血。

方药:桃红四物汤加减。药用:桃仁 10g,红花 10g,当归 10g,川芎 10g,丹参 20g,鸡血藤 20g,三七 6g,生地黄 10g,赤芍 10g。

(3)单验方

①白茅根、藕节各 15g,白及粉 3g。前二味煎水取汁,入白及粉共饮服,每日 1 剂,分早晚 2 次服。

②升麻、鳖甲、玄参、生地黄各 10～15g,水煎服,每日 1 剂,分 3 次服。

③茜草、白茅根、槐花 10～15g,水煎,分 2 次服。

(4)针灸疗法:针刺膈俞、脾俞、涌泉、血海、三阴交等穴,1/d,每次选 2～3 穴。

三、预防

增强体质,注意防寒保暖,避免感受外邪;饮食有节,勿过食辛辣、烟酒,保持大便每日通畅,以免助火动血;保持精神愉快,防止气郁化火;坚持劳逸结合,避免劳倦过度,耗伤正气;加强防护措施,避免接触或服食与血证发生有关的物品及食物。积极防治血证的原发疾病。注重生活调摄。

第三节　汗证

时时汗出,动则加重者为自汗。睡中汗出,醒来即止者为盗汗。出汗本是人体一种正常生理现象,当天气炎热或人体剧烈活动时,人体汗腺便分泌汗液,通过汗液的蒸发而放散大量体热,以防体内淤热,从而维持机体的体温恒定。但如不是在上述情况下,异常汗出即为病态。

一、疾病诊断

自汗、盗汗可见于西医学的多种疾病,有时可成为主要症状。

1.感冒　患者有感冒病史,发热恶寒,头身疼痛,往往以上症状消失后,遗留自汗症状。

2.自主神经功能紊乱　汗腺分泌受交感神经的支配,当自主神经功能紊乱如因精神过度紧张,可引起自汗,多伴有心率加快,腹胀、食欲不振等其他植物神经功能紊乱的症状。此种病人目前各种检查均无阳性发现。

3.甲状腺功能亢进症　多汗、怕热,皮肤潮湿,易兴奋,急躁好动,易怒、易饥饿,乏力,心悸,心律失常,手震颤,有时伴有腹泻。典型病人具有甲状腺肿大、突眼、心动过速。基础代谢率增高。化验 T_3、T_4 升高。

4.结核病　包括肺结核、结核性胸膜炎、肠结核、肾结核、脊椎结核、膝关节结核以及身体其他部位的结核。盗汗,午后潮热,疲乏无力,食欲不振,体重减轻,脉率快,心悸等。此外表现相应部位的症状。结核菌素试验阳性,血沉加快,X 线拍片可协助诊断。

引起自汗、盗汗的疾病还有风湿热、低血糖及某些传染病的急性期和恢复期,当以自汗或盗汗症状为主要表现时,均可参考本篇辨证治疗。

二、辨证治疗

辨证自汗、盗汗,首辨寒热虚实,一般来讲自汗多属气虚,卫外失司。盗汗多属阴虚,阳气外越。故有"古云盗汗属阴虚,自汗阳虚卫外疏"之说,但这只是一般情况,临床上要具体情况具体分析。

1.营卫失和　汗出恶风,周身酸痛或微发热,头痛,脉浮缓,苔薄白。治则:调和营卫。桂枝加龙骨牡蛎汤:桂枝 10 克,芍药 12 克,大枣 10 个,生姜、甘草各 6 克。加生龙骨、生牡蛎各 15 克。水煎服。若感冒后总是自汗出,恶风畏寒,动则益甚,宜用上方加附子 10 克。

2.脾肺气虚　自汗或小儿夜间盗汗,体弱纳少,汗出恶风,面色萎黄少华,脉弱,苔薄白。治则:补益脾肺,益气固表。玉屏风散加味:黄芪、白术各 60 克,防风 30 克。可加党参 60 克,生龙骨、生牡蛎各 30 克,为末。每服 3 克,一日 3 次。

3.心血不足　睡则汗出,心悸少寐,神疲乏力,面色苍白无华,舌淡苔薄,脉细。治则:补养心血,敛阴止汗。柏子仁汤为主方:白术、枣肉各 12 克,半夏 6 克,牡蛎、麻黄根各 15 克,人参、五味子各 10 克。可加当归 12 克。水煎服。

4.阴虚火旺　睡中盗汗,醒则汗收,伴虚烦少眠,骨蒸潮热,五心烦热,形体消瘦,女子可有月经不调,男子梦遗。脉细数,舌红少苔。治则:滋阴清热敛汗。当归六黄汤:当归 12 克,生地、熟地各 10 克,黄芪 15 克,黄连、黄芩、黄柏各 6 克。水煎服。可加五味子、乌梅各 10 克,加强滋阴敛汗作用。

5.里热外蒸　蒸蒸汗出,或头汗出或手足多汗。发热,面目红赤,口干口渴,喜冷饮,呼吸气粗,胸腹胀满,烦躁不安,大便干结,脉洪大或滑数,或沉实,舌质红苔黄腻或黄燥。治则:清泄里热。白虎汤加味:生石膏 20 克,知母 12 克,甘草 6 克。粳米 15 克。可加连翘 12 克,银花 30 克,玄参 15 克。水煎服。此方对外感化热者适宜,若平素心膈积热或胃热者,可用凉膈散,大黄、朴硝、甘草各 2g,连翘 3g,栀子、黄芩、薄荷各 1g,淡竹叶 5 片,上细切,作一服,水一盏,煎至八分,去渣,入蜜一匙,和匀服。

除以上各证外,治疗自汗、盗汗常用单验方:①仙鹤草 30 克,红枣 15 克,煎服,用于盗汗。②温粉方:煅龙骨、煅牡蛎每 10 克。生黄芪 15 克,粳米粉 30 克。共研组末,以稀疏绢包,缓缓扑于肌肤,治自汗、汗出过多。③五倍子为末,以唾液调,填脐中,外用纱布固定,用于盗汗。④白矾、葛根各 20 克。煎水洗手足,一日数次,治手足汗多。

临床上除自汗、盗汗外,还有黄汗、战汗、绝汗等,统称为汗症,因后三种症候较少见,故在此略去。

汗出过多,容易感受外邪,因此在护理上要注意避风,此外要注意加强锻炼,增强体质,使皮肤腠理固密。

第四节　消渴

一、概念

1.主症　以多饮、多食、多尿或尿有甜味,乏力或体重减轻为典型表现的病证。
2.病机要点　热伤气阴。

二、病因病机

消渴病的病因与体质因素及过食肥甘、情志失调、劳倦过度、药石所伤以及外感邪毒等有关。其中,体质因素是其发病的内在基础,热伤气阴病机贯穿消渴病病程始终。

1.体质因素　先天禀赋不足,后天失养,体质偏颇是引起消渴病的重要内因。素体胃热、肾阴不足,或肝旺气郁体质者,容易发生消渴病。

2.饮食失节　过食肥甘醇酒,辛辣香燥,煎炸烧烤,可内生湿热、痰火,或有胃肠结热,诸热伤阴耗气,则可发为消渴病。

3.情志失调　过度精神刺激,如郁怒伤肝,肝气郁结,郁久化火,郁热伤阴耗气,或劳心竭虑,营谋强思等,阳气过用,五志化火,消灼阴津,可发为消渴病。

4.年老劳倦　高年体虚,或劳倦过度,暗耗阴血,房事不节,重伤肾精,可发为消渴病。

5.外感邪毒　风热外犯,或外感温热毒邪,可致邪热内结,耗伤气阴,而致消渴病发生。

6.药石所伤　药石燥烈,伤阴劫液,可致消渴病发生。

总的说来,消渴病热是其因,虚是其变,热伤气阴病机实际上贯穿消渴病病程始终。病位在于脾胃肝肾,可兼及多脏。久病多虚,可表现为阴虚、气虚、气阴两虚甚至阴阳俱虚。正气不足,易受外邪,阴虚、气阴两虚,也可内生邪毒,所以常继发疮疡、痈痨、淋浊诸疾。久病血瘀,络脉瘀结,变生胸痹心痛、中风、水肿、关格、痿痹、脱疽、视瞻昏渺等病。

三、诊断

1.口渴多饮、多食易饥、尿频量多或尿有甜味、乏力或形体消瘦为典型表现。

2.症状不典型者,仅见乏力、咽干、阴痒者,病久常并发眩晕、肺痨、胸痹心痛、中风、雀目、疮痈等。严重者可见烦渴、头痛、呕吐、腹痛、呼吸短促,甚或昏迷厥脱危象。

3.本病多发于中年以后,以及嗜食膏粱厚味、醇酒炙煿之人。若有青少年期即罹患本病者,一般病情较重。由于本病的发生与禀赋偏颇有较为密切的关系,故消渴病的家族史可供诊断参考。

空腹血糖、餐后2小时血糖、糖化血红蛋白、葡萄糖耐量试验等有助诊断。

四、鉴别诊断

消渴病须与瘿气病、渴利相鉴别

表 7-3　消渴病与瘿气病、渴利鉴别表

	消渴病	瘿气病	渴利
病因	体质因素,加以情志失调、饮食不节等	情志内伤和饮食及水土失宜,但也与体质因素有密切关系	素体肾虚,情志、劳倦所伤
病机要点	热伤气阴	气滞、痰结、血瘀、肝旺阴虚	热伤津液,肾虚不固
颈部结块	无瘿肿	颈部一侧或两侧肿大结块无瘿肿	
多饮多食多尿消瘦	多饮、多食、多尿、消瘦,也有临床症状不典型者	多食、消瘦,无多饮、多尿	多饮,多尿,无多食、消瘦
兼症	可有尿甜、乏力体倦	烦热、易汗、性情急躁易怒、眼球突出、手指颤抖、面部烘热、心悸不宁、心烦少寐,无尿甜	具体病因不同可表现为不同的临床症状,一般无尿甜

五、辨证论治

(一)辨证要点

1.辨病位　消渴病病位主要在脾胃肝肾,并可涉及心、肺。临床上有侧重于脾胃,侧重于肝、侧重于肾的不同。

2.辨标本虚实　消渴病多本虚标实,本虚证常见阴虚、气阴两虚、阴阳俱虚,标实证有热、郁、痰、瘀之分。本虚与标实两者互为因果,常因病程长短及病情轻重的不同,而本虚和标实之表现各有侧重。一般初病多以内热为主,病程较长者则内热与阴虚、气虚互见。进而可表现为气阴两虚,甚至阴阳俱虚之证。

(二)治则治法

1.消渴病以清热、益气、养阴为基本治法。

2.清热治法应结合脏腑辨证,或清泄胃肠结热,或清解肝经郁热,或清化脾胃湿热。

3.病久入络,常见血瘀,则又当在以上各法中,适当佐以化瘀散结、活血通络之品。

(三)分证论治

1.本虚证

(1)阴虚津亏

【主症】　口渴引饮,咽干舌燥。

【兼次症及舌脉】　五心烦热,尿黄便干,或有盗汗,舌红或瘦,苔少甚至光红,脉象细数。

【病机要点】　肝肾亏虚,阴津耗伤。

【治法】　滋补肝肾,养阴增液。

【主方】 六味地黄汤合增液汤。

（2）气阴两虚

【主症】 神疲乏力,口渴喜饮,口干咽燥,小便频多。

【兼次症及舌脉】 气短懒言,五心烦热,腰膝酸软,大便偏干,舌淡红,或嫩红,苔少,脉细数无力。

【病机要点】 脾肾不足,气阴两虚。

【治法】 健脾益气,滋阴补肾。

【主方】 参芪地黄汤、易老麦门冬饮子合生脉散。

（3）阴阳两虚

【主症】 口干多饮,夜尿频多。

【兼次症及舌脉】 五心烦热,畏寒神疲,腰膝酸冷,四肢无力,汗多易感,性欲淡漠,男子阳痿,大便不调,舌体胖大,舌苔少,或有白苔,脉沉细,或沉细数而无力。

【病机要点】 肾阳虚衰,真阴不足。

【治法】 培元固肾,滋阴助阳。

【主方】 金匮肾气丸合右归丸。

2.标实证

（1）胃肠热结

【主症】 口渴多饮,消谷善饥。

【兼次症及舌脉】 大便干结,数日一行,舌燥口干,心胸烦热,舌质红,苔黄干,脉象滑利而数。

【病机要点】 内热化火,蕴结胃肠。

【治法】 清胃泻火,通腑泄热。

【主方】 增液承气汤合三黄丸。

（2）湿热困脾

【主症】 纳食不香,口干黏腻。

【兼次症及舌脉】 头晕沉重,脘腹胀闷,大便不爽,小便黄赤,或尿频涩痛,小便浑浊,舌质红,舌苔黄腻,脉象滑数,或弦滑而数。

【病机要点】 湿热内蕴,困阻脾土。

【治法】 芳香化湿、苦寒清热。

【主方】 三仁汤、黄连平胃散合四妙散。

（3）肝经郁热

【主症】 口苦咽干,口渴引饮。

【兼次症及舌脉】 胸胁满闷,太息频频,头晕目眩,烦躁易怒,失眠多梦,小便黄赤,舌质红,苔薄黄,脉弦数。

【病机要点】 湿热阻滞,肝经郁热。

【治法】 泄热化湿,清肝解郁。

【主方】 小柴胡汤、大柴胡汤合栀子清肝饮。

(4)肝阳上亢

【主症】 头痛眩晕,口苦咽干。

【兼次症及舌脉】 颜面潮红,耳鸣耳聋,躁烦易怒,失眠多梦,腰膝酸软,小便黄赤,舌边红,苔黄,脉弦。

【病机要点】 阴虚肝旺.肝火上炎。

【治法】 平肝息风,滋阴潜阳。

【主方】 天麻钩藤饮。

(5)气机郁滞

【主症】 情志抑郁,太息频频。

【兼次症及舌脉】 胸胁苦满,脘腹胀满,少腹不舒,或妇女月经不调,舌苔起沫,脉弦。

【病机要点】 肝郁气滞,木壅乘土。

【治法】 疏肝理气,柔肝健脾。

【主方】 逍遥散。

(6)痰湿阻滞

【主症】 体形肥胖,口中黏腻。

【兼次症及舌脉】 四肢沉重,神疲嗜睡,脘腹胀满,舌苔白腻,脉象滑或濡缓。

【病机要点】 痰湿中阻,脾失健运。

【治法】 化痰除湿,健脾助运。

【主方】 二陈汤、白金丸合指迷茯苓丸。

(7)血脉瘀滞

【主症】 口渴但欲漱水不欲咽,夜间为甚。

【兼次症及舌脉】 肌肤甲错,妇女月经不调,经血紫暗,口唇色暗,颜面瘀斑,或腹部有压痛;舌质紫暗,脉弦,或艰涩不畅。

【病机要点】 瘀血阻滞,脉络失和。

【治法】 活血化瘀,通络行滞。

【主方】 桃红四物汤、桃核承气汤合下瘀血汤。

应该指出的是,消渴病辨证虽分列本虚三证、标实七证,实际临床常是本虚一证与标实一证或数证同时存在,所以治疗关键在处理好本虚与标实、治本与治标的关系问题。一般说来,病情稳定的情况下,治本为主,兼以治标,或治本、治标并重;病情急变的情况下则往往是治标为主,兼以治本,或先治标,后治本。

第五节　痰饮

一、概念

1.主症　体内水液异常停积于某些部位的疾病。根据水液停积的部位不同,又分为痰饮、悬饮、溢饮、支饮四类。狭义的痰饮指水液停积于胃肠的类型。

2.病机要点 三焦气化失司,水液运化输布失常。

二、病因病机

病因包括寒湿浸渍,饮食不节,劳欲所伤,或素体阳虚,肥胖湿盛,年老多病等。病位主要在肺、脾、肾。基本病机是阳虚阴盛,病性为本虚标实。

1.寒湿浸渍,积而成饮 寒湿之邪,易伤阳气。如环境寒冷潮湿,或冒雨涉水,经常坐卧湿地等,寒湿浸渍,由表及里,致中阳受困,运化无力,水湿停聚而为痰饮。

2.饮食不节,伤及脾阳 恣食生冷,或暴饮暴食,均可阻遏脾阳,致中州失运,水湿聚而为饮。

3.劳欲久病,脾肾阳虚 水液属阴,全赖阳气之温煦蒸化输转。若因劳欲太过,或年高久病,素体阳虚,脾肾阳气不足,水谷不得运化输布停聚为饮。体虚气弱之人,一旦伤于水湿,更易停蓄致病。

总之,水液的输布排泄依靠肺脾肾和三焦的作用。若肺之通调涩滞,脾之转输无权,肾之蒸化失职,三者互为影响,三焦气化失司,阳虚水液不运,必致停积为饮。

三、诊断

1.痰饮病证的诊断,应综合临床症状,痰饮停积的部位及舌象、脉象变化来确定。

2.支饮者,见咳逆喘息,痰白量多;悬饮者见咳嗽、气急,胁肋胀痛;痰饮者,见心下痞满,胃肠间漉漉有声,呕吐清水痰涎;溢饮者见身痛困重,肢体浮肿。舌苔白滑或厚腻,或舌淡体胖,脉象多为沉弦而滑。

3.X线、内窥镜、胃肠动力学检查、痰培养等理化检查有助于诊断。

四、鉴别诊断

1.痰饮须与痰、水、湿相鉴别

表 7-4 痰饮与痰、水、湿鉴别表

	病因或性质	症状特点
痰	热邪煎熬	分有形和无形,有形者形质厚浊,无形者无处不到
饮	因寒积聚	形质稀涎,多停留于体内空腔或体位低下之处
水	阴邪	形质最为清稀,可泛滥体表、四末
湿	阴邪	湿性黏滞,但无定体,随五气从化相兼为病

2.溢饮须与风水鉴别

表 7-5 溢饮与风水鉴别表

病名	症状特点
溢饮	恶寒无汗,身体疼痛,小便自利,以四肢或一侧肢体明显
风水	汗出恶风,小便不利,浮肿从眼睑开始,迅速延及全身

五、辨证论治

(一)辨证要点

1.辨痰饮类型

2.辨寒热 痰饮总属阳虚寒凝,水饮停聚。但也可郁久化热,致饮热互结,或寒热相兼。

3.辨虚实

(二)治则治法

《金匮要略》提出"病痰饮者,当以温药和之",此为治疗痰饮之原则。同时要区分标本缓急、表里虚实之不同,采取相应的治疗措施。

(三)分证论治

1.痰饮

(1)饮停于胃

【主症】 心下坚满或疼痛,胃脘部有振水声。

【兼次症及舌脉】 恶心或呕吐,呕吐清水痰涎,口不渴或口渴不欲饮,或饮入即吐,背冷如掌大。头晕目眩,小便不利,食少,身体逐渐消瘦,舌苔白滑,脉沉弦或滑。

【病机要点】 水饮留胃,阳气郁遏,胃气上逆。

【治法】 和中蠲饮。

【主方】 小半夏加茯苓汤。

(2)饮邪化热

【主症】 脘腹坚满或灼痛。

【兼次症及舌脉】 烦躁,口干口苦,舌燥,大便秘结,小便赤涩。舌红苔薄黄腻,或黄腻或偏燥,脉弦滑而数。

【病机要点】 胃肠停饮,日久化热。

【治法】 清热逐饮。

【主方】 甘遂半夏汤。

(3)饮留于肠

【主症】 水走肠间,沥沥有声,腹部坚满或疼痛。

【兼次症及舌脉】 脘腹发冷,头晕目眩,或下利清水而利后少腹续坚满,小便不利,纳呆。舌质淡,苔白滑或腻,脉沉弦或伏。

【病机要点】 饮流于肠,阳气郁遏。

【治法】　攻逐水饮。

【主方】　己椒苈黄丸。

2.悬饮

(1)邪犯胸肺

【主症】　寒热往来,咳嗽气急,少痰,胸胁疼痛,呼吸或转侧疼痛加重。

【兼次症及舌脉】　或发热不恶寒,汗少,有汗而热不解,心下痞硬,干呕,口苦,咽干,舌苔薄白或薄黄,脉弦数。

【病机要点】　热郁胸肺,少阳枢机不利,肺气失宣。

【治法】　和解少阳,宣利枢机。

【主方】　柴枳半夏汤。

(2)饮停胸胁

【主症】　胸胁胀满疼痛,转侧时加重,病侧肋间饱满,甚则偏侧胸部隆起。

【兼次症及舌脉】　气短息促不能平卧,或仅能侧卧于停饮的一侧。咳嗽,呼吸困难。舌质淡,苔白或滑腻,脉沉弦或弦滑。

【病机要点】　饮停胸胁,气机不利。

【治法】　攻逐水饮。

【主方】　十枣汤或葶苈大枣泻肺汤。

(3)气滞络痹

【主症】　胸胁灼痛或刺痛,胸闷,呼吸不畅。

【兼次症及舌脉】　咳嗽气逆,呛咳吐白痰涎沫,甚则迁延,日久不已,阴天时更为明显。舌质淡暗,苔薄白,脉弦。

【病机要点】　饮邪久郁,气滞血瘀。

【治法】　理气和络。

【主方】　香附旋覆花汤。

(4)阴虚内热

【主症】　胸胁灼痛,咳呛时作。

【兼次症及舌脉】　口干咽燥,痰黏量少,午后潮热,颧红,心烦,盗汗,手足心热,形体消瘦。舌质红,少苔,脉细数。

【病机要点】　饮阻气郁,化热伤阴,阴虚肺燥。

【治法】　滋阴清热。

【主方】　泻白散或合沙参麦冬汤。

3.支饮

【主症】　咳喘胸满不得卧,痰清稀白沫量多。

【兼次症及舌脉】　面浮肢肿,或经久不愈,平素伏而不作,每遇寒即发,兼见寒热,背痛、身痛等。舌淡体胖有齿痕,苔白滑或白腻,脉弦紧。

【病机要点】　水饮留肺,支撑胸膈。

【治法】　湿肺化饮。

【主方】 小青龙汤。

4.溢饮

【主症】 四肢沉重疼痛浮肿。

【兼次症及舌脉】 恶寒无汗口不渴,或见咳喘,痰多白沫,胸闷,干呕。舌质淡胖,苔白,脉弦紧。

【病机要点】 肺、脾输布失司,水饮流溢肌肤。

【治法】 解表化饮。

【主方】 小青龙汤。

第六节　积聚

一、概念

1.主症　以腹内结块,或胀或痛为诊断本病的主要依据。

2.病机要点　正气亏虚,脏腑失和,气滞、血瘀、痰浊蕴结于腹所致。

二、病因病机

积聚的病因有外感内伤两端。外感源于邪毒,日久不去;内伤则由情志抑郁,久而不解,或饮食伤脾,酿生痰浊,以及虚劳、黄疸等病缠绵不愈,导致气滞血瘀,结聚于腹而成;其病理因素为气滞、痰浊、血瘀。

1.情志抑郁　情志抑郁,致气机阻滞,聚而不散,而成聚证;气滞日久,血运不畅,瘀血内停,脉络受阻,结而成块,故成积证。

2.饮食内伤　饮食不节,损伤脾胃,脾失健运,湿浊痰饮内聚,阻滞气机而为聚证;日久形成气滞血瘀,脉络阻滞,则为积证。

3.邪毒稽留　寒、湿、热诸邪,侵袭人体,留着不去,以致脏腑失和,痰浊内聚,痰食交阻,气机阻滞以成聚证;病久入络,脉涩血凝,结为积块,则为积证。

4.它病转归　黄疸日久不退或黄疸虽消而余邪留恋,致络脉不畅,瘀血内阻;或久疟不愈,气血凝滞,结为疟母;或感染血吸虫,虫阻血络,血络瘀滞;或虚劳日久,气滞血瘀,均可致积证。

三、诊断

1.积证以腹部可扪及包块,或胀或痛为临床特征。

2.聚证以腹中气聚攻窜胀痛、时作时止为临床特征,腹部无包块。

3.常有情志不调、饮食不节、感受外邪或有黄疸、胁痛等诱因与病史。

四、辨证论治

（一）辨证要点

1.辨积证与聚证

2.辨积块部位

3.辨积证的初期、中期与末期

（二）治则治法

积聚治疗以调气理血为基本原则,重在处理好攻补的关系。攻伐类药物应权衡虚实,慎勿过用;治实当顾其虚,牢记补虚勿忘其实的原则。

（三）分证论治

1.聚证

(1)肝气郁滞

【主症】　腹中气聚,攻窜胀痛,时聚时散,常随情绪波动而起伏。

【兼次症及舌脉】　脘胁间时或不适,舌淡红,苔薄,脉弦。

【病机要点】　肝失疏泄,腹中气聚。

【治法】　疏肝解郁,行气消聚。

【主方】　发作时以木香顺气散加减,缓解时以逍遥散化裁。

(2)食滞痰阻

【主症】　腹胀或痛,时有条索状物聚起,按则胀痛加剧。

【兼次症及舌脉】　便秘纳呆,脘闷不舒,舌苔腻,脉弦滑。

【病机要点】　食滞痰浊交阻,气聚不散,结而成块。

【治法】　行气化痰,导滞通腑。

【主方】　六磨汤。

2.积证

(1)气滞血阻

【主症】　腹部积块软而不坚,固着不移。

【兼次症及舌脉】　腹部胀痛,口苦,脘痞,舌质青紫,舌苔薄,或见瘀斑,脉弦。

【病机要点】　气滞血阻,脉络不和,积而成块。

【治法】　理气活血,通络消积。

【主方】　金铃子散合失笑散。

(2)瘀血内结

【主症】　腹部肿块明显,硬痛不移。

【兼次症及舌脉】　面暗消瘦,纳减乏力,或见女子月经不调、男子阳萎,舌质紫暗或见瘀斑,苔薄白,脉弦细涩。

【病机要点】　瘀结成块,正气耗损,脾运不健。

【治法】　祛瘀软坚,调理脾胃。

【主方】 膈下逐瘀汤为主,间服六君子汤。

(3)正虚瘀结

【主症】 积块坚硬,疼痛加剧。

【兼次症及舌脉】 面色萎黄或黧黑,形脱骨立,饮食大减,或呕血、便血、衄血,舌质淡紫,无苔,脉细数或弦细。

【病机要点】 瘕积日久,中虚失运,气血衰少。

【治法】 大补气血,化瘀散结。

【主方】 八珍汤合化积丸。

第七节 虚劳

一、概念

1.主症 以形神疲惫,心悸气短,面容不华等慢性虚弱性症状为诊断本病的主要依据。

2.病机要点 脏腑、气血、阴、阳亏损所致。

二、病因病机

虚劳的病因极为复杂,但不外先天不足,后天失调;其基本病机主要为气、血、阴、阳的亏损,脏腑功能失调。

1.先天不足 父母体虚、胎中失养、临产受损、产后喂养失当等原因,皆能使小儿脏腑不健,气血不充,生机不旺,造成形气薄弱,则后天易于罹患疾病,并在病后不易治愈,导致久病不复,而成虚劳。

2.后天失养

(1)烦劳过度,损伤五脏:长期的劳力、脑力、房劳过度,忧思积虑等,耗损正气,损伤五脏,日久成劳。

(2)饮食不节,损伤脾胃:暴饮暴食,或过用伤胃药物等,导致脾胃损伤,气血化源不足,遂成虚劳。

(3)大病久病,失于调理:久病大病均致脏气过伤,正气虚损,精气不复,积虚成损,逐渐发展为虚劳。

(4)失治误治,损耗精气:由于用药不当,或失治误治,使阴精或阳气受损难复,导致虚劳的发生。

三、诊断

1.临床多见形神衰惫,心悸气短,面容不华,自汗盗汗,五心烦热,或畏寒肢冷,身体羸瘦,甚则大肉尽脱,不思饮食,脉虚无力等阴阳气血亏虚,脏腑功能衰退的症状。

2.有长期慢性病史,或存在引起虚劳的其他致病因素,多见于大病、久病之后。

3.排除其他内科疾病中的虚证。

四、辨证论治

（一）辨证要点

1.辨病性　虚劳辨证时,首先应明确是哪些脏腑之虚损,是两脏还是多脏,然后再辨清是气血亏虚还是阴阳虚损。

2.辨顺证与逆证

（二）治则治法

1.虚劳的治疗当以补益为基本原则,治疗时要根据气血阴阳亏损之不同,采取益气、养血、滋阴、温阳之法。

2.根据病变脏腑有针对性地进行补益。

3.还应注意以下两方面:一是重视脾肾,其对虚劳的转归预后非常重要;二是对于虚中夹实或兼感外邪者,当补中有泻,扶正祛邪。

4.对久病有瘀血之征象者,还应适当予以活血化瘀之法。

（三）分证论治

1.气阴耗伤

【主症】　面色㿠白,气短难续,体倦乏力,两颧潮红,五心烦热。

【兼次症及舌脉】　语声低怯,形体虚羸,自汗或盗汗,或见咳嗽咯血,血色淡红,舌质嫩红,有齿痕,苔少,脉细弱或细数。

【病机要点】　元气亏虚,阴精不足。

【治法】　益气养阴,补虚扶正。

【主方】　黄芪鳖甲散。

2.肺肾气虚

【主症】　呼吸浅短难续,呼多吸少,动则尤甚,腰膝酸软,小便不利或小便自遗。

【兼次症及舌脉】　面白神疲,声低气怯,畏风自汗,易于感冒。或呼吸困难,甚则张口抬肩,倚息不能平卧,冷汗淋漓,肢冷唇青,舌质淡胖,苔白,脉沉弱,或浮大无根。

【治法】　补肺益肾,培元纳气。

【病机要点】　肺气耗损,肾失摄纳。

【主方】　补肺汤合人参蛤蚧散。

3.气血亏虚

【主症】　心悸怔忡,彻夜难寐,食少腹胀,大便溏薄,肌肤紫斑,齿衄、鼻衄。

【兼次症及舌脉】　头晕健忘,倦怠乏力,面色萎黄,女子经少色淡或淋漓不断,舌质淡嫩,脉细弱。

【病机要点】　心血不足,脾气虚弱。

【治法】　健脾养心,益气补血。

【主方】　归脾汤。

4.肝肾阴虚

【主症】 爪甲失荣,筋惕肉瞤,胁痛隐隐,眼花目涩,腰膝酸软,头晕目眩,颧红烦热。

【兼次症及舌脉】 咽干口燥,耳鸣健忘,盗汗失眠,男子遗精,女子经少,下肢痿软无力,甚至步履全废,腿胫大肉尽脱,舌红少苔或无苔,脉沉细而数。

【病机要点】 肝肾阴虚,虚热内扰。

【治法】 滋补肝肾,养阴清热。

【主方】 六味地黄丸合补肝汤。

5.脾肾阳虚

【主症】 畏寒肢厥,腰膝酸冷或脘腹冷痛,五更泄泻,下痢清谷,面浮肢肿。

【兼次症及舌脉】 面色㿠白,形神衰惫,饮食少进,小便不利,舌淡胖有齿痕,苔白滑,或舌紫暗,脉细弱无力。

【病机要点】 脾肾阳虚,失于温煦,运化失常,固摄无权。

【治法】 温补脾肾,化饮利水。

【主方】 附子理中汤合金匮肾气丸。

6.心肾阳虚

【主症】 心悸怔忡,小便不利,面浮肢肿。

【兼次症及舌脉】 畏寒肢冷,甚至唇甲青紫,神倦无力,小便不利,舌质暗淡或青紫、苔白滑,脉沉微细或结代。

【病机要点】 心肾阳虚,温煦失调,运血无力,固摄无权。

【治法】 温补心肾,益气温阳。

【主方】 拯阳理劳汤合右归饮。

7.肾阴阳两虚

【主症】 腰膝酸软或冷痛,耳鸣发枯,颧红盗汗或形寒肢冷。

【兼次症及舌脉】 头晕目眩,午后潮热,小便频数,浑浊如膏,或饮一溲一,男子梦遗或滑精、阳痿,女子经少经闭,舌光红少津,或舌淡体胖,边有齿痕,脉微细而数,或虚大。

【病机要点】 阴阳俱虚,下元虚惫,固摄无权。

【治法】 滋阴补阳,培元固本。

【主方】 偏阳虚者以右归丸为主方,偏阴虚者以左归丸为主方。

8.肾精亏耗

【主症】 形体羸瘦,精神呆钝,发落齿摇,壮年男子精少不育,育龄女子经闭不孕。

【兼次症及舌脉】 头晕目眩,健忘恍惚,耳鸣耳聋,足痿无力,面色㿠白,舌痿无华,脉细弱。

【病机要点】 肾精不足,髓失所养。

【治法】 补肾填精,滋阴充髓。

【主方】 河车大造丸。

9.正虚瘀结

【主症】 面色萎黄或黧黑,肌肤甲错,体瘦形脱,腹部胀满或内有肿块。

【兼次症及舌脉】　饮食大减,甚则不能进食,常伴鼻衄、齿衄、咯血等,唇甲黯淡,舌质紫黯或瘀斑瘀点,脉细数或细涩。

【病机要点】　正气亏损,气血两虚。

【治法】　补益气血,活血祛瘀。

【主方】　大黄䗪虫丸。

第八节　内伤发热

一、概念

1.主症　不因感受外邪,而由内伤所导致的发热为诊断本病的主要依据。

2.病机要点　脏腑功能失调,气血阴阳亏虚。

二、病因病机

内伤发热的病因虽复杂,但均由内伤所致。主要由劳倦过度、饮食失调、情志内伤、久病失血等引发;也有体质因素。其病理因素不外气、火、痰、瘀、虚。

1.体虚久病　素体阴虚或热病经久不愈,或吐泻日久,或汗出过多,或误用过用温燥药物,以致阴精损伤,水不制火引起发热。或心肝血虚,无以敛阳,虚热内生。也有平素阳气不足,或误用、过用寒凉药物等,导致脾肾阳虚,火不归源,虚阳外浮引起发热。

2.饮食劳倦　过度劳累,饮食失调,以致脾胃虚弱,中气不足;或脾虚不能化生阴血,气血亏虚;或饮食不节,湿浊内生,湿郁化热,均可引起发热。

3.情志失调　情志抑郁,肝气不能条达,气郁化火;或恼怒过度,肝火内盛,以致发热。

4.外伤出血,血瘀阻滞　由于失血过多,无以敛阳,虚热内生而致发热;或外伤后气血瘀阻,出血后离经之血停积体内,经脉壅遏不畅;或情志失调,气滞血涩,或劳倦耗气,气虚血滞,血瘀化热均可引起发热。

三、诊断

1.以发热为主症,多为低热,有的患者仅自觉发热,自感五心烦热,骨蒸潮热,面部烘热,肢体如灼,但体温并不升高,热势随病性不同差异较大。

2.起病缓慢,病程较长,无恶寒,或虽有怯冷,但得衣被则温。常兼见头晕、神疲、自汗、盗汗、脉弱等症。

3.一般有气、血、水壅遏或气血阴阳亏虚的病史,或有反复发热的病史。无感受外邪所致的头身疼痛、鼻塞、流涕、脉浮等表证。

四、辨证论治

（一）辨证要点

1.辨证候虚与实

2.辨轻重　一般病程长,热势亢盛、持续发热、久治不愈,或反复发作,致胃气衰败,则病情较重。反之则病情较轻。

（二）治则治法

内伤发热的治疗原则为调理阴阳,补虚泻实。针对不同的病机进行治疗。若因其他疾病引起的内伤发热,除辨虚实治疗外,尚须结合原发病施治。

本病须注意不可一见发热便任意使用发散或苦寒之剂。因发散易于耗气伤津,苦寒易损脾胃之阳,且易化燥伤阴,反而促使病情加重。

（三）分证论治

1.阴虚发热

【主症】　午后或夜间发热,手足心热或骨蒸潮热。

【兼次症及舌脉】　心烦,少寐,颧红,盗汗,口干咽燥,大便干结,尿少色黄,舌质干红或有裂纹,无苔或少苔,脉细数。

【病机要点】　阴虚阳盛,虚火内炽。

【治法】　滋阴清热。

【主方】　清骨散。

2.血虚发热

【主症】　低热,头晕眼花,面白少华。

【兼次症及舌脉】　倦怠乏力,心悸不宁,唇甲色淡,舌质淡,脉细弱。

【病机要点】　血虚失养,阴不配阳。

【治法】　益气养血,以除虚热。

【主方】　归脾汤。

3.气虚发热

【主症】　发热或低或高,常在劳累后发生或加剧。

【兼次症及舌脉】　头晕乏力,气短懒言,自汗,易于感冒,食少便溏,舌苔薄白,舌边有齿痕,脉细弱。

【病机要点】　中气不足,阴火内生。

【治法】　益气健脾,甘温除热。

【主方】　补中益气汤。

4.阳虚发热

【主症】　自觉发热而体温多不高,热而欲近衣,形寒怯冷,四肢不温。

【兼次症及舌脉】　面色㿠白,头晕嗜卧,腰膝酸痛,或面色浮红,气短懒言,大便稀溏,舌质淡胖,或有齿痕,苔白润,或苔黑而润,沉细无力或浮大无力。

【病机要点】 肾阳亏虚,火不归源。

【治法】 温阳补肾,引火归源。

【主方】 金匮肾气丸。

5.肝郁发热

【主症】 时觉心热心烦,热势常随情绪波动而起伏。

【兼次症及舌脉】 精神抑郁而烦燥易怒,胸胁胀闷,喜叹息,口苦而干。妇女常兼月经不调,经来腹痛或乳房发胀,舌质红,苔黄,脉弦数。

【病机要点】 气郁日久,化火生热。

【治法】 疏肝理气,解郁清热。

【主方】 丹栀逍遥散。

6.湿阻郁热

【主症】 低热,午后明显,热难速已,或身热不扬。

【兼次症及舌脉】 胸闷脘痞,身重而累,头痛如裹,不欲饮食,渴而不饮,恶心呕吐,大便不爽或稀薄。或见寒热如疟,口苦厌油,身目发黄,舌质红,舌苔白腻或黄腻,脉濡或濡数。

【病机要点】 湿邪阻滞,壅遏化热。

【治法】 芳化宣畅,除湿清热。

【主方】 三仁汤。

7.瘀血发热

【主症】 午后或夜晚发热,或自觉身体局部发热。

【兼次症及舌脉】 口干咽燥而不欲饮,躯干或四肢有固定痛处,或有肿块,或见肌肤甲错,面色萎黄或黯黑。舌质紫暗或有瘀点、瘀斑,脉涩。

【病机要点】 血行瘀滞,瘀热内生。

【治法】 活血化瘀。

【主方】 血府逐瘀汤。

参考文献

1.高海宁.脐疗.北京:科学出版社,2014.

2.王军,刘兵.北京:中国医药科技出版社,2018.

3.刘红英.中医心病学.北京:科学出版社,2017.

4.薛博瑜,吴伟.中医内科学临床研究(第2版).北京:人民卫生出版社,2017.

5.李琦,吉勤,张春艳.中医肾病学.北京:科学出版社,2017.

6.近妙文,方祝元.中医辨治心脑血管疾病.上海:上海科学技术出版社,2017.

7.刘淑霞,赵艳岩石.脑病中医特色诊疗全书.北京:化学工业出版社,2011.

8.张克敏.中医内科学.北京:科学出版社,2019.

9.高维滨,高金立.现代中医治疗神经疾病.北京:人民军医出版社,2011.

10.余泽云,李世辉.中医脾胃病学.北京:科学出版社,2017.

11.金远林,傅诗书,周鹏.实用中医特色疗法大全.北京:科学技术出版社,2018.

12.曲尊来,高雪.呼吸系统疾病中医特色疗法.北京:人民卫生出版社,2017.

13.周慎.脑病临证精要.长沙:湖南科学技术出版社,2016.

14.吕玉波.中医药特色疗法操作规范.北京:中国中医药出版社,2018.

15.王永亮.中医特色疗法临床应用.北京:中国中医药出版社,2018.

16.朱庆文.中医特色贴敷疗法和处方.北京:化学工业出版社,2017.

17.宋恩峰.常见疾病中医特色疗法.长沙:武汉:湖北科学技术出版社,2018.

18.李顺民,彭立生.泌尿系统疾病中医特色疗法.北京:人民卫生出版社,2016.

19.张伯臾,董建华,周仲瑛.中医内科学.上海:上海科学技术出版社,2018.

20.罗仁,曹文富.中医内科学(第2版).北京:科学出版社,2019.